A. Hehlmann

Leitsymptome von A – Z

Annemarie Hehlmann

Leitsymptome von A – Z

Diagnosefindung im klinischen Einsatz

8. Auflage

ELSEVIER

Zuschriften an:
Elsevier GmbH, Urban & Fischer Verlag, Hackerbrücke 6, 80335 München
Wir freuen uns über Ihr Feedback und Ihre Anregungen an:
books.cs.muc@elsevier.com

ISBN Print 978-3-437-42105-1
ISBN e-Book 978-3-437-06143-1

8. Auflage 2020

Wichtiger Hinweis für den Benutzer
Ärzte/Praktiker und Forscher müssen sich bei der Bewertung und Anwendung aller hier beschriebenen Informationen, Methoden, Wirkstoffe oder Experimente stets auf ihre eigenen Erfahrungen und Kenntnisse verlassen. Bedingt durch den schnellen Wissenszuwachs insbesondere in den medizinischen Wissenschaften sollte eine unabhängige Überprüfung von Diagnosen und Arzneimitteldosierungen erfolgen. Im größtmöglichen Umfang des Gesetzes wird von Elsevier, den Autoren, Redakteuren oder Beitragenden keinerlei Haft ung in Bezug auf jegliche Verletzung und/oder Schäden an Personen oder Eigentum, im Rahmen von Produkthaftung, Fahrlässigkeit oder anderweitig, übernommen. Dies gilt gleichermaßen für jegliche Anwendung oder Bedienung der in diesem Werk aufgeführten Methoden, Produkte, Anweisungen oder Konzepte.

Für die Vollständigkeit und Auswahl der aufgeführten Medikamente übernimmt der Verlag keine Gewähr.
Geschützte Warennamen (Warenzeichen) werden in der Regel besonders kenntlich gemacht (®). Aus dem Fehlen eines solchen Hinweises kann jedoch nicht automatisch geschlossen werden, dass es sich um einen freien Warennamen handelt.

Bibliografische Information der Deutschen Nationalbibliothek
Die Deutsche Nationalbibliothek verzeichnet diese Publikation in der Deutschen Nationalbibliografie; detaillierte bibliografische Daten sind im Internet über https://www.dnb.de/ abrufbar.

25 26 27 28 6 5 4 3

Um den Textfluss nicht zu stören, wurde bei Patienten und Berufsbezeichnungen die grammatikalisch maskuline Form gewählt. Selbstverständlich sind in diesen Fällen immer alle Geschlechter gemeint.

Planung: Veronika Rojacher
Redaktion: Willi Haas, München
Rechteklärung: Juliana Samoilowa, Berlin
Projektmanagement und Herstellung: Sibylle Hartl
Satz: Thomson Digital, Noida, Indien
Druck und Bindung: Rodona Industria Gráfica, S.L., Pamplona, Spanien
Umschlaggestaltung: SpieszDesign, Neu-Ulm
Titelgrafik: © stock.adobe.com
Aktuelle Informationen finden Sie im Internet unter **www.elsevier.de**

Vorwort

Die neu überarbeitete Auflage der Leitsymptome ist für Studenten und junge Ärzte ein Leitfaden für die Prüfungsvorbereitungen und eine Orientierung bei der praktischen Tätigkeit.

Den einzelnen Kapiteln liegt folgendes Grundschema zugrunde: Definition – Ursachen – Eingrenzung des differenzialdiagnostischen Spektrums durch Herausstellung diagnoseweisender Begleitsymptome – diagnostisches Vorgehen. Als Hintergrundinformation findet sich in manchen Kapiteln eine kurze Darstellung wesentlicher Krankheitsbilder unter dem Aspekt von Leitsymptom und Diagnose. Den Hintergrund durchgängig einzuführen, hätte den Umfang und auch die Zielsetzung des Buches gesprengt.

Durch Auslandsreisen und Migration kommen vermehrt Patienten mit Symptomen in die Praxis, die von bisher in Deutschland nicht üblichen Infektionen oder auch Erbkrankheiten herrühren. Deren erschöpfende Beschreibung würde den Umfang des Buches überschreiten. Wichtiger denn je ist aber in der Anamnese die Frage nach Auslandsaufenthalten, Migrationshintergrund und familiärer Disposition.

Ein wesentliches Anliegen des Buchs ist, den durch den Stoffumfang notwendigerweise gedrängten, meist stichwortartig vorliegenden Text möglichst übersichtlich zu gestalten, so dass eine schnelle Orientierung des Lesers möglich ist. Dies geschieht z. B. bei der Darstellung der diagnoseweisenden Begleitsymptome durch die Farbgebung blau für die der klinischen Symptomatik wahrscheinlich zugrundliegende Erkrankung.

Die Zusammenstellung der Leitsymptome und ihre Auswahl sind unvollständig und man kann sicher über die getroffene Auswahl und die Ausführlichkeit ihrer Darstellung unterschiedlicher Meinung sein. Hier wurde nach den Aspekten häufig und praxisrelevant ausgewählt. Dies gilt in vermehrtem Umfang für die Hinweise zur Diagnostik.

Allen, die mir durch ihre kritischen Anmerkungen und Korrekturvorschläge weitergeholfen haben, möchte ich an dieser Stelle ganz herzlich danken, insbesondere Frau Willi Haas als Redakteurin sowie Frau Veronika Rojacher und Frau Sibylle Hartl vom Elsevier-Verlag. Besonderer Dank geht auch an Frau Dr. Ursula Osterkamp-Baust für die Erstellung des ausführlichen Registers, das sich viele Leser so dringend gewünscht haben.

Ich freue mich auf weitere Anregungen aus dem Leserkreis. Jeder Vorschlag und jede Kritik werden von mir aufgenommen und nach Möglichkeit eingearbeitet. In der Kommunikation mit den Leserinnen und Lesern sehe ich die beste Chance, das Buch weiterzuentwickeln.

Weinheim, im Herbst 2019 Dr. A. Hehlmann

Abkürzungen

A.	Arteria
ADH	antidiuretisches Hormon
ANA	antinukleäre Antikörper
art.	arteriell
AZ	Allgemeinzustand
bes.	besonders
BSE	bovine spongiforme Enzephalopathie
BSG	Blutsenkungsgeschwindigkeit
BWS	Brustwirbelsäule
bzw.	beziehungsweise
Ca	Kalzium
Ca.	Karzinom
chron.	chronisch
CK	Kreatininkinase
CRP	C-reaktives Protein
CT	Computertomografie
DD	Differenzialdiagnose
EKG	Elektrokardiogramm
Erys	Erythrozyten
Erys/mm^3	Erythrozyten pro mm^3
ES	Extrasystole
etc.	et cetera
evtl.	eventuell
g/d	Gramm pro Tag
Hb	Hämoglobinwert
HIV	humanes Immundefizienzvirus
HK	Hämatokritwert
HWS	Halswirbelsäule
inf.	inferior
insbes.	insbesondere
K$^+$	Kaliumion
L5	5. Lendenwirbel
LAS	Lymphadenopathiesyndrom
l/d	Liter pro Tag
LDH	Lactatdehydrogenase
LK	Lymphknoten
LS	Leitsymptom
M.	Morbus
mmHg	Millimeter Quecksilbersäule
MRT	Magnetresonanztomografie
N	Stickstoff
N.	Nervus
NMR	Nuclear Magnetic Resonance
Nn.	Nervi
OGGT	oraler Glukosetoleranztest
P	Phosphor
path.	pathologisch
pg/ml	Picogramm pro Milliliter
P_{OSM}	Osmolarität Plasma
RES	retikulo-endotheliales System
RGs	Rasselgeräusche
Rö-Thorax	Röntgenaufnahme des Thorax
RR	Blutdruck
$RR_{syst.}$	systolischer Blutdruckwert
s	Sekunde
SIRS	Systemic Inflammatory Response Syndrome
SM-Tasche	Schrittmacher-Tasche
STH	somatotropes Hormon
s. u.	siehe unten
s. o.	siehe oben
sup.	superior
Tbc	Tuberkulose
U_{OSM}	Osmolarität Urin
u. a.	unter anderem
u. v. m.	und vieles mehr
V.	Vena
v. a.	vor allem
V. a.	Verdacht auf
V. cava inf.	Vena cava inferior
vgl.	vergleiche
ZNS	Zentralnervensystem

Abbildungsnachweis

Der Verweis auf die jeweilige Abbildungsquelle befindet sich bei allen Abbildungen im Werk am Ende des Legendentextes in eckigen Klammern. Alle nicht besonders gekennzeichneten Grafiken und Abbildungen © Elsevier GmbH, München.

C184	Anger, G.: Differentialdiagnose für die tägliche Praxis : Leitsymptome von A – Z. Gustav Fischer Verlag, 2. Aufl. 1991
F201-016	Jahn K, Kressig RW, Bridenbaugh SA, Brandt T, Schniepp R: Dizziness and unstaible gait in old age – etiology, diagnosis and treatment. Dtsch Arztbl Int 2015; 112: 387–393
F606	Teasdale, G., Jennett, B.: Assessment of coma and impaired consciousness. A practical scale. In: The Lancet, Volume 304, Issue 7872, Pages 81 – 84. Elsevier, July 1974.
L252	abavo
P135	Nicolas Graf, München
S154	Pitzen, P., Rössler, H.: Orthopädie. Urban & Schwarzenberg, 16. Aufl. 1989

Quellen

[1] Anger G: Differentialdiagnose für die tägliche Praxis. Gustav Fischer, Jena 1991.
[2] Berchtold R: Chirurgie. 4. Aufl., Urban & Fischer, München 2000.
[3] Classen M, Diehl V, Kochsiek K: Innere Medizin. 5. Aufl., Elsevier Urban & Fischer, München 2004.
[4] Furger P: Innere Quick. 1. Aufl., Thieme, Stuttgart 2003.
[5] Greten H: Innere Medizin. Thieme, Stuttgart 2005.
[6] Jipp P, Zoller WG: Differentialdiagnose internistischer Erkrankungen. Elsevier Urban & Fischer 2003.
[7] Kaufmann W: Internistische Differentialdiagnostik. 4. Aufl., Schattauer, Stuttgart, New York 1997.
[8] Pitzen P, Rössler H: Orthopädie. 16. Aufl., Urban & Schwarzenberg, München – Wien – Baltimore 1989.
[9] Roche Lexikon. 5. Aufl., Urban & Fischer, München – Jena 2003.
[10] Siegenthaler W: Differentialdiagnose innerer Krankheiten. Thieme, Stuttgart 2000.
[11] Sturm A, Zidek W: Differenzialdiagnose Innere Medizin. Thieme, Stuttgart 2004.
[12] Vogl H: Differentialdiagnose der medizinisch-klinischen Symptome. 3. Aufl., Reinhardt Verlag 1994.
[13] Lankisch PG, Mahlke R, Lübbers H: Zertifizierte medizinische Fortbildung: Das akute Abdomen aus internistischer Sicht. Dtsch Ärztebl 2006; 103(33): A 2179/B-1884/C 1821.
[14] Neumeister B, Besenthal I, Böhm BO: Klinikleitfaden Labordiagnostik. 4. Aufl., Elsevier Urban & Fischer 2008.
[15] Krüger DH, Ulrich RG, Hofmann J: Hantaviruses as zoonotic pathogens in Germany. Dtsch Ärztebl Int. 2013;110 (27–28):461–7.
[16] Güldner S, Langada V, Popp S, Heppner HJ, Mang H, Christ M: Patients with syncope in a German emergency department: description of patients and processes. Dtsch Ärztebl Int 2012; 109(4): 58–65.
[17] Bösner S, Haasenritter J, Keller H et al.: The diagnosis of coronary heart disease in a low-prevalence setting – follow-up data from patients whose CHD was misdiagnosed by their family doctors. Dtsch Ärztebl Int 2011; 108(26): 445–51.
[18] Bötzel K, Tronnier V, Gasser T: The differential diagnosis and treatment of tremor. Dtsch Ärztebl Int 2014; 111(13): 225–36.
[19] Teasdale, G./Jennett, B.: Assessment of coma and impaired consciousness. A practical scale. In: The Lancet, Volume 304, Issue 7872, Pages 81 – 84. Elsevier, July 1974 [F606].
[20] Nicolas Graf, München [P135].
[21] Sommer C, Geber C, Young P, Birklein F, Schose B: Polyneuropathies – etiology, diagnosis, and treatment options. Dtsch Arztebl Int 2018; 115: 83–90.
[22] Nationale Versorgungsleitlinie Kreuzschmerz. https://www.leitlinien.de/mdb/downloads/nvl/kreuzschmerz/kreuzschmerz-2aufl-vers1-kurz.pdf (letzter Zugriff: 10.7.2019)
[23] Jahn K, Kressig RW, Bridenbaugh SA, Brandt T, Schniepp R: Dizziness and unstable gait in old age – etiology, diagnosis and treatment. Dtsch Arztebl Int 2015; 112: 387–393.
[24] Stefanski AL, Tomiak C, Pleyer U, Dietrich T, Burmester GR, Dörner T: The diagnosis and treatment of Sjögren's syndrome. Dtsch Arztebl Int 2017; 114: 354–361.

Inhaltsverzeichnis

Hintergrundthemen

Thema	Leitsymptom
Adams-Stokes-Anfall	Synkope (kardiale Ursachen)
Addison-Krise	Koma
Akute HIV-Krankheit	Exantheme (bei Infektionskrankheiten)
Akute postinfektiöse Glomerulonephritis	Hämaturie
Akutes epidurales oder subdurales Hämatom	Bewusstseinsstörungen/-verlust
Akute Blutungsanämie	Anämie
Akutes Nierenversagen	Anurie
Apoplektischer Insult	Bewusstseinsstörungen/-verlust
Arteriitis temporalis	Kopfschmerzen
Arterio-arterielle Mikroembolien	Synkope (vaskuläre Ursachen)
Arthritis bei Psoriasis	Gelenkbeschwerden
Arzneimittelexantheme	Exantheme (allergische Vorgänge)
Basedow-Koma	Koma
Benigner essenzieller Tremor	Parkinsonismus
Blutungen bei Störungen der Leberfunktion	Blutungsneigung
BNS-Krämpfe (West-Syndrom)	Krampfanfälle
Brodie-Abszess	Knochenschmerzen
Chronische Niereninsuffizienz	Anurie
Chronisches subdurales Hämatom	Bewusstseinsstörungen/-verlust
Chronisch-lymphatische Leukämie	Lymphknotenschwellung
Cluster-Kopfschmerz (Horton-Neuralgie, Erythroprosopalgie)	Kopfschmerzen
Colon irritabile – Symptome	Obstipation
Commotio/Contusio cerebri	Kopfschmerzen
Commotio cerebri	Bewusstseinsstörungen/-verlust
Contusio cerebri	Bewusstseinsstörungen/-verlust
C-reaktives Protein (CRP)	BSG-Veränderung
Dickdarmpolypen	Blut im Stuhl
Disseminierte intravasale Gerinnung (DIC)	Blutungsneigung
Einfacher vaskulärer Kopfschmerz	Kopfschmerzen
Eklampsie	Synkope (kardiale Ursachen)
Endokrine Ophthalmopathie	Exophthalmus

Thema	Leitsymptom
Enterovirus-Infektionen	Exantheme (bei Infektionskrankheiten)
Enzephalitis	Meningismus
Epididymitis	Hodenschwellung
Epilepsie	Kopfschmerzen
Epilepsie	Synkope (zerebrale Ursachen)
Erkrankungen der Halswirbelsäule (HWS)	Kopfschmerzen
Erythema exsudativum multiforme	Exantheme (unklare Genese)
Erythema infectiosum (Ringelröteln)	Exantheme (bei Infektionskrankheiten)
Eisenmangelanämie	Anämie
Ewing-Sarkom	Knochenschmerzen
Exanthema subitum (Drei-Tage-Fieber)	Exantheme (bei Infektionskrankheiten)
Fingerpolyarthrose	Gelenkbeschwerden
Fleckfieber	Exantheme (bei Infektionskrankheiten)
Fokale Anfälle	Krampfanfälle
Grand-Mal-Epilepsie	Krampfanfälle
Hämorrhoiden	Blut im Stuhl
Hepatisches Koma	Koma
Herzinfarkt	Synkope (kardiale Ursachen)
Herzinsuffizienz	Synkope (kardiale Ursachen)
Herzrhythmusstörungen	Synkope (kardiale Ursachen)
Hirnabszess	Bewusstseinsstörungen/-verlust
Hirnabszess	Kopfschmerzen
Hirntumor	Bewusstseinsstörungen/-verlust
Hirntumor	Kopfschmerzen
HIV-Infektion/Aids	Lymphknotenschwellung
Hodentorsion	Hodenschwellung
Hodentumoren	Hodenschwellung
Hodgkin-Krankheit	Lymphknotenschwellung
Horner-Syndrom	Exophthalmus
Hustenkopfschmerz	Kopfschmerzen
Hyperkalzämisches Koma	Koma
Hypophysäres Koma	Koma
Hysterie	Synkope (kardiale Ursachen)
Infektiöse Mononukleose (Pfeiffer-Drüsenfieber)	Exantheme (bei Infektionskrankheiten)

Thema	Leitsymptom
Infektkrämpfe	Krampfanfälle
Karotissinussyndrom	Synkope (vaskuläre Ursachen)
Koagulopathien	Blutungsneigung
Kolonkarzinom	Blut im Stuhl
Koma bei schweren Allgemeinerkrankungen	Koma
Larvierte Depression	Wachstumsstörungen
Leberausfallskoma (exogenes Leberkoma)	Koma
Leberzerfallskoma (endogenes Leberkoma)	Koma
Lyme-Krankheit (Borreliose)	Gelenkbeschwerden
Masern	Exantheme (bei Infektionskrankheiten)
Meningitis	Meningismus
Meningitis/Enzephalitis	Bewusstseinsstörungen/-verlust
Migräne	Kopfschmerzen
Morbus Paget	Knochenschmerzen
Myxödemkoma	Koma
Narkolepsie	Synkope (zerebrale Ursachen)
Nebennierenkoma	Koma
Neurodermitis constitutionalis	Exantheme (allergische Vorgänge)
Neurologische Manifestationen bei HIV-Infektion	Meningismus
Nierentumoren – hypernephroides Karzinom	Hämaturie
Orchitis	Hodenschwellung
Osteomalazie	Knochenschmerzen
Osteomyelitis	Knochenschmerzen
Osteoporose	Knochenschmerzen
Parasitosen	Exantheme (bei Infektionskrankheiten)
Perthes-Krankheit	Knochenschmerzen
Pickwick-Syndrom	Synkope (kardiale Ursachen)
Polymyositis/Dermatomyositis	Adynamie
Post-Pill-Amenorrhö	Amenorrhö
Posttraumatische Hodenschwellung	Hodenschwellung
Prostataobstruktion	Dysurie
Psychogene Amenorrhö	Amenorrhö
Rheumatisches Fieber	Gelenkbeschwerden

Thema	Leitsymptom
Rheumatoide Arthritis	Gelenkbeschwerden
Röteln	Exantheme (bei Infektionskrankheiten)
Scharlach	Exantheme (bei Infektionskrankheiten)
Sepsis	Fieber
Septikämie	Fieber
Septischer Schock	Fieber
Serumeisen	CRP-/BSG-Veränderung
Serumelektrophorese	CRP-/BSG-Veränderung
Sheehan-Syndrom	Amenorrhö
Spannungskopfschmerz/Muskelspannungskopfschmerz	Kopfschmerzen
Stein-Leventhal-Syndrom	Amenorrhö
Störungen der Thrombozyten	Blutungsneigung
Subclavian-Steal-Syndrom	Synkope (vaskuläre Ursachen)
Toxoplasmose	Exantheme (bei Infektionskrankheiten)
Transiente ischämische Attacken	Synkope (vaskuläre Ursachen)
Urämisches Koma	Koma
Vasomotorenkollaps	Synkope (vaskuläre Ursachen)
Vasopathien	Blutungsneigung
Vitien	Synkope (kardiale Ursachen)
Windpocken	Exantheme (bei Infektionskrankheiten)

Adipositas ▸ Übergewicht

Adynamie

Definition

Kraftlosigkeit, Schwäche. Myasthene Reaktion. Vorzeitige Ermüdung der Muskelkraft.

▸ Muskelatrophie, ▸ Muskelhypotonie.

Ursachen

Entzündliche Muskelerkrankungen

- Viruserkrankungen, z. B. allgemeine Myalgie bei Influenza, Myositis bei der Bornholm-Krankheit
- Parasiten, z. B. Trichinen, Schweinebandwurm
- selten Bakterien (Gasbrand)

Systemerkrankungen

- Polymyositis, Dermatomyositis
- Sklerodermie
- Lupus erythematodes disseminatus
- M. Boeck
- Erkrankungen des rheumatischen Formenkreises

Endokrine Myopathien

- chronische thyreotoxische Myopathie mit vorwiegend proximaler Muskelschwäche
- Muskelschwäche im Becken- und Schultergürtelbereich bei Hypothyreose
- proximale Schwäche der Bein- und Beckengürtelmuskulatur bei M. Cushing oder Steroidtherapie
- Muskelschwäche, Muskelkrämpfe, allgemeine Lethargie bei M. Addison
- hypokaliämische Muskelschwäche bei M. Conn
- Muskelschwäche bei Hyperparathyreoidismus und Diabetes mellitus, in der Menopause

Muskelschwäche bei Elektrolytstörungen

- akute oder subakute Paresen bei Hypokaliämie (z. B. bei M. Conn, Nierenkrankheiten, Enteritis oder schwerer Diarrhö, Diuretika- oder Carbenoxolontherapie)
- aufsteigende Lähmung bei Hyperkaliämie (z. B. bei Niereninsuffizienz, übermäßiger Infusionstherapie mit Kaliumsalzen oder Therapie mit Aldosteronantagonisten)
- Tetanie und Muskelschwäche bei Hypokalziämie (z. B. infolge Vitamin-D-Mangel, Hypoparathyreoidismus, Nierenerkrankungen)

A

	• wechselnde Schwäche proximaler Muskeln bei Hyperkalzämie • Lethargie und allgemeine Schwäche bei Hypomagnesiämie, Blockade der Erregungsübertragung bei Hypermagnesiämie
Myopathie bei malignen Tumoren	• insbesondere bei Bronchialkarzinom (Befall der proximalen Extremitätenmuskulatur)
Myasthenia gravis	
Andere Muskelerkrankungen	• Muskeldystrophie, spinale und neurale Muskelatrophien • Myotonien • metabolische Myopathien (z. B. bei Glykogenspeicherkrankheiten)
Polyneuritis, Polyneuropathie	
AIDS	

Allgemeine Begleitsymptome

- allgemeine Müdigkeit, schnelle Ermüdbarkeit
- Kraftlosigkeit der Muskulatur oder einzelner Muskelgruppen

Diagnoseweisende Begleitsymptome

- unter Belastung auftretende oder zunehmende schlaffe Lähmungen, die zunächst die Augenmuskeln (Ptosis, Doppelbilder), später auch andere Muskelgruppen betreffen (Kau-/Sprech-/Schluckmuskeln u. a.): **Myasthenia gravis**
- fokale motorische Schwächezustände oder Ausfälle, Sensibilitätsstörungen, schmerzhafte Parästhesien: ZNS-Manifestation von **AIDS**
- Symptome von Schilddrüsenfunktionsstörungen oder M. Cushing: **Endokrinopathie**
- Müdigkeit, Adynamie, Apathie, Zeichen der gestörten neuromuskulären Erregbarkeit: **Hyopokaliämie**
- Hypo- bis Areflexie, Obstipation, Blasenatonie, Bradykardie: **Hypermagnesiämie**

! Merke Eine klinisch bedeutsame Hypermagnesiämie tritt am häufigsten durch Behandlung mit magnesiumenthaltenden Antazida bei eingeschränkter Nierenfunktion auf!

Hintergrund

Polymyositis/Dermatomyositis

- zunächst Schwäche der Beckengürtelmuskulatur (Schwierigkeiten beim Treppensteigen oder Aufstehen aus einem Stuhl)
- später Schultergürtelschwäche (Schwierigkeiten beim Waschen des Gesichts, Bürsten der Haare, Herausheben von Gegenständen aus Regalen). Daneben Nackenmuskelschwäche und Dysphagie
- Muskelschmerzen vor allem im Bereich des Schultergürtels (bei ca. 50 %)
- Muskelatrophie erst in späten Stadien, ebenso bleiben die Muskeleigenreflexe lange erhalten
- **Allgemeinsymptome:** Gewichtsverlust, Anorexie, Fieber, Abgespanntheit, Gelenkschmerzen
- **Hautsymptome:** violette Verfärbung der Wangen und Augenlider, schuppende erythematöse makulopapulomatöse Plaques an den Gelenken
- Raynaud-Syndrom bei ca. 20 %
- selten Schwäche der Gesichts- und extraokulären Muskeln (**DD:** Myasthenie)
- Beim Erwachsenen stets Malignomausschluss!

Diagnostik

Anamnese

- Zeitpunkt des Auftretens und Fortschreitens der Schwäche? Bilateraler, symmetrischer Befall?
- Welche Bewegungen sind eingeschränkt?
- Schmerzen (z. B. bei Polyneuritis, Myositis)?
- Begleiterkrankungen, vorhergehende Erkrankungen, frühere Erkrankungen?
- Sonstige Symptome (z. B. Raynaud-Syndrom, Symptome der Hyper- und Hypothyreose, des Diabetes mellitus etc.)?
- Ausführliche Familienanamnese!

Klinische Untersuchung

- Reflexe
- Atrophien
- Sensibilität
- Bestimmung der Muskelkraft

Weiterführende Diagnostik

Labor	• Muskelenzyme • Elektrolyte • ggf. endokrinologische Untersuchungen, Liquoruntersuchung, Serologie etc.
Sonstige Untersuchungen	• Muskelbiopsie • Elektromyografie • Test mit Cholinesterasehemmern u. a.

Praxistipp
Wichtig ist eine Tumorsuche!

Akromegalie

Definition

Vergrößerung der Akren (Finger, Zehen, Nase, Ohren, Kinn) bei vermehrter STH-Bildung. Tritt die STH-Überproduktion bei noch offenen Epiphysenfugen auf, so kommt es zum hypophysären Riesenwuchs, bei Auftreten nach vollendetem Epiphysenschluss zur Akromegalie.

! Merke Die Veränderungen entwickeln sich meist langsam und werden häufig vom Patienten und von den Angehörigen erst spät bemerkt.

Ursachen

- eosinophile Adenome des Hypophysenvorderlappens (häufigste Ursache)
- chromophobe Adenome
- Hyperplasie der eosinophilen Zellen des HVL ohne Adenombildung
- paraneoplastische STH-Bildung bei Bronchuskarzinomen

Diagnoseweisende Begleitsymptome

Lokale Auswirkungen	Als Folge des Tumorwachstums in der Hypophyse kommt es zu: • Kopfschmerzen (85 %) • Gesichtsfeldausfällen, Okulomotorius- und Abduzensparese (60 %) • röntgenologischer Sellavergrößerung (90 %)

Auswirkungen an Skelett, Haut und Bindewebe

Als Wachstumswirkungen des STH sind zu nennen:
- Vermehrtes Wachstum von Gesichtsweichteilen und Skelett, das zu dem charakteristischen Aspekt mit vorspringendem Kinn, Prognathie, Supraorbitalwülsten, allgemeiner Vergröberung des Gesichtsausdrucks führt.
- Pratzenhände, große Füße. Oft brauchen die Patienten größere Handschuhe bzw. Schuhe.
- allgemeine Grobknochigkeit und vornübergebeugte Haltung, die akromegale Männer als „wild“ erscheinen lassen
- Verdickung der Haut, die typischerweise am Hinterkopf in Falten liegt
- Überfunktion der Hautanhangsgebilde mit Hirsutismus, Pigmentierungen, vermehrter Talgsekretion und verstärktem Schwitzen
- Viszeromegalie mit vergrößerter und gefurchter Zunge, Kardio-, Hepato-, Splenomegalie, Vergrößerung von Nieren und Kolon
- Kehlkopfwachstum mit Tieferwerden der Stimme
- endo- und perineurale Bindegewebsproliferation mit Parästhesien und Beeinträchtigung der peripheren Nerven
- Knorpelwachstum mit generalisierten Arthrosen und Kyphosierung der Brustwirbelsäule

Stoffwechselwirkungen

- Der erhöhte STH-Spiegel führt zu verminderter Glukosetoleranz bzw. manifestem Diabetes mellitus (10 %), der Ursache einer Polyphagie, Polydipsie, Polyurie sein kann.
- Libidoverlust oder -steigerung
- Osteoporose
- Hypertonus
- Gonadotropindefizit
- Hypothyreose

Diagnostik

Anamnese

- Dauer und Ausprägung der Symptomatik?
- Haben sich Hände und Füße vergrößert oder verdickt (Ringe zu eng geworden)?
- Haben sich Gesichtszüge vergröbert (Vergleich mit altem Foto)?
- Hat sich der Schädelumfang vergrößert (alte Hüte passen nicht mehr)?

- Begleitsymptome vorhanden (z. B. Parästhesien, Kopfschmerzen, allgemeine Mattigkeit, verstärkte Schweißneigung)?

Weiterführende Diagnostik

Radiologie

- **Schädel:** Ausweitung der Sella, typisches Schädelskelett mit Hyperostosis frontalis, supraorbitaler Wulstbildung, Prognathie, Erweiterung der Nasennebenhöhlen
- **Akren:** an Händen und Füßen Kortikalisverdickungen der Knochen und Akrolyse der Endphalangen
- **Thorax:** Kardiomegalie und evtl. Verknöcherung der Rippenknorpel
- **CCT**

Visus- und Gesichtsfeldbestimmung

Glukosetoleranztest

! Merke Durch die Messung der basalen STH-Sekretion sowie durch die Suppressionstests und Stimulationstests wird die Diagnose gesichert.

Akutes Abdomen ▸ Bauchschmerz

Definition

Sammelbegriff für akute Baucherkrankungen mit plötzlich einsetzendem lebensbedrohlichem Zustand, begleitet von heftigen lokalen und allgemeinen Reaktionen mit der Dringlichkeit diagnostischen und therapeutischen Handelns.

! Merke Neben abdominalen muss auch an extraabdominale Ursachen sowie Stoffwechselstörungen gedacht werden.

Ursachen

Rechter Unterbauch

Appendizitis, mesenteriale Lymphadenitis, Adnexitis, Tubargravidität, stielgedrehtes Ovar, Ureterstein, Ileitis regionalis, akute Enteritis, Meckel-Divertikel, Invagination, inkarzerierte Hernie, Gallenblasen- oder Magenperforation.

Rechter Oberbauch	Perforation eines Magen- oder Duodenalulkus, akute Gastritis, Cholelithiasis, Cholezystitis, Gallenblasenempyem, Gallenblasenperforation, Pankreatitis, Nierenbeckenstein, Pyelitis, Kolontumor, Hepatitis, Stauungsleber, Pleuritis.
Linker Unterbauch	Adnexitis, Tubargravidität, stielgedrehtes Ovar, inkarzerierte Hernie, Sigmadivertikel-Perforation, Divertikulitis, Rektumtumor, Uretersteine, Hodentorsion.
Linker Oberbauch	Milzruptur, Milzinfarkt, Pyelitis, Kolontumor, Pankreatitis, Nierenbeckensteine, Herzinfarkt, Pleuritis.
Mittelbauch	Pankreatitis, Hiatushernie, Perforation eines Magen- oder Duodenalulkus, Aneurysmaruptur, mechanischer Ileus, Harnsperre, inkarzerierte Nabelhernie, Ileus.

! Merke Lt. OMGE-Studie mit mehr als 10.000 englischen Patienten sind die 10 häufigsten Ursachen eines akuten Abdomens [13]
- uncharakteristische Bauchschmerzen: 34 %
- akute Appendizitis: 28,1 %
- akute Cholezystitis: 9,7 %
- Ileus: 4,1 %
- gynäkologische Erkrankungen: 4,0 %
- akute Pankreatitis, Nierenkolik: jeweils 2,9 %
- perforiertes Ulcus pepticum: 2,5 %
- Karzinom, Divertikulitis: je 2,5 %

Leitsymptome

Leitsymptome des akuten Abdomens sind
- heftige umschriebene oder diffuse Bauchschmerzen
- gastrointestinale Motilitätsstörung mit Übelkeit, Erbrechen, Stuhl- und Windverhaltung
- lokalisierte oder diffuse Abwehrspannung (peritoneale Symptomatik)
- Unruhe, Kreislaufstörung bis hin zum Kollaps oder Schock
- schlechter Allgemeinzustand, Fieber

Diagnoseweisende Begleitsymptome

- initial verstärkte Peristaltik, später Paralyse, Erbrechen: **mechanischer Ileus**
- rechtsseitiger Oberbauchschmerz mit Ausstrahlung in die rechte Schulter, tastbare Resistenz im rechten Oberbauch: **akute Cholezystitis**

- pulsierender Tumor im linken Mittelbauch, pulssynchrone Strömungsgeräusche: **rupturiertes Bauchaortenaneurysma**
- Beginn mit „messerstichartigen“ Oberbauchschmerzen: **freie Ulkusperforation**
- Darmparalyse, Fieber, Schmerz im Unter- oder Mittelbauch: **freie Dünn- oder Dickdarmperforation**

Diagnostik

Anamnese

- **Schmerz:** Schmerzcharakter? Plötzliches Einsetzen? Koliken, Krämpfe, Dauerschmerz? Schmerzausbreitung? Verschlimmernde und lindernde Faktoren?
- Brechreiz oder Erbrechen
- Stuhl- und Windverhalten
- Allgemeinbefinden
- frühere Erkrankungen, vorausgehende Ereignisse (Traumata)

! Merke Unbedingt auch nach extraabdominellen und internistischen Erkrankungen fragen!

Klinische Untersuchung

- **Palpation:** Abwehrspannung, Loslassschmerz
- **Auskultation:** Hypoperistaltik („Totenstille“) oder Hyperperistaltik (wellenförmig auftretende, klingende, plätschernde Darmgeräusche)
- rektale Untersuchung (Douglas-Schmerz, leere Ampulle, Blut am palpierenden Finger)
- gynäkologische Untersuchung
- rektale und axilläre Temperaturmessung
- Blutdruck, Puls

Praxistipp

Diagnostisches Vorgehen bei Appendizitis:

Die Palpation beginnt in einer nicht druckschmerzhaften Region des Abdomens. Unter ständiger Kontrolle des Gesichtsausdrucks wird dann versucht, die druckschmerzhafte Region des Abdomens zu finden.

Cave: Diese ist meist im rechten Unterbauch lokalisiert, jedoch ist die Lage der Appendix sehr variabel (vom kleinen Becken bis zur Leber und retrozökal bis in die Nierenregion), sodass man von einer typischen Druckschmerzregion lieber nicht sprechen sollte. Ist die druckschmerzhafte Region lokalisiert, so prüft man folgende Phänomene:

- **Abwehrspannung:** Bereits ein mäßiger Druck führt zur reflektorischen Anspannung der Bauchdecken.
- **Hustenschmerz:** Der Patient wird gebeten, zu husten.
- **Erschütterungs- oder Loslassschmerz:** Man drückt in die linke Abdominalseite und lässt dann plötzlich los. Der Schmerz wird rechts angegeben.
- Douglasschmerz

Zu jeder Untersuchung bei Appendizitis gehört die rektale Palpation. Befindet sich die Appendix im kleinen Becken oder hat sich dort eitriges Exsudat angesammelt, so geben die Patienten bei der rektalen Palpation einen Druckschmerz an.

Labor

- Hämoglobin, Hämatokrit, Leukozyten
- Amylase, Lipase, Leberwerte
- CRP
- Glukose, Elektrolyte
- Kreatininkinase, Troponin
- Harnstoff, Kreatinin
- Laktat

Praxistipp

Zur Operations- und Narkosevorbereitung sowie zum Monitoring des Patienten werden folgende Parameter bestimmt:

- Elektrolyte (Na, K, Ca)
- Thrombozyten
- Gerinnung (Quick, PTT)
- Blutgasanalyse
- Blutgruppe, Kreuzprobe

Weiterführende Untersuchungen

Sonografie	• Obligate Untersuchung (▶ Tab. 1)
Röntgen/CT, weitere bildgebende Verfahren	• Thorax (wenn möglich im Stehen): Luft unter dem Zwerchfell, beginnende Pneumonie • Abdomenübersicht: im Stehen (Spiegel, freie Luft) oder im Liegen (Linksseitenlage, Psoasschatten, Konkremente)
EKG	• Ausschluss eines Herzinfarkts

! Merke Die Entscheidung über die Operationsindikation sollte möglichst früh getroffen werden. Die Differenzialdiagnose zwischen primär chirurgisch und primär konservativ zu behandelnden Fällen kann dabei oft nur in enger Zusammenarbeit von Ärzten verschiedener Fachrichtungen gelöst werden!

Tab. 1 Akutes Abdomen: mögliche Ursachen und ihre sonografischen Befunde [2]

Sonografischer Befund	Ursache
Blut, Exsudat, Aszites	freie Flüssigkeit
verdickte Wand, Schichtung, Steine	Cholezystitis
Exsudationen, Organvergrößerungen	Pankreatitis
Wandverdickung, Target-Phänomen	Appendizitis
Wandverdickung, Abszess	Sigmadivertikulitis
Leber-, Milzruptur, Hämatome, freie Flüssigkeit	Organverletzungen
dilatierte Schlingen, evtl. Pendelperistaltik	Ileus
Ruptur, Dissektion	Aortenaneurysma
Raumforderung in soliden Organen	Tumoren
abgekapselte Flüssigkeit	Abszesse
dilat. Nierenbecken/Ureter	Nierenkolik

! Merke Da eine Fehlentscheidung für den Patienten gravierende Folgen haben kann, sind im Folgenden nochmals die Ursachen eines akuten Abdomens sortiert nach OP-Indikation aufgelistet:

Intraabdominelle Erkrankungen mit dringlicher Operationsindikation

Akute Appendizitis

Akute Cholezystitis — Mit Peritonitis.

Perforation — Magen-Duodenal-Ulkus, Divertikel, ulzeröse Darmleiden, Gallenblase.

Mechanischer Ileus — Inkarzerierte Hernie, Invagination, Volvulus, Tumoren, entzündliche Stenosen, Briden nach Abdominaloperationen, Fremdkörperobstruktion (z. B. Gallensteine).

Torsion — Ovarialzyste, Genitaltumor, Omentum.

Ruptur — Tubenruptur bei Extrauteringravidität, Milz, Leber.

Vaskuläre Prozesse — Mesenterialgefäßverschluss, Aortenaneurysma, Embolie der Aortenbifurkation.

Intraabdominelle Erkrankungen ohne oder ohne dringliche Operationsindikation

Magen — Akute Gastritis, akutes Ulkus.

Darm	Akute Enteritis, Kolitis, Divertikulitis, Enteritis regionalis, irritables Kolon.
Gallenblase	Cholelithiasis.
Leber	Hepatitis, Stauungsleber, akute Leberdystrophie, z. B. nach Pilzvergiftungen.
Pankreas	Akute Pankreatitis.
Urogenitalorgane	Nephrolithiasis, Pyelitis, Adnexitis, Mittelschmerz, Endometriose, Blasendehnung.
Mesenteriale Lymphadenitis	

Internistische Erkrankungen, die ein akutes Abdomen simulieren können

Metabolische und endokrine Störungen	Diabetes mellitus, Urämie, Porphyrie, Hypoglykämie, Morbus Addison, idiopathische und alkoholische Hyperlipidämie.
Erkrankungen des Blutes	Maligne Leukosen, Hämophilie, hämolytische Krisen, Purpura Schoenlein-Henoch, Serumkrankheit.
Intoxikationen	Blei, Nikotin, Arsen, Thallium, Methylalkohol, Sulfide, Nitrite, alkoholische Hepatitis, Spinnenbisse.
Kollagenosen, rheumatische Erkrankungen	Akuter Gelenkrheumatismus, Periarteritis (Panarteritis) nodosa, Lupus erythematodes, Dermatomyositis.
Infektionen	Malaria, Trichinosis, Pleurodynie (Coxsackie-Viren), Parotitis epidemica, Mononukleose, Leptospirose, Meningitis (bei Kindern!).
Lungen- und Pleuraaffektionen	Pleuritis, Pneumonie, Pneumothorax, Mediastinitis, Lungenembolie.
Kardiovaskuläre Erkrankungen	Herzinfarkt, Herzinsuffizienz, Aneurysma dissecans der Aorta, Perikarditis, Budd-Chiari-Syndrom.
Urogenitale Erkrankungen	Pyelonephritis, paranephritische Abszesse, akute Hydronephrose, Pyelon- und Uretersteine, Hodentorsion, Blasendehnung, Mittelschmerz, Endometriose.
Neurologische Affektionen und Krankheiten des Bewegungsapparats	Wirbelfrakturen, Querschnittslähmung, Rippenfraktur, retroperitoneales Hämatom, akute Diskushernie, Rektusscheidenhämatom, Herpes zoster.
Neurologische Krankheiten	Tabes dorsalis, Epilepsie, Migräne, Neurosen, Psychosen.

A

Amenorrhö

Definition

Ausbleiben der Periodenblutung für mehr als 3 Monate.

Eine Amenorrhö kann durch jedes am Zyklus beteiligte Organ verursacht werden. Dabei kann es sich sowohl um eine Erkrankung des einzelnen Organs als auch um eine sekundäre Störung des Regelkreises Hypothalamus-Hypophyse-Ovar handeln.

Primäre Amenorrhö: Ausbleiben der Periodenblutung nach dem Erreichen des normalen Menarchenalters (12,5–13 Jahre ±1,1). Meist als Nichteintreten der Menstruation bis zum 18. Lebensjahr definiert.

Sekundäre Amenorrhö: Die zunächst vorhandene Menstruationsblutung sistiert im geschlechtsreifen Alter.

Physiologische Amenorrhö: Ausbleiben der Periodenblutung während Gravidität, Laktation, Menarche, Menopause.

Ursachen

Uterine Amenorrhö

- **Aplasia uteri:** bei primär nicht angelegtem Uterus oder ausgebliebener Lumenbildung
- **Endometriumverlust:** durch schwere intrakavitäre Entzündungen oder traumatisch-mechanische Insulte des Endometriums
- **Kryptomenorrhö:** Ausbleiben der Menstruationsblutung bei Fertilität und normalem Zyklusablauf; selten
- **distale Gynatresie:** angeboren, Verschluss der Geschlechtsöffnung, z. B. bei Hymenalatresie, oder erworben, z. B. Atresie von Vagina oder Zervix

Ovarielle Amenorrhö

- Hypoplasie der Ovarien, d. h. bei mangelhaft angelegten Ovarien fehlt das Keimepithel völlig oder ist unzureichend ausgebildet
- Turner-Syndrom (Gonadendysgenesie)
- Ovarialtumoren
- polyzystische Ovarien (Stein-Leventhal-Syndrom)
- Bestrahlungsfolge
- Intersexualität (Hermaphroditismus, testikuläre Feminisierung)
- Follikelpersistenz

Endokrine Störungen	• Sheehan-Syndrom • Panhypopituitarismus Simmonds • Myxödem • M. Addison • M. Cushing • adrenogenitales Syndrom • akute und chronische schwere Erkrankungen, Ernährungsschäden
Zentrale Störungen	• Tumoren, insbesondere Hypophysentumoren und Kraniopharyngeom • Enzephalitis, Meningitis • Schädel-Hirn-Trauma
Psychogen-psychoreaktiv	• Anorexia nervosa • Katastrophenreaktion, Angst, Insuffizienzgefühle, Reifungskrisen, berufliche oder familiäre Schwierigkeiten • endogene Depression
Toxisch-medikamentös	• Morphinismus • Psychopharmaka, besonders Phenothiazine • Absetzen von Ovulationshemmern

Diagnoseweisende Begleitsymptome

Hintergrund

Typische Symptomatik bei verschiedenen Krankheitsbildern, die zu Amenorrhö führen:

PCO-Syndrom

Neben den **p**oly**c**ystischen, auf das 2- bis 5-Fache vergrößerten **O**varien findet man in unterschiedlicher Häufigkeit folgende Symptome:

- anovulatorische Sterilität
- Amenorrhö, Oligomenorrhö, andere Zyklusanomalien
- Adipositas, Hirsutismus

Sheehan-Syndrom

Durch Blutungen während der Geburt bzw. durch Thrombosen der hypophysären Venen kommt es zur postpartalen ischämischen Nekrose der Adenohypophyse. Fallen dadurch mehr als 3/4 des Hypophysenvorderlappens aus, resultiert daraus eine pluriglanduläre Insuffizienz mit

- Amenorrhö
- Adynamie, Hypothermie
- Pigmentverlust
- Reduzierung der Achsel- und Schambehaarung
- Agalaktie
- Libidoverlust

Diagnostik
Die Spiegel der von der Hypophyse produzierten bzw. durch die Hypophysenhormone stimulierten Hormone sind erniedrigt.

Psychogene Amenorrhö

- Häufig im Jugendalter. Vorbestehende Zyklusstörungen prädisponieren zu dieser Form der Amenorrhö, die z. B. durch Schulschwierigkeiten, sexuelle Probleme, schwerwiegende psychische Probleme, aber auch durch Milieu-, Klima- oder Diätwechsel ausgelöst werden kann. Es handelt sich hierbei um eine hypothalamische Störung, bei der die Gonadotropine im Allgemeinen normal oder leicht erniedrigt sind.

Post-Pill-Amenorrhö
Prädisponiert für eine Amenorrhö nach Absetzen von Ovulationshemmern sind Frauen, die bereits vorher Zyklusunregelmäßigkeiten hatten. Man kann in diesen Fällen mit einer gründlichen Amenorrhöabklärung 6–9 Monate warten.

Diagnostik

Anamnese

- Menarche? Thelarche? Zyklusdauer? Zyklusunregelmäßigkeiten?
- In regelmäßigen Abständen unklare Unterbauchbeschwerden (distale Gynatresie)?
- Körperliche und geistige Entwicklung? Wachstum? Basaltemperaturkurve?

Klinische Untersuchung

- Mammae, Achsel- und Schambehaarung
- Hirsutismus, Akne, Seborrhö, Klitorishypertrophie
- Hymen, normales inneres Genitale, Uterusgröße

Labor

Ausschluss einer Schwangerschaft

Gestagentest: Ein Gestagen wird über 10 Tage verabreicht. Bei positivem Testausfall kommt es 2–3 Tage nach Absetzen des Gestagens zur Blutung. Schlussfolgerung: Das Endometrium war proliferiert, vom Ovar wird Östrogen gebildet.

Östrogen-Gestagen-Test: 21 Tage lang 3-mal/d 1 Tabl. Progynon C. Vom 12. bis 31. Tag erhält die Patientin zusätzlich ein oral wirksames Gestagen. Schlussfolgerung: Erfolgt die Blutung, ist das Vorhandensein eines reaktionsfähigen Endometriums bewiesen. Da es jedoch erst auf die kombinierte Östrogen-Gestagen-Gabe reagiert, muss die endogene Östrogenbildung unzureichend sein. Die Patientin ist hypoöstrogen, wobei die Ursache ovariell oder zentral liegen kann.

Weitere Untersuchungen

Zum Beispiel β-HCG-Clomifen-Stimulationstest, LH-RH-Stimulationstest, HMG-Stimulationstest, T3, T4, Plasmakortisol.

Weiterführende Untersuchungen

Endometriumbiopsie, Laparoskopie, Sexchromatin, Karyotyp u. a. sollten dem Spezialisten überlassen bleiben.

Anämie

Definition

Absinken von Erythrozytenzahl, Hämoglobinkonzentration oder Hämatokrit unter die Norm.

Normwerte

Die Spannbreite der Normalwerte variiert sehr bei den einzelnen Autoren. Die angegebenen Werte (▶ Tab. 2) sind aus L. Thomas, Labor und Diagnose, entnommen.

Tab. 2 Anämie: Blutwerte beim Gesunden

	Männer	**Frauen**	**Einheit**
Erythrozyten	4,5–6,3	4,2–5,5	Mill./mm³
Hämoglobin	13–18	11–16	g/dl
Hämatokrit	40–54	37–47	Vol.-%
Erythrozytenvolumen = (MCV)	82–101		µm³ (Coulter-Methode)
Retikulozyten	7–15 pro 1.000 Erythrozyten		
Serumeisen	59–158	37–145	µg/dl
LDH	120–240		U/l

Ursachen

Im Prinzip kann man bei der Klassifikation der Anämien nach morphologischen Gesichtspunkten (mikrozytär, normozytär, makrozytär) oder nach der **Pathogenese** vorgehen. Die letztere Einteilung dürfte wohl für den weniger mit hämatologischen Problemen Vertrauten zweckmäßiger sein, weshalb im Folgenden danach vorgegangen wird.

> **! Merke** Anämien sind wesentlich häufiger Symptom anderer Krankheiten als eine Erkrankung der Erythrozyten oder der Erythropoese selbst. Häufigste Anämieursache in Mitteleuropa ist der Eisenmangel.

Anämien infolge Verlust von Erythrozyten

1. Akute Blutungsanämie	Massive innere oder äußere Blutung. Häufigste Ursachen sind: • Verletzungen • Ulkus • Ösophagusvarizen • Ruptur großer Gefäße • Tubargravidität • schwere hämorrhagische Diathese
2. Chronische Blutungsanämie	• Sickerblutungen z. B. bei Ulkuskrankheit, Karzinomen des Magen-Darm-Trakts, Hiatushernie, Ösophagusvarizen, Hämorrhoiden, Meno-Metrorrhagien • ungenügender Blutersatz bei wiederholten großen Blutungen

Hämolytische Anämien

1. Hämolyse infolge extrakorpuskulärer Faktoren	• Antikörper (Wärme-, Kältetyp, Transfusion) • Medikamente, chemische Noxen (α-Methyldopa, Penicillin, Phenacetin, Blei, Kupfer) • mechanische Schädigung (künstliche Herzklappen) • Sequestration (Hypersplenismus) • auch HIV, Parvovirus • erhöhte Aktivität des retikulo-endothelialen Systems (RES) (bestimmte Infekte, entzündliche oder neoplastische Erkrankungen) • metabolische Störungen (Urämie, Leberzirrhose)
2. Hämolyse infolge intrakorpuskulärer Faktoren	**a) hereditär** • Membrandefekte (Sphärozytose, Elliptozytose) • Enzymopathien (Glukose-6-Phosphat-Dehydrogenase-Mangel, Hexosemonophosphatshunt) • Hämoglobinopathien, Thalassämien • erythropoetische Porphyrie **b) erworben** • paroxysmale nokturnale Hämoglobinurie • Vitamin-B_{12}- oder Folsäuremangel

A

Ungenügende Produktion reifer Erythrozyten

1. Mangel an	• Eisen, Folsäure, Vitamin B_{12} • Protein • evtl. Vitamin C
2. Fehlen von Erythroblasten	**a) Knochenmarksatrophie** • chemische oder physikalische Noxen • hereditär • idiopathisch **b) isolierte Erythroblastopenie** • Folsäureantagonisten • Antikörper • Thymom • chemische Noxen • hereditär
3. Infiltration des Knochenmarks	• Leukämie, Lymphom • multiple Sklerose • Myelofibrose • Metastasen
4. Sideroblastische Anämien	• Verwertungsstörung resorbierten Eisens
5. Endokrine Störungen	• Myxödem • M. Addison • Hypopituitarismus
6. Chronische Nierenerkrankungen	
7. Chronische Entzündungen	• Infektionen • nichtinfektiöse Erkrankungen (z. B. rheumatoide Arthritis, M. Bechterew)
8. Leberkrankheiten	
9. Maligne Tumoren	

! **Merke** Hämoglobinopathien (Thalassämie, Sichelzellanämie) gehören zu den häufigsten Erbkrankheiten der Weltbevölkerung und haben in Deutschland durch die Migration erheblich zugenommen.

Allgemeine Begleitsymptome

Leitsymptome der Anämie sind:

- Tachykardie
- Kurzatmigkeit
- Blässe

A

- orthostatische Beschwerden
- Schwindel und Müdigkeit

Prinzipiell lassen sich die Symptome bei akuter und chronischer Anämie unterscheiden.

! Merke Die akute Blutung ist durch Kreislaufsymptome, die chronische Blutung durch Anämiesymptome und Zeichen des Eisenmangels gekennzeichnet.

Hintergrund

Symptomatik und Befunde bei akuter Blutungsanämie und Eisenmangelanämie (als typische Beispiele einer akuten und einer chronischen Form):

Akute Blutungsanämie

Symptome

Ein Blutverlust bis 500 ml bleibt symptomlos. Der rasche Verlust von 1/3 der Blutmenge wird von einem gesunden jungen Menschen gerade noch toleriert, während er beim Älteren mit arteriosklerotischen Veränderungen schon tödlich sein kann. Neben dem Ausmaß hängt das klinische Bild auch von der Schnelligkeit des Blutverlustes ab. Es kommt zu:

- Blässe, Schweißausbruch
- innerer Unruhe
- Atemnot
- Ohrensausen
- Durst, Schwäche

Klinische Untersuchung

Bei der Untersuchung findet man:

- schnellen, weichen Puls
- sinkenden Blutdruck
- Tachypnoe

Im weiteren Verlauf tritt ein hämorrhagischer Schock auf.

Blutbild

Hb, Hk, Ery-Zahl

In den ersten Stunden nicht, in den ersten drei Tagen nur bedingt verwertbar. Das volle Ausmaß des Blutverlusts wird erst nach 3–5 Tagen erkennbar, da dann der Volumenverlust durch den Einstrom extrazellulärer Flüssigkeit in die Blutbahn voll kompensiert ist. Aus diesem Grund sinken auch die oben genannten Parameter in den ersten Tagen nach der Blutung noch weiter ab.

Retikulozyten

Der Retikulozytenanstieg setzt nach 24–48 h ein und erreicht sein Maximum nach 4–7 Tagen.

Thrombozyten

Bereits in den ersten Stunden nach der Blutung ist ein Anstieg bis zu 1 Mill./mm3 möglich.

Leukozyten
Können bis 30.000/mm^3 ansteigen. Daneben kann eine Linksverschiebung auftreten.
Erythrozytenveränderungen
Polychromasie und Poikilozytose sind Ausdruck der überstürzten Regeneration.

Eisenmangelanämie
Pathophysiologie
Körpereisen
Der Eisengehalt des Organismus beträgt 3–6 g, wovon 2/3 im zirkulierenden Hämoglobin gebunden sind. Das restliche Eisen ist in Form von Ferritin und Hämosiderin im RES von Leber, Milz und Knochenmark gespeichert. Im Myoglobin befinden sich etwa 200 mg Eisen, in der Atmungskette nur wenige mg. Das Plasmaeisen ist an Transferrin, ein spezifisches Transportprotein gebunden. Die Transferrinkonzentration des Plasmas wird als totale Eisenbindungskapazität gemessen, welche im Normalfall zu ca. 1/3 mit Eisen gesättigt ist.
Eisenbedarf
Der tägliche Eisenverlust beträgt ca. 1 mg, dazu kommen bei der menstruierenden Frau ca. 0,7 mg/d.
Eisenaufnahme
Die Nahrung enthält ca. 10–15 mg Eisen/d, von denen maximal 10–20 % resorbiert werden können, sofern der obere Magen-Darm-Trakt anatomisch und funktionell intakt ist.
Eisenmangel
Folgende Faktoren können einzeln oder kombiniert zu einer negativen Eisenbilanz führen:
- erhöhter Eisenbedarf (Gravidität, Wachstumsperiode)
- erhöhter Eisenverlust (Menses, chronische Blutung)
- ungenügendes Eisenangebot (einseitige Ernährung mit wenig Fleisch und Gemüse)
- verminderte Eisenresorption (Sprue, Zöliakie, Achlorhydrie)

Symptome
- Müdigkeit, Leistungsschwäche
- Kopfschmerzen, Konzentrationsschwäche
- gastrointestinale Symptome wie Appetitabnahme, Oberbauchbeschwerden, Aufstoßen, Blähungen
- trophische Störungen der Haut, Nägel (Rillen), Haare (verstärkter Haarausfall), Schleimhäute (Mundwinkelrhagaden)
- Glossitis
- Ösophago- und Kardiospasmus
- Magenschleimhautveränderungen mit Hypo- und Achlorhydrie

A

Laborbefunde

Hb, Ery-Zahl

Hb-Wert relativ stärker als Ery-Zahl vermindert (MCH = HbE < 28).

Blutbild

Anulozyten, Aniso- und Poikilozytose, vereinzelt Targetzellen.

Knochenmark

Hyperplasie der Erythropoese mit Linksverschiebung. Reifungsdissoziation zwischen Kern und Zytoplasma. Sideroblasten deutlich vermindert. Fehlen des Speichereisens in den Retikulumzellen.

Serumeisen

Serumeisen stark vermindert, totale Eisenbindungskapazität (= Transferrin) vermehrt bei erhöhter freier Eisenbindungskapazität.

Praxistipp

Entwickelt sich die Anämie langsam und ist die Kompensationsfähigkeit gut, können Symptome selbst bei einer schweren Anämie bis hinab zu Hämoglobinwerten von 6 g/dl kaum bemerkbar sein. Tachykardie in Ruhe ist ein charakteristisches Zeichen der chronischen Anämie.

Diagnoseweisende Begleitsymptome

- Blässe, akuter Blutverlust in der Anamnese: **akute Blutungsanämie**
- trockene, schuppige Haut, Mundwinkelrhagaden, Mundtrockenheit, Zungenbrennen, brüchige Haare und Fingernägel, Dysphagie: **Eisenmangel, chronische Blutungsanämie**
- Symptome von Niereninsuffizienz, Leberzirrhose, malignem Tumor, Malabsorption: **sekundäre Anämie**
- Ikterus, große Milz: **hämolytische Anämie**
- Knochenschmerzen: maligne Erkrankungen mit Knochenmarkinfiltration
- neurologische Symptome, Parästhesien: **perniziöse Anämie**

Diagnostik

Anamnese

Die Anamnese liefert einerseits Aufklärung über die subjektiven Auswirkungen der Anämie, andererseits können sich Hinweise auf deren Ursache ergeben.

Man fragt nach:
- subjektiven Beschwerden: Dyspnoe, Herzklopfen, Angina pectoris, Leistungsfähigkeit, psychische Verfassung etc.
- Grundkrankheit: z. B. Infekt, Kollagenose, Nierenleiden
- Blutverlust: starke Menstruationsblutung, Hämatemesis, Melaena
- Ess- und Trinkgewohnheiten: einseitige Ernährung, Alkoholgenuss
- Magen-Darm-Trakt: Verdauung, Dysphagie, Ulkuskrankheit
- neurologische Störungen: z. B. Gangstörungen, Parästhesien bei Perniziosa
- Knochenschmerzen: Sichelzellanämie, Malignome
- Medikamente, Berufsgifte: toxische Schädigung
- Familienanamnese: hereditäre Anämie

Klinische Untersuchung

Inspektion

Blässe der Haut und Schleimhäute, Ikterus, gelblichgrüner Hautton (Chlorose), Mundwinkelrhagaden, Zungenoberfläche.

> **Merke** Blässe der Haut ist ein unsicheres Zeichen für eine Anämie! Blässe kann auch konstitutionell oder durch eine Vasokonstriktion verursacht sein.

Auskultation

- Pulsfrequenz, Blutdruck, Herz- und Gefäßgeräusche

Tastuntersuchung

- Hepatosplenomegalie
- Lymphknotenschwellungen

Labor

CRP/BSG, Blutbild einschließlich Differenzialblutbild, Retikulozyten, Thrombozyten, Parameter des Eisenstoffwechsels, Hämoccult, Coombs-Test, Bilirubin, LDH.

Erythrozytenindizes

MCV (mittleres zelluläres Erythrozytenvolumen), MCH = HbE (durchschnittlicher Hämoglobingehalt der Erythrozyten), MCHC (durchschnittliche Hämoglobinkonzentration der Erythrozyten).

Blutausstrich

Zum Beispiel Mikrozyten, Sphärozyten, Target Cells, Anisozytose, Poikilozytose, Polychromasie, basophile Tüpfelung, Innenkörper.

A

Merke Die morphologischen Kriterien Blutbild und Erythrozytenindizes ermöglichen eine Orientierung:
- hypochrome mikrozytäre Anämie: Eisenmangelanämie, seltener Thalassämie
- makrozytäre Anämie: Mangel an Vitamin B_{12} oder Folat, Alkoholismus
- mäßiggradige normozytäre normochrome Anämie (HB 9–12 g/dl): Hinweis auf eine chronische entzündliche oder konsumierende Erkrankung

LDH	Erhöht bei hämolytischen Anämien.
Retikulozyten	Erniedrigt bei aplastischen, erhöht bei hämolytischen und Eisenmangelanämien.
Ferritin	Erniedrigt bei Eisenmangelanämie, erhöht bei Tumoren, chronischen Infekten etc.
Blutungsquelle	Bei Verdacht auf Blutungsanämie Benzidinreaktion im Stuhl, Suche nach Darmparasiten.

Weiterführende Untersuchungen

- Knochenmarkuntersuchung, Radioeisenkinetik, Eisenresorptionstest etc. nach Bedarf
- Untersuchung des Magen-Darm-Trakts
- gynäkologische Untersuchung

Anorexie ▶ Appetitlosigkeit

Anosmie ▶ Geruchsstörungen

Anurie

Definition

Absinken der Urinausscheidung unter 150 ml/24 h

Vgl. auch ▶ Oligurie.

Ursachen (nach Siemensen)

Prärenale Anurie

Zirkulatorisch-ischämisch (ca. 80 %)

Volumenmangel
- Blutverlust infolge Trauma, Operation, gastrointestinaler Blutung

	• Wasser- und Elektrolytverlust, z. B. durch Erbrechen, profuse Durchfälle • Flüssigkeitsverluste in den dritten Raum bei Ileus, Peritonitis, Pankreatitis **Kreislaufinsuffizienz** • Schock: kardiogen, septisch, anaphylaktisch • Lungenembolie
Toxisch	**Endogen** • Hämolyse • Myolyse • Pankreatitis **Exogen** • nephrotoxische Pharmaka wie Gentamycin, Cephalotin u. a., Röntgen-Kontrastmittel! • nephrotoxische Gewerbegifte wie organische Lösungsmittel, Schwermetalle u. a.

Renale Anurie (ca. 2 %)

Parenchymatös	• akute interstitielle Nephritis • akute Glomerulonephritis oder akuter Schub einer chronischen Glomerulonephritis
Vaskulär	• beidseitige Nierenrindennekrose • Verschluss beider Nierenarterien • vaskuläre Nephropathien

Postrenale Anurie

Harnverhalt durch Verlegung der ableitenden Harnwege, z.B. durch

- Steine
- Tumor
- Blutung
- Prostatahypertrophie

Neurogene Blase

Harnsperre ohne mechanisches Hindernis, z. B. durch

- Tumoren im Bereich des Rückenmarks
- Erkrankungen des ZNS, z. B. M. Parkinson
- Medikamente, z. B. Psychopharmaka

Diagnoseweisende Begleitsymptome

! Merke Wichtig ist die Differenzierung zwischen Harnverhalt, akutem Nierenversagen und chronischer Niereninsuffizienz.

- Harndrang, krampfartige Schmerzen im Unterbauch; tastbare pralle Blase im Unterbauch, Dämpfung bei Perkussion oberhalb der Symphyse: **akuter Harnverhalt**
- langer Verlauf, Überlaufinkontinenz, imperativer Harndrang, neurologische Symptome; Fehlen von Blasenschmerzen, praller Tumor im Unterbauch: **dekompensierte Retentionsblase**
- Verlauf über Stunden bis Tage, Urämie: **akutes Nierenversagen**
- chronischer Verlauf, urämisches Intoxikationssyndrom: Terminalstadium der **chronischen Niereninsuffizienz**

Hintergrund

Kurzer Überblick zum akuten und chronischen Nierenversagen (▶ Tab. 4):

Akutes Nierenversagen

Definition

Reversible Verminderung des Einzelnephronfiltrates. Führt zu einem Anstieg der harnpflichtigen Substanzen im Blut und oft zu einem Rückgang der Urinmenge. Anurie oder Oligurie, die sich innerhalb von Stunden oder Tagen entwickelt, mit konsekutiver Urämie.

Ursachen

Am häufigsten wird ein akutes Nierenversagen durch Volumenmangel, Kreislaufschock oder nephrotoxische Substanzen ausgelöst.

Klinik

Die Einschränkung der Diurese besteht meist über 2–3 Wochen, daran schließt sich dann eine polyurische Phase an. Sofern das akute Nierenversagen nicht mit Komplikationen belastet ist (z. B. Verbrauchskoagulopathie, Sepsis, Pyelonephritis), sind die renalen morphologischen und funktionellen Veränderungen voll reversibel.

Diagnostik

Sicherung des akuten Nierenversagens durch stündliche Messung der Urinausscheidung, die unter 40 ml/h liegt.

Komplikationen

Überwässerung, dadurch Gefahr des Lungenödems (**DD:** akute Lungendysfunktion, Schocklunge).

Herzrhythmusstörungen bis zum Herzstillstand durch Hyperkaliämie, deshalb laufend Kaliumkontrolle und EKG.

Urämische Gastritis mit Gefahr von gastrointestinalen Blutungen.

Infektionen als Komplikation, z. B. durch Venen- oder Blasenkatheter.

Chronische Niereninsuffizienz

Häufigste Ursachen ▶ Tab. 3

Diabetische Nephropathie

Definition

Kimmelstiel-Wilson-Glomerulosklerose durch diabetische Mikroangiopathie mit Albuminurie, Hypertonie und progredientem renalem Funktionsverlust. Häufigste Ursache einer chronischen Niereninsuffizienz.

Klinik

Frühsymptom der diab. Nephropathie ist eine vermehrte Albuminausscheidung im Urin. Eine gute Blutzuckereinstellung beeinflusst im Frühstadium das Nephropathierisiko, liegt bereits ein späteres der klinisch insgesamt 5 Stadien vor, ist der Hypertonus Hauptrisiko für die Verschlechterung der Nephropathie bis hin zur chronischen Niereninsuffizienz. Eine begleitende diabetische Retinopathie, Polyneuropathie oder andere Zeichen der Mikroangiopathie sind häufig, aber nicht obligatorisch.

Diagnostik

Da das Stadium der Mikroalbuminurie noch gut therapierbar ist bzw. die Progression verzögert werden kann, muss beim Diabetiker gezielt nach dieser mit RIA- und ELISA-Tests im Morgenurin oder 24-Stunden-Urin gesucht werden. Die normalen Tests des Urins auf Proteine (Urinstix) reichen hierfür nicht aus. Wichtig ist auch die 24-Stunden-Blutdruckmessung und häufige Blutdruckkontrolle durch den Patienten selbst.

Urämie ▶ Koma, Urämisches Koma

Tab. 3 Anurie: Ursachen der chron. Niereninsuffizienz nach ihrer Häufigkeit (nach Ritz/Andrassy/Schömig) [5]

Ursache	Häufigkeit
diabetische Nephropathie	40 %
Glomerulonephritis	25 %
sog. „chronische Pyelonephritis“ (inkl. Refluxnephropathie, Harnwegsobstruktion)	15 %
Zystennieren	8 %
Analgetikanephropathie	5 %
ischämische Nephropathie (inkl. Hochdruckfolgen)	5 %
Systemerkrankung	3 %
sonstige	2 %

Tab. 4 Anurie: Akutes und chronisches Nierenversagen im Vergleich

	Akutes Nierenversagen	Chronische Niereninsuffizienz
Definition	Anurie oder Oligurie, die sich innerhalb von Stunden oder Tagen entwickelt, mit konsekutiver Urämie	Unfähigkeit der Nieren, ihre Aufgaben als Ausscheidungs- und Regelorgan zu erfüllen, was zu Veränderungen der Körperflüssigkeiten und zu Störungen der verschiedensten Organe und Stoffwechselsysteme führt

A

Tab. 4 Anurie: Akutes und chronisches Nierenversagen im Vergleich *(Forts.)*		
	Akutes Nierenversagen	**Chronische Niereninsuffizienz**
Ursache	meist ausgelöst durch Volumenmangel, Kreislaufschock oder nephrotoxische Substanzen	▶ Tab. 3
Klinik	Einschränkung der Diurese über 2–3 Wochen, anschließend polyurische Phase. Sofern das akute Nierenversagen nicht mit Komplikationen belastet ist (z. B. Verbrauchskoagulopathie, Sepsis, Pyelonephritis), sind die renalen morphologischen und funktionellen Veränderungen voll reversibel	1. **Stadium der eingeschränkten Funktionsreserve:** Nur die Clearance-Untersuchungen sind pathologisch. 2. **Stadium der kompensierten Retention:** leichte bis mäßige Erhöhung der harnpflichtigen Substanzen. Das Glomerulumfiltrat ist hierbei bereits auf weniger als 50 % der Norm abgesunken. 3. **Stadium der dekompensierten Retention:** Abnahme des Urinvolumens, zunehmende Konzentration der harnpflichtigen Substanzen im Serum, Störungen im Elektrolyt-, Wasser- und Säure-Basen-Haushalt. 4. **Terminale Niereninsuffizienz:** manifestiert sich klinisch als urämisches Intoxikationssyndrom.
Diagnostik	stündliche Messung der Urinausscheidung (liegt unter 40 ml/Std.)	Serumkreatinin und endogene Kreatinin-Clearance spiegeln das Ausmaß der Niereninsuffizienz wider. Rest-N, Harnstoff und Harnstoff-Stickstoff sind von Proteinzufuhr abhängig → weisen bei konstanter Nierenfunktion erhebliche Schwankungen auf

Diagnostik

Anamnese

- Dauer der Anurie
- Schmerzen und deren Lokalisation und Charakter
- bekannte Nierensteinleiden oder sonstige Erkrankungen im Urogenitalbereich
- Herzerkrankungen, Diabetes mellitus, Kollagenosen
- diagnostische Eingriffe, Operationen, Traumata, Blutdruckabfall, Flüssigkeitsverluste, hohes Fieber
- Medikamente

Klinische Untersuchung

- Puls, Blutdruck, Herzkreislaufsituation, Zeichen der Rechtsherzinsuffizienz
- Flüssigkeitsstatus: Ödeme, Exsikkose
- Palpation und Perkussion der Blase
- rektal-digitale Untersuchung

Labor

- Harnstoff, Kreatinin, Elektrolyte, Gesamteiweiß, Blutzucker, Blutbild
- Blutgasanalyse
- Urinuntersuchung
- Messung der glomerulären Filtrationsrate durch Clearance-Untersuchungen

Weiterführende Untersuchungen

- Sonografie, insbes. von Nieren und Blase
- EKG
- Röntgen/CT-Thorax

Apnoe

Definition

Atemstillstand.

Ursachen

1. Verlegung der Atemwege
   - Zurückfallen der Zunge
   - Fremdkörper, Blut, Schleim
   - Larynxödem, Laryngospasmus, Tumor oder Trauma der Atemwege

2. Herzkreislaufstillstand
   - ▶ Pulslosigkeit.

3. Depression des Atemzentrums
   - Intoxikation
   - Erkrankung oder Verletzung von Hirn oder Rückenmark
   - Pneumothorax, Thoraxtrauma, Lungenödem, Aspiration, Asphyxie
   - Schock

4. Schlafapnoesyndrom
   - ▶ Schlafstörungen.

A

Allgemeine Begleitsymptome

- Zyanose
- weite Pupillen
- bald kommen die Symptome des Herzkreislaufstillstands hinzu

! **Merke** Es sind sofort Maßnahmen wie bei Herzkreislaufstillstand einzuleiten!

Diagnostik

Diagnostisches Vorgehen bei anhaltender Apnoe/ Verdacht auf Hirntod:

- Ausschluss anderer Zustände, die einen Hirntod vortäuschen können wie
  - Hypothermie
  - Hypoxie
  - Einwirkung von Medikamenten (Sedativa, Narkotika, Muskelrelaxanzien) oder sonstigen Noxen (Alkohol, Drogen)
  - arterielle Hypotonie
  - ▶ Koma bei Störungen des Elektrolyt- oder Säure-Basen-Haushalts, Diabetes u. a. Genese
- Prüfung der Hirnstammreflexe (▶ Tab. 5)
- Apnoetest

Tab. 5 Apnoe: Hirnstammreflexe und ihre Untersuchungstechniken [4]

Hirnstammreflexe	Involvierte Nervenstrukturen	Untersuchungstechnik	Klinische Reaktion N = normal P = pathologisch
Pupillenreflex	• N. opticus (II) • N. oculomotorius (III), parasympathische Fasern	direkte und konsensuelle Lichtreaktion Konvergenzreaktion	N: Miosis (betrifft die Lichtreaktion) P: Pupille dilatiert oder verharrt in der Mittelstellung (4–6 mm) ohne Pupillenreaktion bei Beleuchtung
Kornealreflex	• N. trigeminus (V1) • N. facialis (VII)	Mit einem sterilen Wattebausch wird der laterale obere Rand der Kornea berührt.	N: Augenblinzeln P: kein Blinzeln (Abwesenheit des Reflexes)

Tab. 5 Apnoe: Hirnstammreflexe und ihre Untersuchungstechniken [4] *(Forts.)*

Hirnstammreflexe	Involvierte Nervenstrukturen	Untersuchungstechnik	Klinische Reaktion N = normal P = pathologisch
Okulozephaler Reflex	• N. oculomotorius (III) • N. abducens (VI) • vestibuläre Bahnen • zervikale Propriozeption	Vor dem Manöver muss immer ein Trauma der HWS ausgeschlossen werden! Den Kopf des Patienten schnell zur einen Seite, danach zur anderen Seite drehen.	N: Die Augen bewegen sich initial entgegengesetzt der ausgeführten Kopfbewegung; bei gleichzeitiger Kopfneigung kommt es zur Lidhebung (= Pupillen-Kopf-Phänomen) P: Fehlen des Reflexes
Vestibulo-okulärer Reflex	• N. vestibulocochlearis (VIII)	Der äußere Gehörgang wird mit 50 ml kaltem Wasser (0–5 °C) gespült.	N: Nystagmus oder langsame Augendeviation P: Fehlen des Reflexes
Schluckreflex	• N. glossopharyngeus (IX) • N. vagus (X) • N. hypoglossus (XII) • Sensorik im Mund: V und VII	Mit einem Spatel werden Pharynxhinterwand und Zungengrund beidseits stimuliert.	N: Hochziehen, Kontraktion des Pharynx; Zungenretraktion P: Fehlen des Reflexes
Reaktion bei endotrachealer Aspiration	• N. glossopharyngeus (XI) • N. vagus (X) • N. hypoglossus (XII)	endotracheale Aspiration (während einer physiotherapeutischen Atemtherapie)	N: Das Absaugen löst einen Hustenreflex aus. P: Fehlen des Reflexes
Reaktion bei zentralem tiefem Schmerz	• N. trigeminus (V)	Es wird ein schmerzhafter Druck hinter dem Unterkiefer (unter dem Ohr) ausgeübt.	N: Ausweichbewegungen (Schmerz: +++) P: keine Bewegungen. Man kann Spontanbewegung beobachten (Lazarus-Zeichen). Diese müssen von den anderen Bewegungen differenziert werden.

Appetitlosigkeit

Definition

Herabsetzung des Triebs zur Nahrungsaufnahme; Synonym Anorexie. Unspezifische Begleiterscheinung

bei einer Vielzahl von Erkrankungen. Nur bei der Anorexia nervosa diagnostisch richtungweisend.
▶ Untergewicht

Ursachen

Psychogen

Anorexia nervosa Betrifft bevorzugt junge Mädchen in der Pubertät.

Erscheinungsbild Die Magersucht kann so extrem sein, dass die Mädchen oft wie ein von Haut überspanntes Skelett wirken. Im Gegensatz zum schlechten körperlichen Zustand fällt die lebhafte, demonstrativ anmutende Aktivität auf. Die Essensgewohnheiten können nur sehr ungenau eruiert werden, Erbrechen wird meist geleugnet, ebenso der Laxanzienabusus. Ein Krankheitsgefühl wird verneint oder auf ein Verdauungsorgan bezogen.

Diagnose Die Diagnose ist gesichert bei Vorliegen aller folgenden Symptome:

- Appetitstörung
- Gewichtsabnahme
- Obstipation
- Erbrechen
- Amenorrhö

Sie ist wahrscheinlich, wenn mindestens drei dieser Symptome verifiziert werden können.

Bulimie Stark zunehmende psychogene Ess-Störung, bei der heimliche Heißhungerattacken mit Fressanfällen und selbst induziertem Erbrechen im Vordergrund stehen. Typisch sind starke Gewichtsschwankungen.

Depression Die Appetitlosigkeit kann bis zur völligen Einstellung der Nahrungsaufnahme gehen.

Larvierte Depression

Die larvierte Depression ist durch eine Verschiebung der Symptome zum organischen Bereich gekennzeichnet, wobei die verhaltensmäßige Störung völlig in den Hintergrund treten kann („Depression ohne Depression"). Andere Klagen der Patienten können hierbei sein:

- Schlafstörungen
- Kopfschmerzen
- Herz-Kreislauf-Beschwerden
- funktionelle Abdominalbeschwerden
- LWS-Syndrom
- Menstruations-, Libido-, Potenzstörungen

Zerebralsklerose — Bei ausgeprägter Zerebralsklerose kann die Nahrungsaufnahme infolge fehlenden Appetits einfach vergessen werden.

Erkrankungen der Verdauungsorgane

Häufigste Ursachen — Appetitmangel wird besonders häufig bei **parenchymatösen Lebererkrankungen** und **Magenerkrankungen,** insbesondere Magenkarzinom, beobachtet.

Weitere Ursachen — **Mundhöhle, Rachen, Ösophagus**
Entzündliche oder tumoröse Veränderungen. Hierbei wird häufig über Schluckbeschwerden geklagt.
Magen
Gastritis, Ulkus, Pylorusstenose, Karzinom (s. o., cave Fleischunverträglichkeit).
Darm
Akute Enteritis, M. Crohn, Colitis ulcerosa, Appendizitis, chronische Durchfallerkrankungen, Stenosen.
Leber- und Gallenwege
Akute und chronische Entzündungen, Leberstau, Steinleiden. Oft wird bei Gallenleiden ein Widerwillen gegen fette Speisen angegeben.
Pankreas
Akute und chronische Entzündung, Karzinom. Auch hier wird öfter ein Widerwillen gegen fette Speisen geäußert.

Intoxikationen

Alkohol — Kennzeichnend ist die morgendliche Appetitlosigkeit, zu der sich beim Zähneputzen öfter Erbrechen gesellt. Im weiteren Tagesverlauf kann sich bei Alkoholikern ein guter bis übermäßiger Appetit entwickeln.

Drogen — Weitere körperliche Allgemeinsymptome bei Drogenabhängigen können sein:

- Untergewicht, Abmagerung
- Blässe
- Ruhelosigkeit, Abgeschlagenheit, Müdigkeit, erhöhtes Schlafbedürfnis
- plötzliche Verhaltensänderungen
- Übelkeit und Erbrechen

Medikamente — Appetitmangel kann bei Einnahme zahlreicher Medikamente beobachtet werden, wobei v. a. Zytostatika, Appetitzügler und Digitalis zu nennen sind. Bei der Digitalisüberdosierung als wichtigste Ursache ist der Appetitmangel in der Regel das früheste Symptom.

Berufsgifte

Zum Beispiel chronische Vergiftungen mit organischen Bleiverbindungen, chronische Arsenvergiftung, chronische Vergiftung mit Halogenkohlenwasserstoffen u. v. m.

Fieberhafte Erkrankungen

Die Appetitlosigkeit erklärt sich meist zwanglos durch ihre kurze Dauer und das zeitliche Zusammentreffen mit der fieberhaften Erkrankung.

Anämie

Die klinische Symptomatik hängt ab vom Ausmaß der Anämie und der Zeitdauer ihrer Entwicklung.

- Eisenmangelanämie
- Perniziosa

Stoffwechselstörungen

Urämie

Als Urämie wird das klinische Intoxikationssyndrom bezeichnet, welches bei fortgeschrittener Niereninsuffizienz auftritt.

Praecoma diabeticum

Hyperkalzämie

Die normale Serumkalziumkonzentration beträgt 9–10,5 mg%. Neben der Appetitlosigkeit können weitere intestinale Symptome auftreten.

Endokrine Störungen

- M. Addison
- Hypophysenvorderlappeninsuffizienz

Hypertonie

Appetitlosigkeit kann der erste Hinweis auf einen malignen Verlauf sein.

Konsumierende Erkrankungen

Appetitlosigkeit ist zusammen mit einem Leistungsknick oft Frühsymptom.

Chronische Infektionskrankheiten

- Tbc
- HIV-Infektion

Diagnoseweisende Begleitsymptome

- Alter, Gewichtsverlust ohne Leistungsknick, Amenorrhö, Karies: **Anorexia nervosa**
- starke Gewichtsschwankungen, Karies: **Bulimie**
- Fettstühle: Malabsorption

- Leistungsminderung und Konzentrationsschwäche, Ohrensausen, Kopfschmerzen, Blässe, Brüchigkeit der Nägel, Mundwinkelrhagaden, glatte Zunge: **Anämie,** insbesondere Eisenmangelanämie und Perniziosa
- Farbensehen, Flimmern vor den Augen, Erbrechen, ST-Senkung im EKG bei verlängerter AV- und verkürzter QT-Zeit: im Ggs. zur Appetitlosigkeit eher spät auftretende Begleitsymptome bei der **Digitalisintoxikation**
- Stomatitis, Parotitis, Erbrechen und Durchfall, hämorrhagische Gastroenterokolitis: **Urämie**
- Polyurie und Polydipsie, Azetongeruch, vertiefte Atmung: drohendes **Coma diabeticum**
- Nausea, Erbrechen, Obstipation, abdominale Schmerzzustände, Magen-Duodenalgeschwüre, Pankreatitis: **Hyperkalzämie**

Diagnostik

Anamnese

- Dauer der Appetitlosigkeit
- tageszeitliche Schwankungen des Appetits
- besondere Abneigung gegen bestimmte Speisen
- Gewichtsverlust? Kleidung zu weit
- Leistungsabfall
- genaue Beschreibung der Essgewohnheiten (Zahl und Art der Mahlzeiten, Essmengen)
- intestinale Begleitsymptome wie Übelkeit, Erbrechen, Bauchschmerzen, Durchfälle, Schluckbeschwerden
- Fieber
- Vorerkrankungen der Verdauungsorgane (Ulkus, Hepatitis, Gallensteine)
- sonstige Vorerkrankungen (insbesondere Nierenkrankheiten, Diabetes mellitus)
- Medikamenteneinnahme (Digitalis, Antibiotika, Appetitzügler, Vitamin D)
- Alkoholkonsum, Drogenkonsum
- Sozialanamnese (familiäre Situation, Arbeitsplatz, Hausbau, Schulden)

Praxistipp
Oft helfen die Angaben Angehöriger und die Waage bei der Verifizierung des Befunds weiter!

A

Klinische Untersuchung

- gründliche Allgemeinuntersuchung
- Suche nach auffälligen Organbefunden

Labor

- CRP/BSG
- Blutbild
- Elektrolyte
- Hämoccult
- weitere Untersuchungen abhängig vom vermuteten Grundleiden

Tab. 6 Appetitlosigkeit: differenzialdiagnostisches Vorgehen

Vermutete Ursache	Ausschlussmaßnahme
Erstmanifestation eines Diabetes mellitus	Nüchtern-Blutzucker OGTT
entzündliche Darmerkrankungen	Endoskopie
Schilddrüsenerkrankungen	TSH-Kontrolle
Malabsorption/Maldigestion	Pankreasenzymfunktion Resorptionstests
Tumorerkrankungen	Fokussuche

Weiterführende Untersuchungen

- Röntgen/CT-Thorax
- Sonografie des Abdomens
- weitere Untersuchungen abhängig vom vermuteten Grundleiden (▶ Tab. 6)

Arrhythmie

Definition

Periodische oder dauernde Störung des Herzrhythmus durch unregelmäßige Schlagfolge.

Siehe auch ▶ Herzrhythmusstörungen, ▶ Tachykardie, ▶ Bradykardie

Respiratorische Arrhythmie

Inspiratorische Steigerung und exspiratorische Verlangsamung der Herzfrequenz ohne besondere klinische Bedeutung.

EKG — Sinusrhythmus, wechselnde RR-Intervalle bei normaler Vorhofkammersequenz.

Extrasystolie

Extrasystolen sind vorzeitig einfallende Erregungen, die das ganze Herz oder nur Teile davon betreffen. Das Intervall zwischen Normalschlag und Extrasystole (ES) ist also kürzer als ein normales RR-Intervall.

EKG

Vorzeitig einfallende QRS-Komplexe, die nächste Erregung erfolgt dann nach einem normalen oder verlängerten Intervall.

Man unterscheidet folgende Formen:

- **Sinus-ES:** stimmen mit dem Normalschlag überein
- **Vorhof-ES:** je nach dem Ausgangspunkt der ES unterschiedlich gestaltete P-Zacke, verlängerte oder verkürzte PQ-Zeit
- **infranodale (hisäre) ES:** verkürztes PQ-Intervall bzw. fehlende oder dem QRS-Komplex folgende P-Zacke
- **ventrikuläre ES:** fehlende P-Zacke, abnormer Kammerkomplex mit verbreitertem QRS-Komplex, vollständige kompensatorische Pause

> **! Merke** Vorhofextrasystolen sind von einer unvollständigen kompensatorischen Pause gefolgt. Der QRS-Komplex ist zwar in der Regel unverändert, kann aber auch von der normalen Form abweichen, wenn die vorzeitig einfallende Erregung auf noch refraktäre Kammerteile trifft. Kennzeichnend für den supraventrikulären Ursprung ist das Vorhandensein einer P-Zacke.

Arrhythmie bei Vorhofflimmern oder Vorhofflattern

Vorhofflimmern

Auch als Arrhythmia absoluta bezeichnet. Manifestiert sich meist als Tachykardie. Die Schlagfolge ist völlig unregelmäßig. Man unterscheidet paroxysmales und konstantes Vorhofflimmern.

EKG

Unregelmäßige RR-Intervalle bei morphologisch gleichbleibenden QRS-Komplexen. Fehlende P-Zacke. Auftreten von unregelmäßigen Flimmerwellen, die am deutlichsten in V1 und V2 erkennbar sind und eine Frequenz von 350–600/min aufweisen.

Vorhofflattern

Vorhofflattern mit inkonstanter Überleitung kann ebenfalls eine Arrhythmie hervorrufen.

EKG

Kennzeichnend sind Flatterwellen mit einer regelmäßigen Frequenz von über 200/min anstelle einer normalen P-Zacke.

A

Arrhythmie bei inkonstanten Blockformen

Sinuatrialer oder atrioventrikulärer Block (z. B. Wenckebach-Periodik).

Sick-Sinus-Syndrom

Das Sick-Sinus-Syndrom wird von den einzelnen Autoren recht unterschiedlich definiert. In der weitesten Fassung wird darunter jede Form einer Störung der Funktion des Sinusknotens einschließlich einer ausgeprägten Sinustachykardie, längerer Sinuspausen, Sinusstillstand, sinuatrialer Block etc. verstanden, nach Hurst wird der Begriff jedoch am häufigsten auf das sog. Tachykardie-Bradykardie-Syndrom angewendet. Hierbei treten im Wechsel schnelle, regelmäßige oder unregelmäßige Herztätigkeit infolge Vorhoftachykardie, -flattern oder -flimmern, Phasen normaler Herztätigkeit sowie Bradykardien auf.

Das klinische Bild ist sehr vielgestaltig. Die auftretenden Beschwerden sind durch Minderdurchblutung wichtiger Organe infolge zu hoher oder zu niedriger Herzfrequenz zu erklären.

EKG

Am häufigsten finden sich Rhythmusstörungen verschiedenster Art, jedoch kann das EKG zum Zeitpunkt der Untersuchung auch völlig normal sein. Wenn auch ein Langzeit-EKG keinen Aufschluss gibt, sind kompliziertere Untersuchungen wie die Bestimmung der Sinusknotenerholungszeit und der sinuatrialen Leitungszeit erforderlich.

Seltenere Rhythmusstörungen

Interferenzdissoziation, wandernder Schrittmacher, Parasystolie.

Coprinus-Syndrom

Alkoholgenuss nach Antabuseinnahme oder Pilzspeisen: Flush, Schweißausbrüche, Schwindel, Kopfschmerzen, Atemnot sowie Herzrhythmusstörungen.

Ursachen

Respiratorische Arrhythmie
Bei vegetativ Stigmatisierten, physiologisch bei Jugendlichen.

Extrasystolie
Während supraventrikuläre ES meist funktionell bedingt sind, können ventrikuläre ES funktionellen oder organischen Ursprungs sein.

A

Funktionelle ES
Die ES sind häufig monomorph bzw. monotop. Eine Myokarderkrankung ist nicht nachweisbar. Finden sich vornehmlich bei vegetativ stigmatisierten Menschen, häufig sind auch psychische Konfliktsituationen nachweisbar. Verschwinden oft bei körperlicher Belastung. Nikotin und Alkohol können verstärkend wirken.

Organische ES
Treten gehäuft auf, zeigen eher polymorphe bzw. polytope Form. Man findet zusätzliche pathologische EKG-Veränderung sowie andere Zeichen einer organischen Herzerkrankung.

Arrhythmie bei Vorhofflimmern oder Vorhofflattern

Das prognostisch benigne idiopathische Vorhofflimmern ist von den durch eine organische Myopathie verursachten Formen abzugrenzen. Vorhofflimmern kann in folgenden Fällen auftreten (nach Siegenthaler):

- Mitralvitien, seltener andere Herzfehler
- koronare Herzkrankheit
- Hypertonie
- Hyperthyreose
- Perikarditis
- Kardiomyopathie
- Alkohol- und Nikotinexzesse („Holiday Heart“)
- Sinusknotensyndrom
- Präexzitationssyndrom
- idiopathisch („Lone Fibrillation“)

Beim Vorhofflattern liegt fast immer eine organische Herzerkrankung zugrunde.

Arrhythmie bei inkonstanten Blockformen

Es liegt fast immer eine organische Herzerkrankung zugrunde:

Sick-Sinus-Syndrom

- degenerative Erkrankung des Sinusknotens
- ischämische, rheumatische oder entzündliche Herzkrankheiten, Perikarditis, Kardiomyopathie, Kollagenkrankheiten
- nach chirurgischen Eingriffen im Vorhofbereich

Seltenere Rhythmusstörungen

- Interferenzdissoziation,
- wandernder Schrittmacher,
- Parasystolie

A

Allgemeine Begleitsymptome

Sick-Sinus-Syndrom
- Palpitationen
- Schwindel und Synkopen
- Müdigkeit und Konzentrationsschwäche
- Angina pectoris
- zunehmende kardiale Dekompensation

Praxistipp
Schematisches Vorgehen bei der Analyse von Rhythmusstörungen:
Um eine Rhythmusstörung aufzudecken, ist es ratsam, systematisch vorzugehen und den Erregungsablauf unter folgenden Gesichtspunkten zu betrachten:
- Wie verhält sich die Vorhoferregung?
- Wie verhält sich der Kammerteil?
- Wie verhalten sich Vorhof- und Kammerteil zueinander?

Aszites

Definition

Bauchwassersucht, Flüssigkeitsansammlung in der Bauchhöhle. Entsteht durch Entzündung, Hypoproteinämie, Stauung, Tumor.

Ursachen

Peritonitis

- bakteriell-eitrig
- Tbc

Stauung

Pfortaderdruck
- **intrahepatischer Block** bei Lebererkrankungen (Zirrhose, Speicherkrankheiten, chronische Hepatitis, Lebertumoren, Narbenleber, Bilharziose)
- **prähepatischer Block** durch Pfortaderthrombose, Milzvenenthrombose, Kompression der Pfortader (Pankreaskopf, Magen, Gallenblasenkarzinom)
- **posthepatischer Block** bei Budd-Chiari-Syndrom, Thrombose der V. cava inf.

Herz- und Perikarderkrankungen
- Rechtsherzinsuffizienz
- Pericarditis constrictiva

A

Lymphabfluss-behinderung

Hypoproteinämie

- nephrotisches Syndrom

Maligne Tumoren

- Peritonealkarzinose

Sonstige Ursachen

- Pankreaszyste, Pankreatitis
- Meigs-Syndrom (gutartiger Ovarialtumor mit Aszites und Hydrothorax)
- Trauma

Merke Nach Ammann treten die verschiedenen Ursachen eines Aszites in folgender Häufigkeit auf:
- Malignome: 50 %
- Zirrhosen: 30 %
- kardiale Ursachen: 10 %
- andere Ursachen: 10 %

Diagnoseweisende Begleitsymptome

- Splenomegalie, Kollateralkreisläufe, Eosinophilie, kein Ikterus: **Bilharziose** (Schistosomiasis). Eine der weltweit führenden Ursachen von portaler Hypertension!
- Pleuraerguss, Perikarderguss, Ödem: **Hypothyreose**
- periphere Ödeme, Zyanose, Dyspnoe: **Rechtsherzinsuffizienz**
- Gewichtsabnahme bei steigendem Bauchumfang: **Malignom**
- rasche Umfangszunahme, Schmerzen: **rupturierte Ovarialzyste**
- Leberhautzeichen: **Zirrhose**

Merke Aszites kann imitiert werden durch: Schwangerschaft, Meteorismus, Retentionsblase, Adipositas permagna.

Diagnostik

Anamnese

Begleitsymptome

Die Zunahme des Leibesumfangs an sich führt nur wenige Patienten zum Arzt! Meist sind es vielmehr Beschwerden, die entweder durch das Grundleiden oder den erhöhten intraabdominalen Druck hervorgerufen werden, z. B.

- Refluxösophagitis, Dyspnoe, Orthopnoe, Völlegefühl etc.
- Leistenhernie, Skrotalödem

Vorgeschichte

- Herz-, Nieren-, Lebererkrankungen?
- Alkohol?
- Zunahme des Körpergewichts? Gewichtsverlust bei steigendem Abdomenumfang?

Klinische Untersuchung

Ein Aszites kann klinisch erst bei einer Flüssigkeitsmenge ab 1–2 Litern nachgewiesen werden.

Inspektion

Typisch sind straffe Haut, vorgewölbtes Abdomen, verstrichener Nabel, im Liegen ausladende Flanken. Evtl. Hernien, Penis- und Skrotalödeme.

Perkussion

- Zeichen der Rechtsherzinsuffizienz wie Ödeme, gestaute Halsvenen
- entsprechend der Körperlage verschiebliche Dämpfung; Undulation
- Pleuraerguss bei allen Aszitesursachen

Palpation

- Splenomegalie bei Zirrhose
- Hämorrhoiden

Labor

- CRP/BSG, Blutbild, Gerinnung
- Eiweißelektrophorese
- Bilirubin, Ammoniak, Serologie, Tumormarker
- Enzyme ▶ Ikterus

Weiterführende Untersuchungen

Sonografie

Damit gelingt auch der Nachweis kleinerer Flüssigkeitsmengen.

Probepunktion

Eine Punktion der Aszitesflüssigkeit ist die wichtigste diagnostische Maßnahme.

Man sollte zunächst nicht mehr als 50–100 ml entnehmen (außer wenn eine Entlastung der Atmung notwendig ist), die chemisch, hämatologisch und zytologisch untersucht werden.

Weitere Diagnostik

- gynäkologische Untersuchung
- Endoskopie
- Röntgen/CT-Abdomen im Stehen
- MRT

Ataxie

Definition

Störung der Koordination von Bewegungsabläufen. Die Bewegungen sind in ihrem Verlauf unharmonisch und weichen von der Ideallinie ab.

Ataxieformen

Rumpfataxie	Der Patient kann nicht gerade/aufrecht sitzen.
Standataxie	Der Patient hat eine Falltendenz.
Gangataxie	Der Patient hat einen breitbeinigen Schritt. Der Seiltänzergang ist ihm nicht möglich.
Extremitätenataxie	Typisch sind überschießende Bewegungen und ungeschickte, abgehackte Bewegungsmuster.

Ursachen

Spinale Ataxie

Polyneuritis, Neuritis

Erkrankungen der Hinterwurzeln und Hinterstränge

Friedreich-Ataxie

Funikuläre Myelose
- Vitamin-B_{12}-Mangel

Tabes dorsalis

Multiple Sklerose

Myelinschädigung
- Masern
- Enzephalitis
- Röteln
- Varizellen
- Pocken

Rückenmarkkompression und Druck auf die Hinterwurzeln
- Tumoren der Wirbelsäule, Karzinommetastasen, Meningeome, Gliome, Neurinome
- Bandscheibenprolaps
- schwere Kyphose
- Morbus Paget
- Ostitis fibrosa Recklinghausen

HIV-Infektion

Zerebellare Ataxie (statische und dynamische Ataxie)

Kleinhirntumoren
Akustikusneurinom
Kleinhirnabszess
Multiple Sklerose
Durchblutungsstörungen im Hirnstammbereich
Intoxikation
- Barbiturate
- Kohlenmonoxid
- Morphin
- Alkohol
- Benzodiazepin
- Leberzirrhose

Erkrankungen des Vestibularapparats
Parainfektiös
- Malaria
- Fleckfieber

Zerebrale Ataxie (tritt halbseitig auf der Herdgegenseite auf)

Tumor
Trauma
Arteriosklerose
Infektionskrankheiten

Diagnoseweisende Begleitsymptome

- Tiefensensibilitätsstörung: **spinale Ataxie**
- Demenz: **Multisystemataxie**
- einseitig: Ischämie, **Hirnblutung**
- langsam, chronisch: **Alkoholismus, Medikamentenabusus, degenerative Erkrankung**
- akutes Auftreten: **Durchblutungsstörung,** akute **Intoxikation**

Diagnostik

Anamnese

Auftreten
- **akut:** akute Intoxikation, Alkohol, Durchblutungsstörung
- **langsam:** degenerative Erkrankung, chronische Intoxikation, Alkoholabusus
- **schubförmig:** multiple Sklerose

Medikamente
- bei langsamer Entstehung und chronischen Formen: Medikamentenanamnese (Antiepileptika, Barbiturate, Sedativa)

A

	• bei chronischen Verläufen: Familienanamnese (hereditäre Kleinhirnatrophien)
Begleitsymptome	• Kopfschmerzen: Kleinhirnblutung, Tumor • Doppelbilder • Dysarthrie • Schluckstörung • Schwindel

Klinische Untersuchung

Hirnstamm-symptome	• z. B. zusätzliche Hirnnervenausfälle • Hemiparese • dissoziierte Sensibilitätsstörung
Weitere neurologische Symptome	• Dysdiadochokinese • reduzierter Muskeltonus • okulomotorische Symptome (Nystagmus, sakkadierte Blickfolge) • andere Hirnnervenbeteiligung (Papillenabblassung bei Optikusneuritis als Hinweis auf **multiple Sklerose;** kontralaterale Okulomotoriusparese = Benedikt-Syndrom als Hinweis auf **Hirnstamminsult;** ipsilaterales Horner-Syndrom und Gaumensegelparese: **Wallenberg-Syndrom**)
Reflexstatus	• Muskeleigenreflexe gesteigert: Multisystematrophie, multiple Sklerose, Multiinfarktsyndrom • **DD** periphere Ataxie: Hier sind die Muskeleigenreflexe erloschen.

Labor

- CRP/BSG
- Blutbild
- Vaskulitismarker
- Tumormarker

Weiterführende Untersuchungen

Sonografie	• Doppler/Duplex der Aa. vertebrales (Vertebralisverschluss, Dissekat) • TCD (= transkranielle Doppler-Sonografie) der A. basilaris
CCT	Zur Darstellung von Kleinhirninfarkt, Kleinhirnblutung, Kleinhirnatrophie, Tumor.
MRT	Bei Suche nach Demyelinisierungsherden, Tumoren, Hirnstamminsulten, Kleinhirninsulten.

MR-Angio und CT-Angio	Nichtinvasive Darstellung der Gefäße.
Spezielle Diagnostik	• Virusserologie • Augenkonsil (bei Optikusatrophie)

Augenmotilitätsstörungen

Definitionen

Strabismus

Schielen. Störung der Sensomotorik des Auges. Unfähigkeit, die Blicklinien beider Augen auf einen Punkt zu richten.

Strabismus concomitans	Begleitschielen. Das Schielauge begleitet das andere in alle Richtungen. Man unterscheidet folgende drei Formen: **Strabismus convergens** Einwärtsschielen (Esotropie). Liegt bei ca. 80 % aller schielenden Kinder vor. **Strabismus divergens** Auswärtsschielen (Exotropie). Überwiegt bei der Gruppe der erwachsenen Schieler. **Strabismus verticalis** Höhenschielen. Kommt selten allein vor, dagegen häufig in Kombination mit Seitwärtsschielen (bis zu 50 %).
Strabismus incomitans (paralyticus)	Lähmungsschielen.
Sekundärer Strabismus	Durch eine organische Veränderung der Augen ist das Sehvermögen ein- oder doppelseitig eingeschränkt bzw. verhindert.

Heterophorie

Latentes Schielen. Die Augen weichen in Ruhelage von ihrer exakten Parallelstellung ab, was bei Wiedereinsetzen der Fusion sofort korrigiert wird. Dieser Zustand liegt bei den meisten Menschen vor und wird als Normophorie bezeichnet, solange er keine Beschwerden verursacht. Ist dagegen das Fusionsvermögen mangelhaft oder die Abweichungstendenz so stark, dass sich auch bei gutem Fusionsvermögen eine dauerhafte Fusion nur unter Mühen aufrechterhalten lässt, so spricht man von einer Heterophorie. Kann zu Diplopie führen.

Diplopie

Doppeltsehen. Ein Gegenstand wird als zwei neben- oder übereinander liegende Bilder wahrgenommen.

Nystagmus

Augenzittern. Anhaltende (mindestens 8), ruckartige, unwillkürliche Bulbusbewegungen, bestehend aus einer langsamen und einer schnellen Phase.

> ! **Merke** Für viele Fachrichtungen wie Augenheilkunde, Neurologie, HNO, Innere Medizin und Pädiatrie haben Augenmotiliätsstörungen eine klinische Relevanz. Ihre Diagnose stellt eine besondere Herausforderung dar.

Ursachen

Strabismus

Strabismus concomitans

Bis heute sind die Ursachen des Begleitschielens noch teilweise ungeklärt. Folgende drei Ursachengruppen können zum Begleitschielen führen, wobei sich die Störungen oft überlappen:

Mechanische Störungen	Zum Beispiel Anomalien der knöchernen Orbita, Fehl- oder Missbildungen der äußeren Augenmuskeln, Varianten des bindegewebigen Aufhängeapparats.
Zentralnervöse Faktoren	Störungen im Akkommodations-Konvergenz-Gleichgewicht, bedingt durch unterschiedlichste Defektzustände und pathologische Bahnverknüpfungen.
Brechungsanomalien	Fehlsichtigkeit (insbes. Hyperopie beim Einwärtsschielen).

Strabismus incomitans (paralyticus)

Angeboren	Abweichungen von der normalen Konfiguration der Orbitae, Veränderungen am Muskel- und Bandapparat, Fehlinnervation der Augenmuskeln u. a.
Schädigung eines Augenmuskels	Trauma, Entzündung, Muskelerkrankungen, Tumor.

Störung der Augenmuskelinnervation	Läsion der Augenmuskelnerven, ihrer Kerngebiete und Verbindungsbahnen. Am störanfälligsten ist der N. abducens, gefolgt vom N. trochlearis, während Okulomotoriusparesen wesentlich seltener sind. Bei Letzteren sind auch Pupillenreaktion und Akkommodation beeinträchtigt und das Lid hängt herab, da der N. III Fasern für die entsprechenden Muskeln mit sich führt.
Supranukleäre Störungen	Bei Schädigung übergeordneter Hirnzentren liegen meist noch andere neurologische Ausfälle vor, sodass das Schielen oft erst sekundär entdeckt wird. Doppelbilder fehlen hier meist.

Sekundärer Strabismus

- angeborenes Herabhängen eines Oberlids (Ptosis)
- Trübung oder erhebliche Verformung der Hornhaut
- Verschluss oder erhebliche Verformung der Pupille
- Katarakt (Undurchsichtigkeit der Linse)
- Verformung oder Verlagerung der Linse
- entzündliche oder degenerative Veränderungen der Netzhaut
- Schädigung im Bereich von Sehnerven oder Sehbahn

Nystagmus

- optokinetisch (physiologischer Nystagmus)
- vestibulär
- Erkrankungen des Hirnstamms
- okulär (durch Augenschäden)
- kongenital

Diagnoseweisende Begleitsymptome

- konstanter Schielwinkel, funktionelle Störungen des Binokularsehens (Amblyopie, anomale Netzhautkorrespondenz), keine Einschränkung des Gesichtsfelds, keine Kopfzwangshaltung: **Strabismus concomitans**
- Schielwinkel ändert sich in Abhängigkeit von der jeweiligen Blickrichtung (am größten beim Blick in die Richtung des gelähmten Muskels); Doppelbilder (Ausnahme: vorher bestand kein binokulares Sehen), die durch eine bestimmte kompensatorische Kopfzwangshaltung evtl. beseitigt werden

können; eingeschränktes Gesichtsfeld im Wirkungsfeld des gelähmten Muskels: **Strabismus incomitans**
- Kopfschmerzen, Sehbeschwerden, rezidivierende Bindehautreizungen, allgemeine Abgeschlagenheit und Müdigkeit: **Heterophorie**
- zeitweise auftretende Doppelbilder: **Ermüdung** (intakte sensorische Kompensationsmöglichkeiten)
- zeitweise auftretende Doppelbilder mit Kopfschmerzen, Tinnitus, Ataxie, Schwindel: **Basilarismigräne**
- permanent bestehende Doppelbilder: **Gefäßerkrankung, Trauma, Tumor, Aneurysma, Entzündung**

> **! Merke** Bei einem Teil der Patienten kann keine Ursache für das plötzliche Auftreten von Doppeltsehen gefunden werden.

Diagnostik

Anamnese

Symptome
- Zeitspanne der Entwicklung der Störung
- Beeinträchtigung des Allgemeinbefindens
- Doppelbilder
- weitere Hirnnervensymptome
- Schwindel, Gangstörungen, Übelkeit

Andere Erkrankungen, Vorerkrankungen
- insb. Augenerkrankungen und neurologische Erkrankungen

Traumata

Medikamentenanamnese

Klinische Untersuchung

- Untersuchung der Okulomotorik: durch Anheben der oberen Lider bessere Betrachtung von:
  - Ruhestellung
  - Sehachsen
  - Augenbewegungen (spontan, auf Licht)
- augenärztliche Untersuchung
- genauer Allgemeinstatus
- neurologische Untersuchung

Praxistipp
Orientierende Untersuchung bei Doppelbildern
Der Patient wird aufgefordert, mit seinen Augen das Licht einer kleinen Lampe bzw. einen Bleistift etc. zu verfolgen, ohne dabei den Kopf zu bewegen. Das Doppelbild erscheint in der Aktionsrichtung des gelähmten Muskels. Je mehr das Licht in diese Richtung bewegt wird, desto größer wird der Abstand zwischen den beiden Bildern.

Beispiel:
Bei der Abduzensparese links weichen die Bilder stärker auseinander, wenn der Patient der Lampe nach links folgt. Folgt er ihr nach rechts, verringert sich der Abstand zwischen den Bildern wieder.

Labor

- CRP/BSG, Blutbild, Serologie
- Liquoruntersuchungen

Weiterführende Untersuchungen

- Nach der augenärztlichen Abklärung weiter je nach Verdachtsdiagnose:
- Röntgendiagnostik der Orbita
- CT, MRT, EMG

Auswurf

Definition

Flüssiges Material, das aus Lunge, Luftwegen, Nasen-Rachen-Raum oder Mundhöhle stammt und abgehustet wird. Synonyme: Sputum, Expektoration.

Ursachen

Sinubronchiales Syndrom	veralteter Ausdruck: Bronchosinusitis
Bronchopulmonal	• Tracheobronchitis • chronische Bronchitis • Asthma bronchiale • Pneumonie • Lungenabszess • Bronchial-Ca. • Lungenfibrose

- Bronchiektasien
- Tbc
- Mukoviszidose

Kardiale Stauungslunge

Fremdkörperaspiration

Gastroösophagealer Reflux

Diagnoseweisende Begleitsymptome

- massive morgendliche Expektoration, chronischer Husten, Hämoptysen, Dyspnoe, regelmäßig wiederkehrende broncho-pulmonale Infekte, Trommelschlägelfinger, Zyanose, Hinweise für Rechtsherzbelastung: **Bronchiektasien**
- chronische Sinusitis, behinderte Nasenatmung: **sinubronchiales Syndrom**
- Abgeschlagenheit, Brustschmerz, evtl. Hämoptoe. **(Bronchial-Ca.)**
- Atemnot, feuchte RG's, Brodeln: **Lungenödem**
- Schnupfen, Pharyngitis, Kopfschmerzen, Wundgefühl im Brustbereich: **Tracheobronchitis**
- Sodbrennen, Thoraxschmerzen: **gastroösophagealer Reflux**
- Dyspnoe, feines Rasseln: **Lungenfibrose**

Diagnostik

Anamnese

- Beschreibung des Auswurfs (▸ Tab. 7)
- Auftreten: seit wann? Intermittierend? Morgens besonders?
- Schmerzen
- Husten
- Dyspnoe
- pulmonale oder kardiale Vorerkrankungen
- Rauchgewohnheiten, sonstige inhalative Belastungen

Tab. 7 Auswurf: Aussehen und Qualität des Sputums als differenzialdiagnostisches Kriterium

Krankheit	Sputum
Pertussis	glasiger Schleim
Bronchiektasien	eitrig-sanguinolent, dreischichtig (unten Eiter und Zelltrümmer, dann gelb-grüne, trübe, wässrige Flüssigkeit, oben schleimig-eitrige, schaumige Massen)
Lungenabszess	zweischichtig, oft semmelbraun, fötide
chronische Bronchitis	zäh-glasig, fädig, weißlich
bakterieller Atemwegsinfekt	gelbgrün-eitrig
Tuberkulose	schleimig-eitrig
schwere Sinusitis	schleimig-eitrig
Karzinom	himbeergeleeartig durch Eiter mit Blutbeimengung
Lungenödem	dünnflüssiges schaumiges Sputum
Mitralfehler, andere Herzkrankheiten	Herzfehlerzellen (Hämosiderin-pigmentierte Epithelzellen und Leukozyten), Nachweis im Sputumausstrich

Klinische Untersuchung

- Untersuchung des Nasen-Rachen-Raums
- Prüfung der Nasennebenhöhlen auf Klopfschmerzhaftigkeit
- Perkussion und Auskultation der Lungen
- Thoraxform
- Zeichen der Herzinsuffizienz (Tachypnoe, Tachykardie, Zyanose, Ödeme, Ikterus, Venenstau)
- Inspektion des Sputums (▶ Tab. 7)

Labor

Blut

- Blutbild
- CRP/BSG
- Blutgasanalyse

Sputum

- Ausstrich
- Kultur

Weiterführende Untersuchungen

- Röntgen/CT-Thorax
- Röntgen der Nasennebenhöhlen
- EKG
- Lungenfunktionsprüfung
- Bronchoskopie
- weitere bildgebende Verfahren

Bauchschmerz ▸ Akutes Abdomen

Definition

Schmerzen unterschiedlichen Charakters im gesamten Abdomen oder in Teilen des Abdomens. Die Schmerzen können von den Bauch- und Beckenorganen, vom Peritoneum parietale, der Bauchwand, dem Zwerchfell oder dem Mesenterialansatz ausgehen. Die Kenntnis der Neurophysiologie und Anatomie des Schmerzes ist wichtig für die differenzialdiagnostische Deutung der Beschwerden (▸ Tab. 8).

Schmerzformen

Somatischer Schmerz

Über die Nn. intercostales und den N. phrenicus werden Schmerzreize vom Peritoneum parietale, der Bauchwand und dem Retroperitoneum zum ZNS fortgeleitet. Die Schmerzen entstehen durch Trauma, Entzündung oder lokale chemische Reizung. Ihr Charakter ist schneidend, brennend und von gleichbleibender Intensität. Der Kranke kann den durch eine umschriebene Irritation des parietalen Peritoneums ausgelösten Schmerz ziemlich gut lokalisieren.

Viszeraler Schmerz

Dagegen wird der Serosaüberzug der Bauchorgane vom vegetativen Nervensystem, insbesondere vom Splanchnikus, innerviert und ist gegenüber mechanischen und entzündlichen Reizen nur wenig empfindlich. Der Schmerzcharakter ist dumpf, bohrend und diffus. Eine exakte Lokalisation ist kaum möglich, dazu muss der Entzündungsprozess erst von der Organoberfläche auf das benachbarte parietale Peritoneum übergreifen.

Tab. 8 Bauchschmerz: Kriterien zur Unterscheidung von somatischem und viszeralem Schmerz

	Somatischer Schmerz	Viszeraler Schmerz
Schmerzcharakter	hell, scharf Dauerschmerz	Krämpfe, bohrend, nagend
Lokalisation	umschrieben, asymmetrisch, an der Stelle der peritonealen Reizung	unbestimmt, nahe der Mittellinie
Erleichterung	Ruhe, Schonhaltung, leicht angezogene Beine	umhergehen, sich winden
Verstärkung	Bewegungen, Erschütterungen jeder Art	Ruhe
Begleitsymptome	Kontraktion der Bauchdecken	Unruhe, Übelkeit, Erbrechen, Blässe, Schwitzen

B

Bauchdeckenspannung — Die Reizung der sensiblen Nerven des parietalen Bauchfells führt auch zur Kontraktion der darüberliegenden Bauchdeckenmuskulatur. Man findet dann bei der Palpation außer der Druckschmerzhaftigkeit eine umschriebene Bauchdeckenspannung, deren Ausdehnung und Intensität einen Indikator für den Grad der Entzündung darstellt.

Défense musculaire — Die umschriebene Abwehrspannung ist Ausdruck einer lokalen Peritonitis.

Ventre de bois — Bei der diffusen Peritonitis mit Ausbreitung der Entzündung auf den gesamten Bauchraum besteht entsprechend eine diffuse bretthharte Spannung der gesamten Bauchmuskulatur, wobei jede Erschütterung oder Berührung sowie jeder Bewegungsversuch zu einer maximalen Steigerung der ohnehin heftigen Ruheschmerzen führt und den Patienten aufstöhnen lässt.

Pseudoperitonitis — Auch durch direkte Reizung der sensiblen Nerven bei vertebralen und paravertebralen Erkrankungen kann eine Bauchdeckenspannung ausgelöst werden, ebenso bei akuten Prozessen im basalen Thorax, bei verschiedenen metabolischen Störungen und Intoxikationen, Darmentzündungen u. a. (▶ Akutes Abdomen).

! Merke

Schnelles Handeln bei Verdacht auf akutes Abdomen!

Folgende Begleitsymptome verlangen ein schnelles Vorgehen:

- Fehlen von Darmgeräuschen
- Stuhl- und Windverhalten
- Brechreiz oder Erbrechen
- Hämatemesis oder Melaena
- Abwehrspannung der Bauchdecken
- Tachykardie, fadenförmiger Puls, trockene Zunge
- fleckige Rötung des Gesichts, eingefallene Wangen, spitze Nase (Facies hippocratica)
- Fieber und Leukozytose
- Ikterus
- Lipase-/Amylaseerhöhung

Liegen diese Symptome einzeln oder kombiniert vor, so ist anhand von

- Beginn und Intensität der Schmerzen
- Lokalbefund
- Allgemeinsymptomatik

zu entscheiden, ob der Fall als sog. akutes Abdomen einzuordnen ist und wenn ja, ob es sich um ein akutes internistisches oder chirurgisches Abdomen handelt.

Vgl. auch ▶ Akutes Abdomen.

Praxistipp
Beim akuten Abdomen des alten oder schwerstkranken Menschen können die Leitsymptome teilweise fehlen oder weniger stark ausgeprägt sein.

Ursachen, Symptome und Diagnostik

Von den perakuten Bauchschmerzen sind die chronischen oder in Schüben rezidivierenden Schmerzen mit weniger ausgeprägten Lokal- und Allgemeinsymptomen und ohne Hinweis auf akute Behandlungsbedürftigkeit abzugrenzen.

! Merke Chronische Bauchschmerzen sind ein häufiges Symptom bei funktionellen Darmstörungen.

Schmerzen im Oberbauch

Intraabdominale Schmerzursachen

▶ Tab. 9.

Extraabdominale Schmerzursachen

Fettgewebe und Muskulatur
- Pannikulitis
- Überanstrengung der Muskulatur, Myalgie

Wirbelsäule
- Trauma
- Tuberkulose
- Tumor
- Arthritis

Thorax
- Ösophaguskarzinom, Ösophagusruptur
- Pleuritis, Pneumothorax
- Herzkrankheiten
- Interkostalneuralgie

B

Tab. 9 Bauchschmerzen: intraabdominale Ursachen für Schmerzen im Oberbauch

	Symptome/Befunde	Diagnostik
Ulkuskrankheit	▶ Hämatemesis	• Gastroskopie • Röntgen
Refluxkrankheit	▶ Sodbrennen	• Endoskopie • Röntgen
Gastritis	• Dyspepsie • Völlegefühl • Inappetenz • Erbrechen	• akute Gastritis aufgrund der Symptomatik und Anamnese • chronische Gastritis, histologische Gastroskopie
Magenkarzinom	▶ Hämatemesis	• Gastroskopie, Röntgen
Chronische Pankreatitis	• Anamnese: Alkoholabusus • Schmerzattacken mit gürtelförmig im Oberbauch lokalisierten, in den Rücken ausstrahlenden Schmerzen	• Nachweis der exo- und endokrinen Pankreasinsuffizienz (z. B. Chymotrypsin im Stuhl) • morphologische Methoden wie Sonografie, Szintigrafie, ERCP, Computertomografie, Angiografie
Pankreaskarzinom	• über lange Zeit nur unbestimmte dumpfe Schmerzen im Ober- und Mittelbauch • Angst vor Nahrungsaufnahme • psychische Veränderungen (Schlaflosigkeit, innere Unruhe, Wesensveränderungen)	• Ca 19–9 • morphologische Methoden wie Sonografie, Szintigrafie, ERCP, Computertomografie, Angiografie
Leberstau, Hepatitis, Fettleber, Lebertumor	▶ Hepatomegalie	▶ Hepatomegalie
Cholezystitis	• Schmerzen im rechten Oberbauch, oft nach einer Kolik • Druckschmerz, evtl. Abwehrspannung	• Sonografie; Gallenblase röntgenologisch nicht darstellbar • CRP/BSG erhöht, Leukozytose
Cholelithiasis	• bei ⅓ typische Kolik • bei ⅓ Dyspepsie, bes. nach fetten Speisen • bei ⅓ keine Symptome	Sonografie

B

Tab. 9 Bauchschmerzen: intraabdominale Ursachen für Schmerzen im Oberbauch *(Forts.)*

	Symptome/Befunde	Diagnostik
Choledocholithiasis	• rezidivierender Ikterus und Koliken, dabei dunkler Urin und helle Stühle • bei aufsteigender Cholangitis Fieber und Schüttelfrost	• Sonografie • ERC
Splenomegalie	▶ Splenomegalie	▶ Splenomegalie
Kolontumor	▶ Blut im Stuhl	▶ Blut im Stuhl

Tab. 10 Bauschmerzen: intraabdominelle Ursachen für Schmerzen im Mittelbauch

	Symptome/Befunde	Diagnostik
Gastritis	s.o.	s.o.
Ulcus ventriculi	▶ Hämatemesis	• Gastroskopie, Radiologie
Chronische Pankreatitis	s.o.	s.o.
Morbus Crohn	• Abdominalschmerzen • chron. Diarrhö • Gewichtsverlust, Fieber • entzündliche Blutveränderungen	• typische radiologische Veränderungen wie Pflastersteinrelief, Fisteln, Stenosen • Ileo-Koloskopie
Enteritis	• diffuse, krampfartige Bauchschmerzen • Erbrechen, Durchfall	• Stuhlkultur
Chronische Apendizitis	• keine Abwehrspannung • Druckschmerz erst bei tiefer Palpation	• histologisch, klinisch ist die Diagnose problematisch
Colon irritabile	▶ Obstipation	▶ Obstipation
Chronische Durchblutungsstörungen	• Anamnese: Hypertonus, Diabetes mellitus, Fettstoffwechselstörung, Raucher • typische Symptomentrias: postprandialer Schmerz, Malabsorption, intraabdominales Strömungsgeräusch	• Gefäßdoppler • Arteriografie

Tab. 10 Bauschmerzen: intraabdominelle Ursachen für Schmerzen im Mittelbauch *(Forts.)*

	Symptome/Befunde	Diagnostik
Porphyrie	• diffuser, kolikartiger Schmerz • motorische Lähmungen • zerebrale Symptome • Tachykardie, Hypertonie • Fieber • rötlicher Urin	• Porphobilinogen im Urin
Hämochromatose	in 30–40 % Abdominalschmerzen unklarer Genese	• Leberbiopsie • Serumeisen
Bleiintoxikation	• periodische Darmkoliken mit Obstipation • Bleisaum am Zahnfleisch • Anämie	• Bleispiegel im Blut und Urin • Blutbild (Tüpfelzellen) • Deltaaminolävulinsäure und Koproporphyrin III im Blut

Schmerzen im Mittelbauch

Intraabdominale Schmerzursachen

▶ Tab. 10.

Extrabdominale Schmerzursachen

Wirbelsäule

Trauma, Tuberkulose, Tumor, Arthritis.

Schmerzen im Unterbauch

Intraabdominale Schmerzursachen

▶ Tab. 11.

Tab. 11 Bauchschmerzen: intraabdominale Ursachen für Schmerzen im Unterbauch

	Symptome/Befunde	Diagnostik
Chronische Appendizitis	s. o.	s. o.
Adnexitis/Salpingitis	• Fieber, Unterbauchschmerz • Labor: Entzündungszeichen	• gynäkologische Untersuchung
Ovarialtumorzyste	• uncharakteristische Unterbauchschmerzen • je nach Lage Blasenschmerzen, Defäkationsschmerz, Rückenschmerzen • Aszites • Kachexie	• Zufallsdiagnose bei Vorsorgeuntersuchung • bei großen Tumoren Auftreibung des Abdomens • Sonografie etc.
Zystitis	• Pollakisurie • Dysurie	• Urinsediment • Urinkultur

Tab. 11 Bauchschmerzen: intraabdominale Ursachen für Schmerzen im Unterbauch *(Forts.)*

	Symptome/Befunde	Diagnostik
Divertikulitis	• Schmerzen meist im linken Unterbauch, Krämpfe • Fieber	• Koloskopie • Sonografie
Kolonkarzinom	▶ Blut im Stuhl	▶ Blut im Stuhl
Darmverwachsungen	• chron. rezidivierende, kolikartige, meist postprandiale Schmerzen • Ananmnese: Laparotomie	• Sonografie • Koloskopie • Radiologie

! Merke Aortenaneurysma bei Bauch- und/oder Rückenschmerzen, pulsiblem abdominalem Tumor, Hypotension!

Flankenschmerz

Intraabdominale Schmerzursachen ▶ Tab. 12.

Extraabdominale Schmerzursachen **Wirbelsäulenerkrankungen**

Tab. 12 Bauchschmerzen: intraabdominelle Ursachen für Flankenschmerzen

	Symptome/Befunde	Diagnostik
Urolithiasis	• kolikartige Flankenschmerzen • Übelkeit, Erbrechen • Subileus	• Sonografie • Radiologie
Pyelonephritis	• druckartige ziehende Schmerzen im Lendenbereich • hohes Fieber • Dysurie, Pollakisurie • Übelkeit, Erbrechen • bei chronischer Pyelonephritis uncharakteristische Symptome wie Kopf- und Rückenschmerzen, Leistungsabfall	• Sonografie • Urinstatus und -kultur • Radiologie
Paranephritischer Abszess	• Fieber • einseitiger Lendenschmerz • Psoasphänomen (Flexion, Abduktion und Außenrotation des Beines infolge Psoasirritation)	• Sonografie • CT
Hydronephrose	• kolikartige Schmerzen • Fieber	• Sonografie
Nierenvenenthrombose, Niereninfarkt	• einseitiger Lendenschmerz	• radiologisch • evtl. Gefäßdoppler

B

Tab. 12 Bauchschmerzen: intraabdominelle Ursachen für Flankenschmerzen *(Forts.)*

	Symptome/Befunde	Diagnostik
Chronische Glomerulonephritis	• dumpfe Lendenschmerzen • Kopfschmerzen • Müdigkeit • Ödeme	• Clearanceuntersuchung • Biopsie • Urinsediment!

Beschwerdewechsel ▸ Vielzahl und Wechsel von Beschwerden

Beweglichkeit, abnorme ▸ Muskelhypotonie

Bewusstseinsstörungen, Bewusstseinsverlust

Definition

Bewusstseinsstörungen sind unter quantitativen und qualitativen Aspekten zu beurteilen. Im ersteren Fall geht es um verschiedene Grade von Bewusstseinstrübung bis hin zur Bewusstlosigkeit. Zu den qualitativen Bewusstseinsstörungen zählt man Halluzinationen, Verwirrtheit, Delirium und andere.

▸ Synkope — Akut beginnender, kurz dauernder Anfall mit Bewusstseins- und Tonusverlust.

Somnolenz — Schlaftrunkener Zustand. Der Patient ist weckbar.

Sopor — Bewusstseinsstörung stärkeren Grades. Der Patient ist nicht mehr weckbar, jedoch lösen stärkste Reize noch Reaktionen aus.

▸ Koma — Länger dauernder Zustand tiefster, durch äußere Reize nicht zu unterbrechender Bewusstlosigkeit.

Dezerebration — Enthirnung, Koma bei funktioneller Trennung von Kortex und Hirnstamm. Synonym: apallisches Syndrom.

Stupor — Zustand geistig-körperlicher Erstarrung mit Aufhebung aller Willensleistungen, meist auch Einschränkung des Denkvorgangs, bei erhaltenem Wachbewusstsein.

Dämmerzustand — Denkstörung mit traumhafter Bewusstseinseinengung. Die Patienten wirken entweder stuporös oder erregt.

Delirium — Unruhige oder erregte Grundstimmung, Desorientiertheit, Verwirrtheit, illusionäre Verkennung, Wahn,

	Halluzinationen. Körperliche Begleitsymptome wie Tremor, Schweißausbrüche, Fieber, Kreislaufversagen. Zeitliche Fluktuation, Entwicklung über Stunden oder Tage.
Amnesie	Zeitlich begrenzte Erinnerungslücke.

Ursachen

Kurz dauernder Bewusstseinsverlust

Vgl. auch ▶ Synkope.

Hirntrauma	Commotio cerebri.
Kardiovaskulär	Vasovagal (mit ca. 50 % häufigste und harmloseste Ursache), Herzrhythmusstörungen, (Adams-Stokes!), Vitien (typisch: Aortenstenose), organische Gefäßerkrankungen, Basilarisinsuffizienz.
Zerebral	Epilepsie, Narkolepsie, Hysterie, Eklampsie, Alkoholismus.

Länger anhaltender Bewusstseinsverlust, Koma

▶ Koma.

Trauma	Contusio cerebri, epidurales und subdurales Hämatom.
Zerebraler Prozess	Hirnabszess, Hirntumor, Meningitis, Enzephalitis, intrakranielle Blutung. Typische Symptomatik s. u.
Stoffwechsel	Diabetisches Koma, hypoglykämisches Koma, hepatisches Koma, urämisches Koma, Nebennierenkoma, Basedow-Koma, Myxödemkoma, hypophysäres Koma, hyperkalzämisches Koma.
Finales Koma	Bei schweren Allgemeinerkrankungen.
Intoxikation	Tabletten, Alkohol, Opium, Kohlenmonoxid, Gewerbegifte.
Psychischer Stress	Transiente globale Amnesie (Generation 60+, Labor und EEG unauffällig).

Schock

Insbesondere ein schneller Abfall des arteriellen Drucks infolge der kompensatorischen Vasokonstriktion führt zur Einschränkung der Hirnperfusion mit entsprechenden Funktionsstörungen bis hin zur Bewusstlosigkeit. Bei traumatischen oder durch Toxine ausgelösten Schockzuständen kommt oft noch eine zentrale Schädigung der Hirnfunktion hinzu; ▶ Schock.

B

Allgemeine Begleitsymptome

! Merke Ein komatöser Zustand erfordert noch vor der näheren Analyse ein sofortiges Handeln. Man sollte sich deshalb immer zuerst bezüglich der Vitalfunktionen (Puls, Blutdruck, Atmung) vergewissern und die Körpertemperatur messen. Daran schließt sich eine Allgemeinuntersuchung an, bei der man besonders auf wegweisende Begleitsymptome achten sollte. Blutzucker bestimmen!

Diagnoseweisende Begleitsymptome

Einsetzen der Bewusstseinsstörung	• akut: Synkope, Trauma • allmählich: Stoffwechselstörung, subdurale Blutung
Hinweise auf Trauma	**Cave:** kann auch Folge der Bewusstseinsstörung sein!
Foetor	F. hepaticus, uraemicus, Bittermandelgeruch.
Atmung	Azidoseatmung, tief schnarchend bei zerebralem Anfall.
Neurologische Herdsymptome	Symmetrisch oder asymmetrisch, zerebrale Anfälle (▶ Tab. 13, Kasten Hintergrund).

Tab. 13 Bewusstseinsstörungen: Differenzialdiagnose der Bewusstseinsstörungen mit neurologischen Herdsymptomen

Symptome	Mögliche Ursache
bilaterale, symmetrische neurologische Herdsymptome Hirnnervenausfälle; Strecksynergismen zentrale Atemstörungen	Basilaristhrombose, Hirnstamminfarkt, Hirnstammblutung
psychomotorische Verlangsamung Halbseitensymptomatik	chronisches subdurales Hämatom
abrupt einsetzender, vernichtender Kopfschmerz Nackensteifigkeit	Subarachnoidalblutung
Halbseitensymptomatik	Hirnmassenblutung, Hirninfarkt
akuter Kopfschmerz Übelkeit; Erbechen	Hirnsinusthrombose
Fieber, Kopfschmerzen Übelkeit; Erbrechen Nackensteifigkeit	Meningoenzephalitis
Wesensänderungen ungewohnte, progrediente Kopfschmerzen	Hirnabszess, Hirntumor

B

Tab. 13 Bewusstseinsstörungen: Differenzialdiagnose der Bewusstseinsstörungen mit neurologischen Herdsymptomen *(Forts.)*

Symptome	Mögliche Ursache
tiefe, schnarchende Atmung Zungenbiss unwillkürlicher Stuhl- oder Harnabgang vermehrter Speichelfluss	zerebrales Anfallsleiden

Hintergrund

Typische Symptomatik bei neurologischen Krankheitsbildern, die zu Bewusstseinsstörungen führen:

Commotio cerebri
Die Symptome treten sofort auf, sind flüchtig (Sekunden bis Stunden) und reversibel. Häufig sind Amnesie, retrograde Amnesie, Erbrechen.

Contusio cerebri
Anhaltende Bewusstseinsveränderungen oder über Tage hinweg amnestische Intervalle. Diagnose oft problematisch.

Akutes epidurales oder subdurales Hämatom
- freies bewusstseinsklares Intervall (Minuten bis Tage)
- dann Unruhe, Benommenheit
- innerhalb von Minuten bis Stunden zunehmende Bewusstseinsstörungen bis Koma
- Blutdruckschwankungen
- zunächst homolaterale Pupillenerweiterung, dann beidseitige Mydriasis

! Merke Diesen klassischen Verlauf zeigt nur ca. ⅓ der Patienten mit epiduralem Hämatom, da infolge zunehmender Mehrfachverletzungen das freie Intervall oft überdeckt wird. Auch die Pupillendifferenz kann bei ausgeprägtem Hirnödem, welches der Massenverschiebung Grenzen setzt, fehlen.

Hintergrund

Chronisches subdurales Hämatom
Die Symptomatik ist geprägt von
- einseitigem Kopfschmerz
- fluktuierenden Bewusstseinstrübungen mit Wechsel von Somnolenz und Wachphasen

Als weitere Symptome können auftreten: Hemiparese, Aphasie, Stauungspapille und zerebrale Anfälle. Die Patienten wirken oft mürrisch und gleichgültig gegenüber ihrer Erkrankung. Die Latenzzeit zwischen Trauma und klinischer Symptomatik kann Wochen bis Monate betragen. Oft wird das Trauma gar nicht mehr erinnert.

B

Hirnabszess

Frühabszess

Tage bis Wochen nach einer perforierenden Hirnverletzung. Zeichen der Sekundärheilung, Entzündung und Eiterverhaltung.

Spätabszess

Klinisch stehen die Zeichen eines raumfordernden Prozesses im Vordergrund. Kann Jahre bis Jahrzehnte nach der auslösenden Ursache auftreten. **DD:** Hirntumor.

Hirntumor

Die Symptomatik hängt von der Wachstumsgeschwindigkeit und von der Lokalisation des Tumors ab. Typisch sind z. B.:

- **Krampfanfälle:** in einem Viertel der Fälle erstes Symptom.
- **Wesensänderung:** beginnt oft schleichend.
- **Zerebrale Herdsymptome:** Störungen der Motorik, Sensibilität, des Sehens oder der Sprache beginnen ebenfalls oft schleichend. Gelegentlich kann es jedoch durch Einblutung in einen bis dato klinisch stummen Hirntumor zu einer akuten zerebralen Symptomatik kommen (pseudoapoplektischer Verlauf).
- **Ataxie:** bei Tumoren der hinteren Schädelgrube wie z. B. Kleinhirntumoren.
- **Einseitige Hirnnervensymptome:** Augenmuskelparesen, Facialisparese, Hörstörung u. a.
- **Hirndruckzeichen:** Stauungspapille, chronischer Kopfschmerz, gehäuftes Erbrechen, Spätsymptome.

! Merke Bewusstseinstrübung, Nackensteife, Streckkrämpfe sind Zeichen einer lebensbedrohlichen Einklemmung.

Hintergrund

Meningitis/Enzephalitis

Mit zunehmender Bewusstseinstrübung bis hin zum Koma gehen vor allem Enzephalitiden und Meningoenzephalitiden einher. Bei bakteriellen Meningoenzephalitiden kann sich die Bewusstseinstrübung sehr schnell entwickeln.

Apoplektischer Insult

Kann als ischämischer Hirninfarkt oder als Hirnmassenblutung auftreten. Neurologische Herdsymptome; supratentorielle Infarkte meist ohne Koma; bei Hirnödem Koma im Verlauf (▶ Tab. 13, ▶ Tab. 14).

Subarachnoidalblutung

Akuter Vernichtungskopfschmerz, Nackensteife.

Tab. 14 Bewusstseinsstörungen: differenzialdiagnostische Überlegungen bei apoplektischem Insult

	Blutung	**Thrombose**	**Embolie**
Alter	45–60 Jahre	häufig > 60 Jahre	alle Alterstufen
Auftreten	oft nach Aufregung schlagartig	oft Prodromi, allmähliches bzw. stufenförmiges Einsetzen	plötzlich
Anamnese	Hypertonie	Raucher, evtl. Hypertonie, andere Zeichen der Arteriosklerose	Herzfehler
Koma	tief	oft weniger tief, evtl. nur Sopor	variabel
Augenhintergrund	Fundus hypertonicus	Gefäßsklerose oder unauffällig	unauffällig
Hirndruckzeichen	+	–	–
Liquor	meist blutig	nicht blutig, evtl. xanthochrom	unauffällig

Diagnostik

Anamnese

Beim bewusstlosen Patienten ist der Arzt ausschließlich auf die Fremdanamnese angewiesen. Evtl. müssen auch Kleidung, Handtasche etc. des Patienten auf diagnostische Hinweise durchsucht werden. Folgende Fragen sollten wenn irgend möglich beantwortet werden:

Auffindungssituation — Wo, in welchem Zustand und von wem wurde der Kranke gefunden? Gab es Hinweise auf ein Trauma, Suizid etc.?

Beginn der Bewusstseinsstörung — Wann wurde der Patient bewusstlos bzw. wann wurde er gefunden? Wie schnell setzte die Bewusstlosigkeit ein? Gab es auffällige Begleitumstände? Prodromi?

Krämpfe — Wurden Krämpfe beobachtet? Ist der Patient Epileptiker?

Frühere Anfälle — Sind ähnliche Situationen früher aufgetreten?

Erkrankungen — Besteht eine Zucker- oder andere Stoffwechselkrankheit, eine Leber- oder Nierenkrankheit, ein Gefäßleiden? Hat der Patient hohen Blutdruck?

Medikamente — Nimmt der Patient regelmäßig Medikamente? Ist er rauschgiftsüchtig? Alkoholiker?

Psychische Situation	Bestehen Hinweise auf eine Depression, sonstige Gründe für einen Suizid?
Familiäre Verhältnisse	
Beruf	Zum Beispiel Berufsgifte.

Klinische Untersuchung

Vitalfunktionen	Puls, Blutdruck, Atmung (▶ Abb. 1).
Körpertemperatur	
Haut und Schleimhäute	Blässe, Zyanose, Ikterus, Petechien (bei Meningitis), Myxödem, Exsikkose, kalte Haut bei Schock und Hypothyreose, warme Haut bei Hyperthyreose, Infektion, Verletzungen, Zungenbiss bzw. -narben.
Atemluft	Aceton, Urämie, Foetor hepaticus, Alkohol.
Herz-Kreislauf-System	Herzfrequenz, -rhythmus, -geräusche. Hyper- oder Hypotonus, Pulsfüllung.
Atmung	Frequenz, Tiefe, Kußmaul- oder Cheyne-Stokes-Atmung.
Neurologische Untersuchung	Hinweis auf Paresen, Sensibilitätsausfälle, Halbseitenzeichen, Babinski, Meningismus.
Komatiefe	Reaktion auf Schmerzreize.
Pupillenweite	Mydriasis, Miosis, Seitendifferenzen.
Augenhintergrund	Papillenödem, Blutungen, Exsudate, Gefäßveränderungen.

! Merke In der Auffindungssituation erst Notfallversorgung! Erfassen der Vitalparameter (Bewusstsein, Atmung, Kreislauf). Blutzuckerschnelltest. Fremdanamnese erheben, so genau wie möglich. Unbedingt Zeugen veranlassen zu bleiben, bis Zeit für Befragung ist!

Weiterführende Diagnostik

Labor	• **Blut:** Blutzucker, Blutbild, Blutkultur, Elektrolyte, Harnstoff, Kalzium, Troponin, CK • **Urin:** Glukose, pH-Wert • Evtl. Liquor
Apparatediagnostik	EKG, Computertomogramm, MRT, EEG, Röntgen.

Praxistipp
Eine Glukoseinjektion kann bei unklaren Komafällen lebensrettend sein!

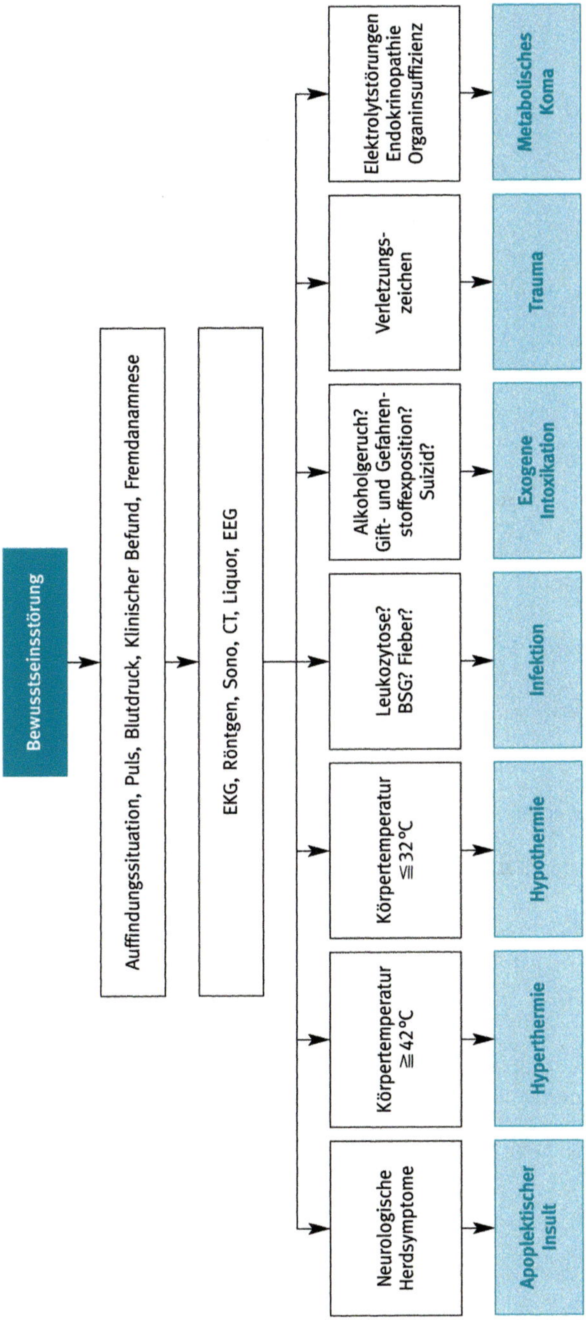

Abb. 1 Bewusstseinsstörungen [V492].

Blut im Stuhl (= Hämatochezie)

B

Definitionen

Bei den einzelnen Autoren finden sich unterschiedliche Definitionen folgender Begriffe:

Melaena Wird einerseits als Oberbegriff synonym zu Blutstuhl gebraucht, andererseits synonym zu Teerstuhl.

Blutstuhl Einerseits Oberbegriff für alle Formen von Blutbeimengung zum Stuhl, andererseits Auflagerung von bzw. Vermischung des Stuhls mit hellrotem Blut.

Teerstuhl Dunkler Stuhl, dessen Farbe durch chemische Veränderung des Blutes zustande kommt. Teerstühle treten nur auf bei Blutmengen über 50 ml, Verweildauer im Darm von mindestens 8 Stunden und Einwirkung von HCl bzw. der Darmflora auf das Hämoglobin.

Okkultes Blut Makroskopisch nicht sichtbare Blutbeimengung.

Praxistipp
Einnahme von Medikamenten (Eisen, Kohle) sowie der Genuss bestimmter Nahrungsmittel (Blutwurst, Blaubeeren) können einen Teerstuhl vortäuschen.

Ursachen

Während die Blutungsquelle beim Teerstuhl meist im oberen Verdauungstrakt liegt und Teerstühle deshalb häufig mit Hämatemesis einhergehen bzw. auf eine Hämatemesis folgen, stammt die Blutung bei Auftreten von rotem Blut in der Regel aus tieferen Abschnitten des Verdauungstrakts. Jedoch kann auch eine massive Blutung aus dem oberen Magen-Darm-Trakt bei beschleunigter Darmpassage gelegentlich mit einer hellroten Rektalblutung einhergehen, während andererseits bei verlangsamter Darmpassage auch bei Blutungsquellen z. B. im proximalen Kolon Teerstühle beobachtet werden.

Hämatemesis und Teerstuhl

Blutungsquelle oberhalb des Jejunums. Leitsymptom Hämatemesis.

Teerstuhl

Alle Ursachen der Hämatemesis. Seltenere Blutungsquellen unterhalb des Jejunalbeginns wie z. B. Dünndarmtumoren, Meckel-Divertikel.

Blutstuhl

Blutungsquelle ab distalem Dünndarm.

Dünndarm
- Tumoren wie Lymphosarkome, Karzinome, Neurinome, Schwannome, Leiomyome
- Meckel-Divertikel
- Mesenterialarterien- und -venenthrombosen, Gefäßmissbildungen wie Aneurysmen, Kavernome, Hämangiome
- M. Crohn

Dickdarm
- Adenom, Karzinom
- Polypen
- Colitis verschiedener Genese
- Divertikel
- Hämorrhoiden, Proktitis, Fissuren
- Gefäßmissbildungen, Durchblutungsstörungen

Diagnoseweisende Begleitsymptome

- Gewichtsverlust, Anämie, wechselnde Stuhlgewohnheiten: **Kolonkarzinom**
- Schmerzen im linken Unterbauch: **Divertikel**
- Pruritus ani, allergische Hauterscheinungen: **Parasiten**
- chronische Obstipation, Juckreiz, Blutauflagerungen: **Hämorrhoiden**

Hintergrund

Kurzer Überblick über wichtige Krankheitsbilder, die zu Blut im Stuhl führen können:

Kolonkarzinom

Leitsymptom

Leitsymptom ist die Blutung, die als okkulte Blutung den anderen Symptomen oft lange Zeit vorausgehen und zur Anämie führen kann. Die anderen Symptome sind von der Lokalisation des Tumors abhängig.

Frühsymptome

- Während das rechtsseitige Karzinom oft lange Zeit asymptomatisch bleibt, da der Tumor gegenüber dem noch weichen Stuhl kein Hindernis darstellt, treten beim linksseitigen Karzinom oft **Stuhlunregelmäßigkeiten** auf. Weitere Symptome sind:

- Anämie
- Gewichtsverlust
- allgemeine Müdigkeit
- ungeklärte Temperaturen
- unbestimmte Verdauungsstörungen

Spätsymptome

- **Stenosebeschwerden:** Meteorismus, Darmsteifungen; Koliken, kollernde Darmgeräusche
- **Symptome der Metastasen:** Aszites, derbe vergrößerte Leber.

Dickdarmpolypen

Große Polypen können eine dem Karzinom sehr ähnliche Symptomatik hervorrufen. Man unterscheidet histologisch harmlose Polypen ohne Entartungstendenz von einer Gruppe stark neoplastischer Polypen mit hoher Entartungstendenz. Häufig treten Polypen und Karzinome zusammen auf, sodass man jeden Patienten mit einem Polypen auf ein Dickdarmkarzinom hin untersuchen sollte.

! Merke Jeder Polyp mit einem Durchmesser von über 1 cm ist malignomverdächtig und sollte abgetragen werden.

Hintergrund

Hämorrhoiden

Schmerzhafte Schwellung des äußeren und/oder inneren Hämorrhoidalplexus.

Äußere Hämorrhoiden

Verursachen nur selten Krankheitserscheinungen, da sie fast nie bluten. Jedoch kann durch spontane Ruptur einer Vene ein perianales Hämatom entstehen. Abgeheilte Spontanthrombosen führen oft zu hyperplastischen perianalen Hautfalten (Marisken), welche die Ursache von Schmerzen, Pruritus ani oder Ekzemen sein können.

Innere Hämorrhoiden

Anlagebedingt, werden jedoch durch Obstipation, Schwangerschaft, Entzündungen, intrapelvine Tumoren (**cave:** zusätzlich Karzinom) etc. gefördert.

Symptome

- Stechen und Brennen, Juckreiz, Knotenbildung, Nässen in der Analregion
- Schmerzen bei der Defäkation
- Blutabgang bei oder nach der Defäkation, jedoch niemals Teerstuhl!

Diagnostik

Anamnese

- Stuhlgewohnheiten
- Bauchschmerzen
- bekannte Magen-Darm-Erkrankungen
- Gewichtsverlust

Klinische Untersuchung

- Palpation des Abdomens
- Inspektion der Analregion
- rektal-digitale Untersuchung

Labor

- Blutbild
- Ferritin
- Gerinnung
- Hämocculttest

Weiterführende Untersuchungen

- Endoskopie, Proktoskopie, Rektoskopie, Koloskopie
- bildgebende Verfahren
- Manometrie

Blutbildveränderungen ▸ Anämie, ▸ Polyglobulie, ▸ Veränderungen des weißen Blutbilds

Bluterbrechen ▸ Hämatemesis

Bluthusten ▸ Hämoptoe

Blutungsneigung

Definition

Unter hämorrhagischer Diathese versteht man eine abnorm starke Blutungsbereitschaft. Sie kann sich in Form von Spontanblutungen manifestieren oder latent verlaufen und erst bei Operationen, Traumen etc. in Erscheinung treten.

! Merke Lokale Gefäßdefekte sind häufiger Ursache einer Blutung als eine eigentliche Störung der Hämostase (▸ Abb. 2).

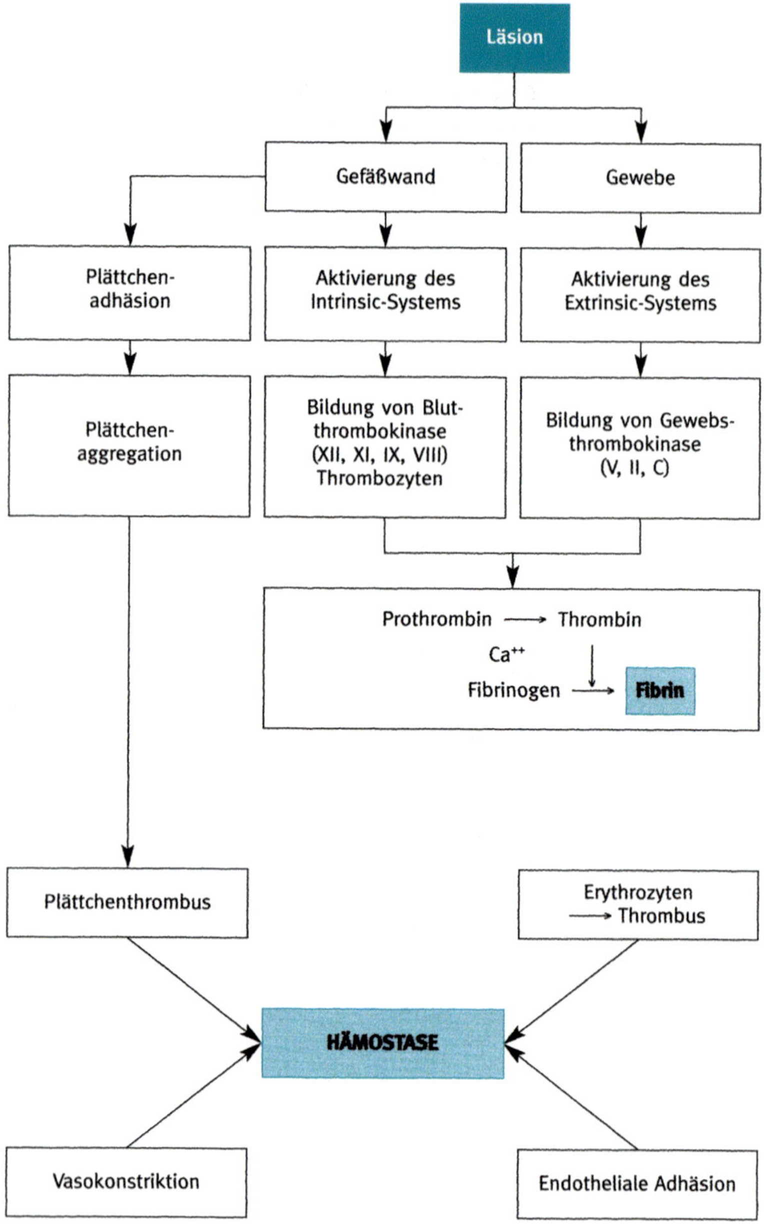

Abb. 2 Blutungsneigung: Schema der Hämostase [V492].

Ursachen

Vasopathien

- Purpura Schoenlein-Henoch
- senile Purpura, Purpura simplex, Purpura bei Hypertonie oder venöser Stase
- Morbus Osler
- Vitamin-C-Mangel (Skorbut)
- Infektionen
- M. Cushing, Hyperthyreose, Diabetes mellitus
- Dysproteinämie, Amyloidose

Koagulopathien

Angeboren
- Hämophilie A und B
- Morbus Willebrand-Jürgens
- Dysfibrinogenämie, Hypo- und Afribrinogenämie.

Erworben
- Leberfunktionsstörungen
- Vitamin-K-Mangel (Malabsorptionssyndrome, Gallenwegsobstruktion, Darmsterilisation)
- Antikoagulation (Cumarine, Heparin)
- Defibrinierungssyndrome (disseminierte intravasale Gerinnung, primäre Fibrinolyse, zirkulierende Hemmkörper)

Störungen der Thrombozyten

Thrombopenien

Proliferationsstörungen
- Knochenmarkhypoplasie oder -aplasie: medikamentös, toxisch, ionisierende Strahlen, infektiös, idiopathisch
- Knochenmarkinfiltration: Metastasen, Leukämie, Lymphom, Plasmozytom, Osteomyelofibrose
- selten: Fanconi-Anämie, May-Hegglin-Anomalie, Wiskott-Aldrich-Syndrom u. a.

Ineffektive Thrombopoese
- Vitamin-B_{12}- bzw. Folsäuremangel
- familiäre Thrombopenien

Vorzeitiger Abbau
- Autoantikörper: medikamenteninduziert, postinfektiös, bei Kollagenkrankheiten und Autoimmunprozessen, idiopathisch
- Alloantikörper: nach Transfusion
- Verbrauch: disseminierte intravasale Gerinnung
- veränderte Oberfläche: Vaskulitis, künstliche Herzklappen

- Heparin

Verteilungsstörung

- Splenomegalie verschiedener Genese

Verdünnung

- Massentransfusion von Blutkonserven

Thrombopathien

Angeboren

- Thrombasthenie
- May-Hegglin-Anomalie u. a.

Erworben

- durch Medikamente: Acetylsalicylsäure, Plasmaexpander
- Urämie
- akute Leukämie
- myeloproliferative Syndrome
- Dysproteinämien

Thrombozytosen (nur selten Ursache einer Blutung)

Primär

- Polycythaemia vera, essenzielle Thrombozythämie

Sekundär

- akute Infekte, chronische Entzündungen
- postoperativ
- Malignom
- Splenektomie
- Eisenmangel
- Vincristin, Adrenalin

Disseminierte intravasale Gerinnung

- Schock
- Infektion (Sepsis, Malaria u. a.)
- Anaphylaxie
- Malignom (3 P ≙ Prostata-, Pankreas-, Pulmo-Lymphom)
- inkompatible Transfusion
- chemischer Abort, Plazentaablösung
- Verbrennung
- massive Thromboembolie
- akute Pankreatitis

Diagnoseweisende Begleitsymptome

Je nach Ursache treten sehr unterschiedliche Symptome auf.

Vasopathien

- Blutungen treten spontan auf
- feinste petechiale Blutungen, die oft symmetrisch, vorwiegend an der unteren Extremität, lokalisiert sind und z. T. konfluieren

	• es sind gleichzeitig viele Blutungen vorhanden • oft treten an der Haut zugleich polymorphe Exantheme, Ödeme oder Nekrosen auf
Koagulopathien	• Blutungen werden meist durch Mikrotraumen ausgelöst • große Blutungen wie Gelenkblutungen, Muskelhämatome, Suffusionen, Sugillationen, Schleimhautblutungen • häufig Nachblutungen nach Verletzungen, Operationen oder Zahnextraktion
Störungen der Thrombozyten	• Blutungen werden spontan oder durch Traumen ausgelöst • meist gleichzeitig viele Blutungen nachweisbar • feinste und mittelgroße Blutungen an der Haut wie Petechien, Ekchymosen • daneben profuse Schleimhautblutungen und zerebrale Blutungen

Hintergrund

Blutungen bei Störung der Leberfunktion

Die Synthese sämtlicher plasmatischer Gerinnungsfaktoren erfolgt in der Leber, nur der Faktor VIII wird wahrscheinlich auch extrahepatisch gebildet. Schwere Leberfunktionsstörungen beeinträchtigen die Proteinsynthese und damit auch die Produktion der Gerinnungsfaktoren. Oft kommt es auch zu vermehrter proteolytischer Aktivität im Plasma. Der Quick-Wert ist erniedrigt. Die parenterale Verabreichung von Vitamin K führt nur bei Cholestase (Vitamin-K-Mangel) zu seinem Anstieg innerhalb von 12–24 Std., nicht jedoch bei hepatozellulären Synthesestörungen.

Disseminierte intravasale Gerinnung (DIC)

Das Gleichgewicht zwischen kontinuierlicher Gerinnung und Fibrinolyse ist gestört, der massive Verbrauch von Gerinnungsfaktoren und Plättchen führt zu Blutungen in Haut, Schleimhäuten und inneren Organen, daneben können Thrombosen und Mikroembolien mit Organ- und Hautnekrosen auftreten. Es kommt zum Abfall von Fibrinogen und Thrombozyten sowie zum Anstieg der Fibrinogenspaltprodukte. Sämtliche Gerinnungstests sind pathologisch.

- ausgedehnte Haut- und Schleimhautblutungen
- Verwirrtheitszustände, rascher allgemeiner Verfall
- Rückgang der Harnausscheidung
- Ateminsuffizienz
- akute Leber- und Milzschwellung

Leitsymptom bei der DIC ist die Blutung!

B

> **Merke** Die häufigste erworbene Gerinnungsstörung ist die medikamenteninduzierte Blutungsneigung!

Diagnostik

Anamnese

Beginn der Blutung	Trauma? Spontan? Sofort oder verzögert?
Frühere Blutungen	Blutungsneigung (postoperativ, nach Zahnextraktion, nach kleinen Verletzungen), Nasenbluten, starke Monatsblutungen?
Medikamente	Antikoagulanzien, Acetylsalicylsäure, Phenylbutazon, Sulfonamide, Chinin, Gold?
Familienanamnese	Nicht selten werden Generationen übersprungen.
Grundkrankheiten	Leber- oder Nierenerkrankungen, Malignome, Sepsis.

Klinische Untersuchung

Inspektion	Neben einer genauen Untersuchung der Haut nach Hämatomen, Suffusionen, Ekchymosen, Petechien müssen auch Schleimhäute (Mund, Konjunktiven), Augenhintergrund und Gelenke inspiziert werden.
Rumpel-Leede-Test	Prüfung der Kapillarfragilität: Mit einer Blutdruckmanschette wird für 5 Minuten am Oberarm eine Stauung angelegt (zwischen systolischem und diastolischem Blutdruckwert). Beim Auftreten von Petechien gilt der Test als pathologisch.

Labor

Bereits eine beschränkte Zahl von Laboruntersuchungen ermöglicht meist die Entscheidung, ob eine Gerinnungsstörung vorliegt und in welche Gruppe sie gehört. Im Folgenden sind die wichtigsten Labortests kurz beschrieben (▶ Tab. 15).

Thrombozytenzählung	Normal sind 140–440 ($\times 10^3/\mu l$).
Fibrinogenspiegel	Normal 180–350 mg/dl.
Blutungszeit (nach Duke)	4 mm tiefer Einstich ins Ohrläppchen. Alle 30 s Auffangen des austretenden Bluttropfens mit Filterpapier, wobei der Wundrand nicht berührt werden darf. Normalzeit bis 4 min, verlängert bei Thrombopenie, Thrombopathie und verschiedenen vaskulären Blutungsübeln.

Gerinnungszeit (nach Lee-White)	2 Röhrchen werden mit je 1 ml Venenblut gefüllt, in ein Wasserbad von 37 °C gestellt und es wird sofort eine Stoppuhr in Gang gesetzt. Durch Kippen der Röhrchen in Abständen von je 1/2 min wird der Zeitpunkt der Gerinnung ermittelt, zu dem sich der Meniskus in seiner Form nicht mehr verändert. Normalwert 6–12 min, verlängert bei ausgeprägten Störungen des endogenen plasmatischen Gerinnungssystems und Thrombopenie.
Thromboplastinzeit nach Quick (Prothrombinzeit, PT)	Gruppentest zur Erfassung der Aktivität der Faktoren II (= Prothrombin), V, VII, X. Normalwert 70–120 %. Verminderung bei Leberzellschäden, Vitamin-K-Mangel, Therapie mit Antikoagulanzien.
Partielle Thromboplastinzeit (PTT)	Suchtest, da die PTT von allen Faktoren des Intrinsic-Systems außer Plättchenfaktor 3 beeinflusst wird. Normalwert 35–55 s, verlängert bei Störung der bluteigenen Thrombokinasebildung, also Mangel an Faktor XII, XI, IX, VIII, X, II, I.
Thrombinzeit (TT)	Messung der Plasmagerinnungszeit nach Zugabe standardisierter Thrombinmengen. Damit wird der Gehalt des Plasmas an Antithrombinen II, VI erfasst. Normalwert 14–21 s, verlängert bei Auftreten von Antithrombinen im Blut, starker Verminderung des Fibrinogens, Auftreten von Paraproteinen.

Tab. 15 Blutungsneigung: Differenzialdiagnose einiger wichtiger Gerinnungsstörungen (nach Bauer)

	DIC	Hämophilie	Vit.-K-Mangel/ Cumarintherapie	Thrombogenie	Vaskuläre Störung
Blutungszeit	P	N	N	P	P
Gerinnungszeit	P	N/P	N/P	N	N
PTT	P	P	P	N	N
PT	P	N	P	N	N
TT	P	N	N	N	N
Fibrinogen	P	N	N	N	N
Thrombozyten	P	N	N	P	N
Rumpel-Leede	P	N	N	P	P

N = normal, P = pathologisch, N/P = nur bei schweren Formen pathologisch

Bradykardie

B

Definition

Kammerfrequenz unter 60/min.

Bei bradykarden Arrhythmien handelt es sich um Störungen der Erregungsbildung und/oder der Erregungsleitung im Bereich des Sinusknotens, der sinuatrialen Überleitung des AV-Knotens oder der His-Bündel-Region (infranodale Region). Blockierungen im Bereich von rechtem und/oder linkem Tawara-Schenkel (Rechtsschenkelblock, Linksschenkelblock) führen per se nicht zu Bradykardien. Vgl. auch ▶ Herzrhythmusstörungen, ▶ Tachykardie, ▶ Arrhythmie.

! Merke Wegen der klinischen und therapeutischen Relevanz werden bradykarde Herzrhythmusstörungen häufig unterteilt in solche mit und ohne anfallsweisen Herzstillstand.

Sinusbradykardie

Regelmäßige Bradykardie infolge Verlangsamung der Sinusknotenreize.

EKG

Jedem QRS-Komplex geht ein normales P voraus. Die PQ-Zeit liegt im Normalbereich.

Sinuatrialer Block

Blockierung der Erregungsleitung zwischen Sinus und Vorhof. Eine Differenzierung gegenüber dem intermittierenden Sinusstillstand ist schwierig. Kennzeichnend für die Blockform ist ihre Inkonstanz mit plötzlichen Frequenzsteigerungen.

EKG

Der Vorhof- und Kammerkomplex fällt aus, sodass das Intervall zwischen zwei Kammerkomplexen dem Doppelten bzw. Mehrfachen eines Normalintervalls entspricht.

Atrioventrikulärer Block

Formen

Inkomplette Blockierungen

- **AV-Block I°:** Die PQ-Zeit beträgt mehr als 0,21 s
- **AV-Block II°:** Vorhoferregungen werden vereinzelt oder regelmäßig nicht zu den Kammern übergeleitet. Entweder ist die Überleitung im Rhythmus

von 2:1 oder 3:1 unterbrochen (Typ Mobitz II) oder es kommt zu einer zunehmenden PQ-Verlängerung, bis nach 2–4, selten mehr QRS-Komplexen, eine Überleitung ausfällt (Wenckebach-Periodik oder Mobitz I).

Totaler AV-Block

Die AV-Überleitung ist völlig unterbrochen.

EKG

Unabhängig einfallende Vorhof- und Kammerkomplexe, wobei die Vorhöfe im Sinusrhythmus, die Kammern in einem Kammereigenrhythmus, meist zwischen 30–45/min, erregt werden. Die QRS-Komplexe sind in der Regel leicht deformiert und verbreitert.

Ursachen

Sinusbradykardie

- bei gut trainierten Sportlern, konstitutionell
- Vagotonus, z. B. postinfektiös, bei zerebralen Affektionen wie Hirndruck, Meningitis, Tumor
- Digitalisüberdosierung
- Sick-Sinus-Syndrom ▶ Arrhythmie

Sinuatrialer Block

Fast immer organischer Genese.

Atrioventrikulärer Block

Inkomplette Blockierungen

- Herzinfarkt
- entzündliche Prozesse des Überleitungssystems wie rheumatisches Fieber
- Digitalisüberdosierung

Totaler AV-Block

Außer bei Digitalisüberdosierung hat ein kompletter AV-Block praktisch immer organische Ursachen, wobei Herzinfarkt und kongenitale Vitien überwiegen.

Allgemeine Begleitsymptome

- Schwindel, Oppressionsgefühl
- Palpitationen
- Belastungsdyspnoe, Abgeschlagenheit, körperlicher und geistiger Leistungsabfall
- Adams-Stokes-Anfälle
- Herzstolpern (als unregelmäßig empfundene Herztätigkeit, meist Extrasystolie)

Diagnoseweisende Begleitsymptome

- Sportler, Frequenzanstieg bei Belastung: **Sinusbradykardie**

- Frequenzänderung ohne Belastung, höheres Alter: **sinuatrialer Block**
- sehr niedrige Herzfrequenz (oft unter 40), typisches EKG: **AV-Block**
- Paroxysmale Schwindelanfälle, Herzklopfen, Flimmern vor den Augen, transitorischer Visusverlust: Karotissinus-Syndrom

Diagnostik

Anamnese

- Wann treten die Symptome auf?
- Was löst die Symptome aus (z. B. extreme Halsbewegungen, Dreh- und Streckbewegungen, Rasieren, Knöpfen eines engen Kragens)?
- Medikamenteneinnahme (z. B. Digitalis, Betablocker, Antiarrhythmika, Kalziumantagonisten vom Verapamiltyp)
- Trägt der Patient einen Schrittmacher? Wenn ja, warum, seit wann, welchen Typ?

Klinische Untersuchung

Inspektion
- Blässe
- **EKG:** auffällige Befunde im Bereich der SM-Tasche und/oder im Elektrodenverlauf

Palpation
- Arterienpulse rhythmisch oder arrhythmisch?

Auskultation
- Herztöne
- Herzgeräusche
- Lunge

Hämodynamik
- Blutdruckmessung

Neurologie
- orientierende Untersuchung (Bewusstsein, Kraft, Reflexstatus)

Weiterführende Untersuchungen

▶ Herzrhythmusstörungen.

Merke Eine Bradykardie kann auch ohne subjektive klinische Auswirkungen bleiben.

Brustschmerz ▶ Thoraxschmerz

Claudicatio intermittens

Definition

Unter dem Begriff der Claudicatio intermittens versteht man einen Schmerz in der Wade, der, in Abhängigkeit von Gehtempo und Steigung, nach einer bestimmten sog. freien Gehstrecke auftritt. Beim Stillstehen verschwindet dieser Schmerz innerhalb weniger Minuten („Schaufensterkrankheit“). Entspricht dem Stadium II der arteriellen Mangeldurchblutung (s. u.). Neben der Wade, in der er am häufigsten lokalisiert ist, kann der Schmerz, je nach Sitz des Verschlussprozesses, auch in Gesäß und Oberschenkel, Fuß oder Arm auftreten.

Ursachen

Die Claudicatio intermittens kommt hauptsächlich bei der chronischen arteriellen Verschlusskrankheit vor. Hierbei steht ätiologisch die Arteriosklerose im Vordergrund (90 % der Fälle), die vor allem große und mittlere Arterien betrifft. Die Stadieneinteilung erfolgt nach Fontaine. Andere Ursachen sind Endangiitis obliterans, Immunoangiopathien etc.

Stadieneinteilung der arteriellen Mangeldurchblutung

Stadium I
Arterienverschluss vollständig kompensiert.
Stadium II
Durchblutung bei Belastung nicht mehr ausreichend (II a Gehstrecke > 200 m, II b < 200 m).
Stadium III
Durchblutung in horizontaler Lage nicht mehr ausreichend (Ruheschmerzen).
Stadium IV
Nekrosen.

! Merke Häufig liegen weitere durch Gefäßverengung bedingte Krankheiten vor. Angina pectoris?

Diagnoseweisende Begleitsymptome

Differenzialdiagnosen ▶ Tab. 16, ▶ Extremitätenschmerzen.

Tab. 16 Claudicatio intermittens: Differenzialdiagnosen bei chronischen, lokalisierten Extremitätenschmerzen [6]

Beschwerden und Symptome	Ursachen
Claudicatio-artige Beschwerden bei erhaltenen Pulsen	dilatierende Arteriopathie, Aneurysmen, arterielles Kompressionssyndrom
Gelenk- und Extremitätendeformierungen	Fehlstellung der Gelenke
gelenkbezogener Schmerz, evtl. mit Schwellung oder Deformierungen	entzündliche und degenerative Gelenkerkrankungen (▶ Gelenkschmerz)
Ruhe-Spontanschmerz ohne äußere Einwirkung	Knochennekrosen
progredienter Ruheschmerz, evtl. Schwellung	Knochentumoren
Schwellung periphere Durchblutungsstörung Sensibilitätsstörungen peripherer Nerven und ausstrahlende Schmerzen	Weichteiltumoren
punktförmig lokalisierter Spontan- oder Druckschmerz, evtl. Ausstrahlung in das Versorgungsgebiet eines Nerven	periphere Neurinome
umschriebener Knochenschmerz	Osteoidosteom
anfallsartige heftige Muskelschmerzen mit Schwellung	Myositis ossificans
trockene Haut Hand-/Fußatrophie mit Funktionsverlust	Sudeck-Syndrom (Stadium III)

Diagnostik

Anamnese

- Beschwerden, freie Gehstrecke, bisheriger Krankheitsverlauf
- Lebensgewohnheiten, Risikofaktoren (1. Ordnung: Hypertonus, Hyperlipidämie, Rauchen; 2. Ordnung: Diabetes mellitus, Übergewicht, Bewegungsmangel, Stress)

Klinische Untersuchung

Inspektion
- trophische Störungen
- Blässe
- Hauttemperatur

Pulsstatus
- Palpation der peripheren Arterien
- Auskultation

Belastungsproben

- freie Gehstrecke
- Ratschow-Lagerungsprobe
- Faustschlussprobe

Labor

- CK, Blutfette, Blut- und Urinzucker
- Blutbild

Weiterführende Untersuchungen

- Blutdruckmessung an den Beinen
- Duplex
- Angiografie
- Weiterführende Untersuchungen zum Ausschluss einer KHK sowie der extrakraniellen Gefäße wegen der Gefahr von Herzinfarkt und Schlaganfall.

CRP-/BSG-Veränderung, Entzündungszeichen

C-reaktives Protein (CRP) [14]

Definition

Akute-Phase-Protein. Bindet sich an Membranen, eliminiert körpereigene toxische Substanzen sowie körperfremde Strukturen und ruft eine Aktivierug von Makrophagen und Komplementsystemen herbei. Erhöht bei Zellzerfall, z. B. durch bakterielle Infektion, Trauma oder Herzinfarkt.

Diagnostische Aussage

Die diagnostische Aussage ist mit der der BSG vergleichbar. Im Vergleich zur BSG schnellere Reaktion sowohl zu Beginn als auch beim Abklingen einer Erkrankung (ca. 2 Wochen). Als Indikator für krankhafte Prozesse hat das CRP die BSG weitgehend ersetzt. Außerdem ist das CRP (hs-CRP) ein Risikoindikator für kardiovaskuläre Erkrankungen und Herzinfarkt, sofern keine akuten Entzündungen vorliegen.

Einschränkungen

- Hohe Rheumafaktorenkonzentration oder Lipämie verfälschen den Wert nach oben.
- Das CRP kann unauffällig oder nur leicht erhöht sein bei lokalen oder chronischen Entzündungen sowie leichten Virusinfektionen.

- Immunsuppression (z. B. Kortikoidtherapie) kann den CRP-Anstieg verringern.
- Bei normalem CRP ist eine wesentliche bakterielle Infektion unwahrscheinlich.

C

! Merke Temperaturmessung, Leukoytenzahl und Differenzialblutbild gehören ebenfalls wesentlich zur Diagnostik akuter Entzündungen.

BGS

Definition

Blutkörperchensenkungsgeschwindigkeit; abgekürzt auch BKS.

Normalbereich (Methode nach Westgren):
- Männer bis zu 8/20 mm
- Frauen bis zu 10/20 mm

Praxistipp
Die Sensitivität der BSG-Messung ist sehr hoch, die Anzahl falsch positiver Reaktionen sehr gering. Dagegen ist die Spezifität dieser Methode sehr gering, da eine Senkung bis zu 60 mm in der zweiten Stunde von einer Vielzahl an Krankheiten aus dem gesamten Bereich der Medizin hervorgerufen werden kann. Die BSG hat deshalb kaum differenzialdiagnostische Bedeutung, sondern eignet sich neben ihrer Funktion als **Suchtest** vor allem für **Verlaufskontrollen.** Wird heute nur noch in seltenen Fällen dem CRP vorgezogen.

! Merke Eine Senkungsbeschleunigung wird nicht nur durch Vermehrung großmolekularer Eiweißkörper im Plasma, sondern auch durch eine Verminderung der Erythrozytenzahl hervorgerufen. Die Senkungsbeschleunigung hinkt dem krankhaften Geschehen hinterher, da eine Anlaufzeit von ca. 30 Std. notwendig ist. In der Rekonvaleszenz ist zu beachten, dass die Senkungsbeschleunigung oft wochenlang persistieren kann.

Hintergrund
Sehr starke BSG-Beschleunigungen
Über 80 mm/h bei: Plasmozytom; Makroglobulinämie; nephrotischem Syndrom; Arteriitis temporalis, Polymyalgia rheumatica; anderen Erkrankungen des rheumatischen Formenkreises; Neoplasien, insbesondere Hämoblastom, malignen Lymphomen, fortgeschrittenen metastasierenden Tumoren; Kollagenkrankheiten; Sepsis; Thyreoiditis.

Mäßige bis mittelhohe BSG-Beschleunigungen
Entzündungen verschiedenster Genese; Schwangerschaft (nach dem 2. Monat); Neoplasien; Kollagenosen; Leberzirrhose und anderen Leberkrankheiten; Nierenkrankheiten; Anämien; nekrotisierende Prozesse (z.B. nach Herzinfarkt); Thrombophlebitis; postoperativ; nach Schockzuständen; im Alter, ohne dass für die mäßige Beschleunigung eine befriedigende Ursache gefunden werden kann.

Verlangsamte BSG
Polyzythämie; Polyglobulie; Sichelzellanämie; Herzinsuffizienz; allergische Zustände; vegetative Dystonie bei Jugendlichen; Einnahme von Medikamenten wie Kortikoiden, Salicylaten etc.

Normale BSG
Trotz **normaler** BSG kann ein krankhafter Prozess vorliegen, z.B.:
- Frühstadium einer Krankheit (bei akuten Infektionen hinkt die Senkungsbeschleunigung der Leukozytose um 1–2 Tage nach); bei Herzinfarkt
- reine Virusinfektion (bes. des Zentralnervensystems)
- pathologische Zustände, die ohne Entzündung ablaufen
- Nekrosen
- Malignome
- Zweitkrankheit, die ihrerseits die Senkung verlangsamt.

Weitere Indikatoren für krankhafte Prozesse sind:

Serumelektrophorese	α_2- und β-Globuline bei akuten Entzündungen, γ-Globuline bei chronischen Entzündungen erhöht.
Ferritin	Unter anderem erniedrigt bei akuten und chronischen Entzündungen sowie Tumorerkrankungen.
Tumormarker	Es handelt sich um Substanzen, die entweder vom Tumor selbst oder vom Körper als Reaktion auf den Tumor gebildet werden. Den idealen Tumormarker mit höchster Organ- und Tumorspezifität sowie höchster Sensitivität gibt es noch nicht. Zurzeit ist die Therapie- und Verlaufskontrolle das wichtigste Einsatzgebiet, daneben werden Tumormarker zur Prognoseeinschätzung herangezogen. Entwicklungsfelder sind der Einsatz bei Therapiewahl, Früherkennung und Primärdiagnose und Differenzialdiagnose von Tumorerkrankungen.

Diarrhö

Definition

Die Stuhlentleerung erfolgt zu häufig, die Stühle sind zu flüssig und mengenmäßig zu viel (mehr als 300 g/d). Davon ist die häufige Entleerung normal geformter Stühle ebenso abzugrenzen wie die sog. falsche oder paradoxe Diarrhö infolge stenosierender Prozesse im Bereich des distalen Kolons, die zur Stuhlverhaltung mit sekundärer Stuhlverflüssigung führen (▶ Obstipation).

D

Ursachen

Akute Diarrhö

Infektion, Nahrungsmittelvergiftung

Bakterien
Salmonellen, Shigellen, E. coli (zunehmend wichtig: enterohämolytische E. coli), Proteus, Aerobacter, Pyocyaneus, Vibrio cholerae; außerhalb des Körpers gebildete Toxine von Staphylokokken, Clostridien, (Clostridium difficile: pseudomembranöse Kolitis), Streptokokken.
Viren
Enteroviren wie Echo-, Coxsackie- oder Polioviren, häufig Rotaviren, Noroviren.
Pilze
Candida albicans (bes. unter Antibiotikatherapie bei Resistenzgeminderten).
Parasiten
Entamoeba histolytica, Lamblien, Askariden, Bandwürmer, Hakenwürmer (nicht obligat von Durchfällen begleitet).
Reisediarrhö
Genese meist unbekannt.

Toxisch-medikamentös

Schwermetalle
Arsen, Quecksilber, Blei, Chrom.
Medikamente
Laxanzien, Digitalis, Zytostatika, Antibiotika, Ganglienblocker.
Genussmittel
Alkohol-, Nikotin-, Kaffee-Abusus.

Alimentär-allergisch

Nahrungsmittelunverträglichkeit/-idiosynkrasie.

Unspezifische Entzündung	Akuter Schub oder Beginn einer chronischen ulzerativen Kolitis, antibiotika-induzierte Kolitis.
Strahlen	Röntgen- oder Radiumbestrahlung bes. des Abdomens.

! Merke Die akute Diarrhö klingt spontan oder nach Absetzen der Noxe innerhalb einiger Tage meist wieder ab (**cave:** Typhus, Ruhr, Cholera!). Eine bakteriologische oder virologische Untersuchung des Stuhls oder des Nahrungsmittels oder eine serologische Abklärung kommt daher oft zu spät.

D

Chronische oder chronisch-rezidivierende Diarrhö

Funktionell-nervös	Colon irritabile, psychogene Diarrhö bei Angstzuständen etc.
Entzündlich	Colitis ulcerosa, M. Crohn, Divertikulitis.
Neoplastisch	Kolonkarzinom, malignes Lymphom.
Maldigestion/ Malabsorption	Sprue-Zöliakie, Laktoseintoleranz, Zustand nach ausgedehnter Dünndarmresektion, exkretorische Pankreasinsuffizienz, M. Whipple, Amyloidose.
Laxanzienabusus	
Leber-Galle-Pankreaserkrankungen	Verschlussikterus, intrahepatische Cholestase, biliäre Zirrhose, chronische Pankreatitis, Pankreaskarzinom.
Chronische Darminfektionen	Salmonellen, Shigellen, E. coli, Staphylokokken, Clostridium Welchii, Candida, Enteroviren, Parasiten, Protozoen, Entamoeba histolytica, Lamblien, Trichomonaden, Würmer, Askariden, Bandwürmer, Hakenwürmer, Schistosomen, HIV.
Systemerkrankungen	Urämie, Sklerodermie, Nahrungsmittelallergie, Hyperthyreose, M. Addison, Diabetes, Karzinoid-Syndrom.
Reflektorisch	Erkrankungen des Urogenitaltrakts, der Gallenblase, der Appendix.
Neurologische Erkrankungen	Tabes dorsalis, intrakranielle Prozesse.

Diagnoseweisende Begleitsymptome

- abrupter Beginn, Fieber, Erbrechen: virale oder bakterielle **Infektion**
- allmählicher Beginn, Tenesmen, blutig-schleimige Stühle: **Parasiten, Amöben**
- Erbrechen, Gelbsehen, Arrhythmien: **Digitalis**

- Wechsel von chron. Obstipation und Diarrhö bei gutem AZ: **Colon irritabile**
- orthostatische Hypotonie, Impotenz: **autonome Neuropathie**, z. B. bei Diabetes mellitus
- Schübe von blutig-schleimigen Durchfallepisoden: **Colitis ulcerosa, M. Crohn**
- Gewichtsverlust, Tachypnoe, Tachykardie: **Hyperthyreose**
- wässrige Diarrhö, Flush: **Karzinoidsyndrom**
- Flatulenz, Tenesmen: **Glutenallergie**
- Fettstühle, Schmerzschübe, Alkoholabusus: **chronische Pankreatitis**
- Zusammenhang mit Aufnahme bestimmter Nahrungsmittel: **Nahrungsmittelallergie**

Diagnostik

Anamnese

Da es sich bei Durchfall um ein polyätiologisches Symptom handelt, sollte die Anamnese bereits eine grobe Unterteilung ermöglichen. Man fragt insbesondere nach:

Dauer	Akute/chronische Diarrhö.
Allgemeinbefinden	Gut bei funktionellen Formen.
Gewicht	Stabil bei funktioneller, absinkend bei organisch bedingter Diarrhö.
Stuhlbeschaffenheit	• Blut-, Eiter-, Schleimbeimengung: Kolonkarzinom, Kolitis, Divertikulitis • massig-fettig, übel riechend: exokrine Pankreasinsuffizienz • acholisch: Verschlussikterus • uncharakteristisch: Medikamente, Laktoseintoleranz
Medikamenteneinnahme	• Laxanzien, Antibiotika, Zytostatika
Ernährung	Spezielle Diäten, Nahrungsmittelunverträglichkeit?
Familienanamnese	Kolonkarzinom, Darmbeschwerden, Nahrungsmittelunverträglichkeiten
Reisen	Tropenaufenthalt?

Klinische Untersuchung

- insbesondere Abdomen, Schmerzlokalisation
- rektal-digitale Untersuchung

Labor

Blut	• Blutbild, CRP • Ferritin, Eiweiß, Elektrolyte, alkalische Phosphatase, Quick • erweiterte Labordiagnostik wie AP-Isoenzyme, Vitaminspiegel etc.
Stuhl	**Makroskopisch** Blut, Schleim, Eiter, Geruch, Konsistenz. **Mikroskopisch** Nahrungsmittelreste, Amöben, Parasiten, Larven, Eier. **Kultur** Bakteriologisch, virologisch. **pH-Wert** Mittels Teststreifen (sauer – Gärung, alkalisch – Fäulnis). **Gewicht** Ein normales Gewicht unter 150 g/24 h schließt eine Steatorrhö praktisch aus.

Weiterführende Untersuchungen

Ultraschall	Abdominalsonografie.
Endoskopie	Koloskopie, evtl. mit Biopsie und Zytologie, ÖGD.
Radiologie	
Resorptionstests	v. a. bei Malabsorption.

! Merke Das Reizdarmsymptom ist eine Ausschlussdiagnose! Ca. 20 % der Deutschen haben das Gen der adulten Laktoseintoleranz. Abhängig von den Ernährungsgewohnheiten manifestieren sich die Symptome im mittleren Lebensabschnitt. Warnzeichen für eine somatische Ursache sind beim Leitsymptom Durchfall zusätzlich Fieber, Blut im Stuhl, Gewichtsverlust, nächtliches Auftreten der Durchfälle sowie Manifestation ab 50. Lj., kurze Anamnese oder progrediente Symptomatik, Anämie, erhöhte Entzündungswerte.

Doppeltsehen ▸ Augenmotilitätsstörungen

Synonym Diplopie.

Durst

Definition

Komplexes „Durstgefühl" im Dienst der Wasserregulation, das zu Flüssigkeitsaufnahme veranlasst. Wird gefühlt als Trockenheit im Rachenraum.

Das Durstgefühl reguliert den Wasserhaushalt auf der Zufuhrseite. Es wird über ein Durstzentrum im Hypothalamus geregelt, welches offenbar durch einen gesteigerten osmotischen Druck der Körperflüssigkeit und durch intrazelluläre Dehydratation stimuliert wird. Die tägliche Wasseraufnahme unter normalen mitteleuropäischen Bedingungen beträgt ca. 1,5–2 Liter pro Tag. Bei alten Menschen ist das Durstgefühl häufig reduziert.

Polydipsie

Krankhafter Durst. Trinkmenge 4–5 Liter pro Tag und mehr.

Ursachen

Extrarenaler Wasserverlust

- große Blutverluste
- starkes Schwitzen
- lang anhaltende Durchfälle
- Bildung ausgeprägter Ödeme
- Ablassen von Ergüssen, Exsudaten etc.

! **Merke** Die Urinmenge nimmt bei extrarenalem Wasserverlust immer ab!

Renaler Wasserverlust

▶ Polyurie, Diabetes mellitus.

Primäre Polydipsie

- häufigste Form des krankhaft gesteigerten Dursts (neben Diabetes mellitus)
- fast immer psychogen bedingt, selten organische Hirnschädigung
- meist Frauen unter 30
- Trinkmenge nachts geringer

Diabetes insipidus

Fehlende Konzentrationsfähigkeit der Nieren durch ADH-Mangel durch Hypophyseninsuffizienz:

- Tumor
- Infarkt
- iatrogen durch Operation
- infektiös
- idiopathisch

Medikamente, Intoxikationen	• Alkohol • Diuretika, Atropin, Salicylate, Tranquilizer, Opiate • NaCl • Vitamin D • Arsen, Quecksilber u. a.

Diagnoseweisende Begleitsymptome

- **Polyurie:** schließt extrarenalen Wasserverlust aus
- Wassermenge über 6 l/d: Hinweis auf **psychogene Ursache** oder zentralen **Diabetes insipidus**
- **Tageszeit:** anhaltendes Durstgefühl bzw. Trinken auch nachts spricht eher für organische Ursache
- **extrarenaler Wasserverlust:** Erbrechen, Fieber, Verbrennungen, Durchfälle, Ödemausschwemmung

Diagnostik

Anamnese

- Beschreibung der Trinkgewohnheiten
- tägliche Trinkmenge, tägliche Urinmenge?
- Wasser-, Blutverluste?
- Erbrechen, Durchfall, Schwitzen, Fieber?
- Gewichtsveränderungen?
- Alkohol? Medikamente?

Klinische Untersuchung

- **Zunge:** Feuchtigkeit, Belag
- Hautturgor: Exsikkose
- **Ausatmungsluft:** Aceton, Uringeruch
- Wachheitsgrad: Somnolenz

Weiterführende Diagnostik

- **Labor:** HK, Blutzucker, Elektrolyte, Kreatinin, Urinstatus und spezifisches Gewicht des Urins, Glukosebelastungstest
- **Durstversuch** (▶ Tab. 17), Auslassversuch von Medikamenten, Alkohol etc.

Tab. 17 Durst: diagnostisches Vorgehen bei anhaltender Polydipsie [6]

Polydipsie (4–5 l/d)	
Diabetes mellitus	Blutzucker
Chronische Niereninsuffizienz	Harnstoff-N, Kreatinin, Astrup, K^+
Conn-Syndrom	Astrup, K^+; RR; Aldosteron; MRT oder CT Nebenniere
Hyperkalzämie	Ca-Bestimmung

Tab. 17 Durst: diagnostisches Vorgehen bei anhaltender Polydipsie [6] *(Forts.)*	
Polydipsie (6–20 l/d)	
Diabetes insipidus centralis	Durstversuch: $U_{OSM} < P_{OSM}$; ADH-Applikation: U_{OSM} ↑ > 50 %, ADH-Konzentration: < 2 pg/ml; CT oder MRT Schädel
Diabetes insipidus renalis	Durstversuch: $U_{OSM} < P_{OSM}$; ADH-Applikation: U_{OSM} ↑ < 50 %, ADH-Konzentration: < 2–8 pg/ml; Medikamentenanamnese
Psychogene Polydipsie	Durstversuch: $U_{OSM} > P_{OSM}$; ADH-Applikation: U_{OSM} ↑ < 5 %, ADH-Konzentration: < 2–8 pg/ml

Dysphagie

Definition

	Schmerzhafte Schling- und Schluckstörung; Gefühl, dass der Bissen während der Ösophaguspassage stecken bleibt.
Aphagie	Vollständige Blockade des Schluckakts.
Oropharyngolaryngeale Dysphagie	Behinderungen auf dem Weg vom Oropharynx in den Ösophagus.
Ösophageale Dysphagie	Behinderung der Passage im Ösophagus.

Ursachen

Organische Obstruktion

Tumoren
- Ösophaguskarzinom, Kardiakarzinom
- Karzinome von Larynx, Pharynx, Zunge
- benigne oder maligne Mediastinal- oder Bronchialtumoren

Strikturen
- nach Ösophagitis
- nach Verätzung
- nach Fremdkörperverletzung
- kongenital

Einengung
- durch Struma
- Aortenaneurysma
- Dysphagia lusoria
- vergrößerte Lymphknoten
- Divertikel des Ösophagus (Zenker-Divertikel)

Fremdkörper

Muskuläre Störung

Spasmen
- diffuser idiopathischer Ösophagospasmus

Systemerkrankungen
- Dermatomyositis, Polymyositis
- Myasthenie
- Sklerodermie

Neurogene Störung

- Achalasie
- diabetische Polyneuritis, Poliomyelitis
- Bulbärparalyse
- zerebrale Ischämie

Lokale Irritation

- Schleimhauttrockenheit in Nase und Rachen
- Tonsillitis, Pharyngitis
- Ösophagitis, z. B. durch Reflux, Plummer-Vinson-Syndrom, Sklerodermie

Psychogen

▶ Globusgefühl.

! **Merke** Häufigste Ursachen sind neurologische Erkrankungen wie Demenz, Parkinson, Schlaganfall sowie Tumoren.

Diagnoseweisende Begleitsymptome

- Heiserkeit: **Larynxkarzinom**
- Sodbrennen, Aufstoßen: **Refluxösophagitis**
- Speichelfluss, retrosternale Schmerzen, Regurgitation von Speisen, Blutung: **Ösophaguskarzinom**
- Heiserkeit durch Rekurrensparese, Gewichtsabnahme: **Malignom**
- feste Speisen bleiben stecken, Breie und Flüssigkeiten werden geschluckt: **mechanisches Hindernis**
- Wechsel der Beschwerden von Mahlzeit zu Mahlzeit: **funktionelle Störung**
- Gleichbleiben oder Progredienz der Schluckstörung: **organische Ursache**
- Dysphagie für feste und flüssige Speisen: **Motilitätsstörung**

- Regurgitation, Aspirationspneumonien: **Divertikel, Achalasie**
- Fieber, Halsschmerzen, akuter Beginn: **Tonsillitis**
- weitere neurologische Ausfälle: Schlaganfall, multiple Sklerose
- zunehmend mit Dauer der Muskelaktivität: **Myasthenia gravis**
- intermittierende Dysphagie hinter dem unteren Sternum, Angina-pectoris-Aphagie: diffuser **Ösophagospasmus**

! **Merke** An einen diffusen Ösophagospasmus sollte gedacht werden, wenn sich bei einem Patienten mit Angina-pectoris-ähnlichen Beschwerden keine Anhaltspunkte für eine Koronarinsuffizienz finden lassen.

Diagnostik

Anamnese

- Dauer, Progredienz, Ausmaß der Beschwerden
- flüssige oder feste Nahrung betroffen?
- Schluckbewegung möglich?
- Schmerzen, Wundgefühl
- Kloßgefühl
- Regurgitation
- Sodbrennen
- Hustenreiz
- Obstruktionsgefühl
- Risikofaktoren: Alkohol, Rauchen, Refluxösophagitis
- Gewichtsverlust

Klinische Untersuchung

- **Inspektion:** Nase, Nasenrachenraum, Tonsillen, Pharynx, Kehlkopf, Schilddrüse
- Kau- und Schluckvorgang, Lymphknoten
- neurologische Untersuchung

Labor

- Serologie
- Abstrich

Weiterführende Untersuchungen

- Röntgen/CT-Thorax, radiologische Untersuchung des Schluckakts, Ösophagogastroskopie
- Laryngoskopie

- Sonografie des Halsbereichs
- Ösophagusmanometrie

Dyspnoe

Definitionen

Während Dyspnoe den Oberbegriff für die verschiedenen Formen der Atemstörung bildet, beschreiben Tachypnoe, Hyperventilation etc. die Charakteristik der veränderten Atmung.

Dyspnoe

Jede Form der Atemstörung. Wird subjektiv empfunden als Atemnot, Lufthunger, Kurzatmigkeit, Beklemmungsgefühl. Der Pathomechanismus, der zur Auslösung einer Dyspnoe führt, bleibt bislang weitgehend unklar. So besteht z. B. keine Korrelation zwischen Atemnot und arteriellen Blutgaswerten, eher noch zwischen Dyspnoe und Atemarbeit.

Klinisch kann die Dyspnoe in Schweregrade unterteilt werden (▶ Tab. 18).

Tab. 18 Dyspnoe: Einteilung nach Schweregraden, Skala der American Thoracic Society (ATS)

0	keine Dyspnoe	
1	leichte Dyspnoe	Kurzatmigkeit bei schnellem Gehen in der Ebene, bei leichten Anstrengungen
2	mittlere Dyspnoe	Kurzatmigkeit bei langsamem Gehen, Pausen zum Atemholen
3	schwere Dyspnoe	Gehstrecke maximal 100 m in der Ebene, Pausen nach wenigen Metern
4	sehr schwere Dyspnoe	Patient kann das Haus nicht mehr verlassen, Atemnot bei alltäglichen Verrichtungen

! Merke Dyspnoe ist definitionsgemäß eine subjektiv empfundene Wahrnehmung!

Tachypnoe

Beschleunigte Atmung; ▶ Tachypnoe.

Hyperventilation

Übermäßige Steigerung der Atmung; ▶ Hyperventilation.

Orthopnoe

Höchste Stufe der Atemnot, die nur in aufrechter Haltung und unter Inanspruchnahme der Atemhilfsmuskulatur kompensiert werden kann.

Ursachen

Thorax, Atemwege und Lungen

Mediastinale Ursachen	• retrosternale Struma, Thymom, Hiatushernie • Aortenaneurysma • vergrößerte Lymphknoten
Atemwege	• **Larynx:** Fremdkörper, Ödem, Spasmus, Paralyse • **Bronchien:** Asthma bronchiale, Bronchial-Ca.
Lungen	• Pneumothorax, Emphysem, Fibrose, Pneumokoniose, Pleuraerguss • Keuchhusten, Pneumonie, chronische Bronchitis, Tuberkulose

D

Kardiovaskulär

- Herzinsuffizienz, Herzinfarkt, Perikarderguss, Perikarditis, Vitium, Herzrhythmusstörung
- Lungenembolie

Extrathorakal

- Hypoxie, Hypoxämie, Anämie
- metabolische Azidose, Urämie
- Störungen im Bereich des Atemzentrums, Intoxikation, Fieber, Hyperthyreose
- Adipositas, Meteorismus, Aszites
- Schwangerschaft

Medikamentös

- nichtselektive Betablocker
- nichtsteroidale Antiphlogistika (z. B. Acetylsalicylsäure)

Psychogen

- Hyperventilationssyndrom, Hysterie
- Effort-Syndrom, Da-Costa-Syndrom

Praxistipp
Für die klinische Praxis hilfreich ist eine Einteilung der Dyspnoe nach dem zeitlichen Auftreten. Daraus lässt sich wiederum auf die zugrunde liegende Ursache schließen.

Akut einsetzend

Lungen, Thorax, Atemwege	Pneumonie, Pneumothorax, Fremdkörperaspiration, Laryngospasmus, allergisches Glottisödem, Mediastinalemphysem.

Kardiovaskulär	Herzinfarkt, Perikardtamponade, Lungenembolie, Herzrhythmusstörung.
Extrathorakal	Intoxikation, Azidose, Fieber.

Rezidivierende Anfälle

Pulmonal	Asthma bronchiale.
Psychogen	Hyperventilationssyndrom, Effort-Syndrom.

Langsam progressiv

Thorax, Atemwege, Lungen	Chronische Bronchitis, Lungenemphysem, Fibrose, Tumor, Tuberkulose, Pleuraerguss.
Kardiovaskulär	Herzinsuffizienz, Perikarderguss, Pericarditis constrictiva, rezidivierende Lungenembolien.
Extrathorakal	Adipositas, Aszites, Anämie.

Diagnoseweisende Begleitsymptome

- akute Thoraxschmerzen, Atemgeräusch einseitig aufgehoben, Trauma: **akuter Pneumothorax**
- Husten, akutes Auftreten beim Essen: **Aspiration**
- Parästhesien, Pfötchenstellung, guter AZ: **Hyperventilation**
- Giemen, Brummen: **Asthmaanfall**
- nächtliche Orthopnoe, Nykturie: **Linksherzinsuffizienz**
- Blässe, Tachykardie, Tachypnoe: **Anämie**
- sehr leises Atemgeräusch: **Lungenemphysem**
- weitere Begleitsymptome ▶ Tab. 19

Tab. 19 Dyspnoe: wichtige Begleitsymptome und typische Ursachen

Symptom	Ursache
Husten	Fremdkörper, Pneumonie, Tuberkulose, Bronchitis
Hämoptoe	Tumor, Infarkt, Bronchiektasen, Tuberkulose
atemabhängiger Brustschmerz	Lungenembolie, Pleuropneumonie
inspiratorischer Stridor	Glottisödem, Fremdkörper, Laryngitis spastica
exspiratorischer Stridor	Asthma bronchiale
Durst	Azidose, Urämie
Herzklopfen	Herzrhythmusstörung
Ödeme	Herzinsuffizienz
Auswurf	Bronchitis, Bronchiektasen

D

Diagnostik

Anamnese

Beschreibung der Atemnot	Da Dyspnoe ein rein subjektives Symptom ist, müssen zunächst genauer Charakter und Ausmaß der Atemlosigkeit erfragt werden: • Ist die Atmung tiefer und/oder schneller als gewöhnlich? • Hat der Patient Schwierigkeiten beim tiefen Atemholen? (Adipositas, Aszites) • Wie viele Treppen kann der Patient steigen? • Tritt die Atemnot akut oder dauernd, tagsüber oder nachts, in Ruhe oder unter Belastung auf? In welcher Situation? • Verschlimmernde Faktoren, z. B. flache Lage? Bessert sich die Atemnot im Sitzen?
Begleitsymptome	s. o.
Begleitkrankheiten, Vorerkrankungen	• z. B. atopische Veranlagung (Heuschnupfen, Ekzem) • respiratorische Vorerkrankungen • kardiovaskuläre Vorerkrankungen
Sozialanamnese	Beruf (Lungenfibrose, Berufsasthma).

Klinische Untersuchung

Inspektion	• Atemfrequenz, -form, -rhythmus, -typ • Thoraxform (Fassthorax, Kyphoskoliose), Interkostalräume, Thoraxexpansion bei maximaler In- und Exspiration • Zyanose, Uhrglasnägel, Trommelschlägelfinger
Palpation, Perkussion, Auskultation	Suche nach Herz- oder Lungenkrankheiten.
Allgemeine internistische Untersuchung	

Labor

- CRP/BSG, Blutbild
- Troponin, CK
- Kreatinin, Harnstoff, Blutzucker, Leberenzyme
- Sputumuntersuchung, bakteriologisch und zytologisch
- Blutgasanalyse

Weiterführende Untersuchungen

- Röntgen/CT-Thorax
- EKG, ECHO
- Lungenfunktionsprüfung
- Bronchoskopie

> **! Merke** Bei älteren, multimorbiden Patienten können mehrere Ursachen für eine Dyspnoe vorliegen. Diagnosen psychischer Erkrankungen wie Angst- oder funktionelle Störung sind Ausschlussdiagnosen!

Dysurie

Definition

Schmerzhafter Harndrang mit erschwertem Wasserlassen. Die Dysurie ist das Leitsymptom der Blasenentleerungsstörungen.

Ursachen

Blase
- bakterielle Zystitis
- Tumor
- Stein
- Fremdkörper
- nach Bestrahlung
- chronische interstitielle Zystitis (bes. Frauen)

Urethra
- Urethritis
- Striktur
- Tumor

Niere
Pyelonephritis

Druck von außen
- Tumoren des kleinen Beckens
- Uterus myomatosus
- Descensus uteri

Neurogen
- Tabes dorsalis
- diabetische Neuropathie
- multiple Sklerose

> **! Merke** Die häufigste Ursache von Dysurie bei Männern ist die benigne Prostatahypertrophie, seltener das Prostatakarzinom.

D

Allgemeine Begleitsymptome

- Schmerzen beim Wasserlassen
- Pollakisurie mit Druck
- Brennen
- Harndrang
- verzögertes Ingangkommen der Miktion
- erschwertes Harnlassen gegen einen stärkeren Widerstand
- geringer Druck beim Wasserlassen

Diagnoseweisende Begleitsymptome

Hintergrund

Typische Symptome bei der Prostataobstruktion, der häufigsten Ursache der Dysurie beim Mann:

Startverzögerung

Die Startverzögerung beim Urinieren ist eines der frühen Zeichen einer vergrößerten Prostata.

Verlust der Kraft und des Durchmessers des Strahls

Nachtröpfeln

Wird umso ausgeprägter, je mehr die Obstruktion zunimmt.

Akute Urinretention

Plötzliche Unfähigkeit zu urinieren. Der Patient hat entsetzliche suprapubische Schmerzen mit starkem Harndrang, ▶ Anurie.

Chronische Urinretention

Durch chronische Harnretention werden erstaunlich wenig Schmerzen verursacht. In späten Stadien kommt es zu dauerndem Tröpfeln und zur Harninfektion.

Definition Harnwegsinfektion

Unkomplizierte Harnwegsinfektion

Keine relevanten funktionellen oder anatomischen Anomalien, keine relevanten Nierenfunktionsstörungen, keine relevanten Begleiterkrankungen/Differenzialdiagnosen.

Zystitis

Die akuten Symptome beziehen sich nur auf den unteren Harntrakt; Schmerzen beim Wasserlassen, imperativer Harndrang, Pollakisurie, Schmerzen oberhalb der Symphyse.

Pyelonephritis

Akuter Flankenschmerz, klopfschmerzhaftes Nierenlager und/oder Fieber (≤ 38 °C).

Diagnostik

Anamnese

- exakte Beschreibung der Beschwerden und des Uriniervorgangs: Harnträufeln? Hämaturie?
- Fieber?

Klinische Untersuchung

- Palpation der Prostata
- Palpation und Perkussion der Harnblase und Nierenlager
- fachurologische Untersuchung
- evtl. gynäkologische Untersuchung

Labor

Urinuntersuchung: Status, Sediment, Kultur.

Weiterführende Untersuchungen

- Sonografie insbes. von Nieren und Blase
- Urethrografie, Urethroskopie, Zystoskopie
- CT, MRT

E

Einflussstauung

Definition

Venöse Stauung und Druckerhöhung im Bereich der oberen oder unteren Körperhälfte infolge Verlegung oder Kompression der Hohlvenen oder infolge Einstrombehinderung in die rechte Herzhälfte. Von der durch die Stauungsinsuffizienz des Herzens hervorgerufenen venösen Stauung unterscheidet man die obere Einflussstauung im engeren Sinn.

Obere Einflussstauung (V.-cava-superior-Syndrom)

Abnorme Erweiterung und Füllung der Venen im Bereich des Halses und der oberen Körperhälfte als Folge eines mechanischen Hindernisses im Bereich der großen Venen oder der V. cava superior.

Praxistipp

Cave: Eine Thrombose der V. cava superior tritt häufiger nach Venenkathetern auf!

Ursachen

Extrakardial

- retrosternale Struma
- endothorakale Tumoren wie M. Hodgkin, Metastasen eines Bronchialkarzinoms, Mediastinaltumoren
- Thrombosen
- Aortenaneurysmen
- fibrotische Prozesse im Mediastinum
- Spannungspneumothorax

Kardial

- Rechtsherzinsuffizienz
- chronisches Cor pulmonale
- Kardiomyopathie
- Pericarditis exsudativa oder constrictiva
- Trikuspidalstenose

Allgemeine Begleitsymptome

Die obere Einflussstauung geht mit folgenden Symptomen einher:

- erhöhter Venendruck
- in ausgeprägten Fällen ödematöse Schwellung des Halses und Gesichts
- livide Verfärbung der Haut
- Atemnot
- Husten
- Heiserkeit

Diagnoseweisende Begleitsymptome

- lokales Druckgefühl, Schluckbeschwerden, Dyspnoe: retrosternale **Struma**
- stridoröse Atmung, Heiserkeit, Singultus, Zwerchfellhochstand, Horner-Syndrom: **Mediastinaltumoren**
- Husten, Dyspnoe, Thoraxschmerzen, Hämoptysen: **Bronchialkarzinom**
- (Fieber), Nachtschweiß, Gewichtsverlust, Lymphknotenschwellung: **Non-Hodgkin-Lymphom, Morbus Hodgkin** (mediastinal lokalisiert)
- häufig nach Venenkathetern: livide Verfärbung und Stauung der Weichteile, vermehrte Venenzeichnung obere Thoraxhälfte, Gesichts- und Halsödem (meist zu Beginn einseitig): **Vena-cava-superior-Thrombose**
- retrosternaler Schmerz, Dyspnoe, Husten, Stridor, Heiserkeit (Druck auf N. recurrens), evtl. Geräusch: **Aortenaneurysma**

- Dyspnoe, Übelkeit, Inappetenz, Ödeme: **Rechtsherzinsuffizienz**
- Belastungsdyspnoe, Pleuraergüsse, Aszites, positiver hepatojugulärer Reflux: **chronisches Cor pulmonale**
- Dyspnoe, Abgeschlagenheit, Arrhythmien: **Kardiomyopathie**

Diagnostik

Anamnese

- Frage nach den wichtigsten klinischen Zeichen einer oberen Einflussstauung sowie dem Beginn, der Dauer und dem Ausmaß der Beschwerden (s. o.)
- Fieber, Nachtschweiß, Gewichtsverlust, Husten, Auswurf, Schmerzen?
- Diagnostische und/oder interventionelle Kathetereingriffe, Operationen, Thoraxtrauma?
- Bekannte entzündliche Herzerkrankungen, Malignome, Zustand nach Radiatio?
- Antikoagulation?

Klinische Untersuchung

Inspektion

- erweiterte oberflächliche Venen, Halsvenenpulsationen
- Schwellung von Hals und Armen, livide Verfärbung der Haut, Hautödem
- Druckschmerz
- Blässe, Kaltschweißigkeit, marmorierte Haut
- sichtbare Verletzungszeichen im Bereich des Thorax

Palpation

- Pulsus paradoxus: Abfall von $RR_{syst.} > 10\,mmHg$ bei tiefer Inspiration, deutliche Pulsabschwächung bis zum nicht tastbaren Puls
- positiver hepatojugulärer Reflux: weitere Halsvenenfüllung bei Leberpalpation

Auskultation

- Beurteilung von 1. und 2. Herzton
- Analyse von Zusatztönen (3. und/oder 4. Herzton), Herzgeräusche
- evtl. Abschwächung von 1. und 2. Herzton

Labor

- CK/Troponin
- CRP/BSG

E

- Blutbild
- evtl. Schilddrüsenwerte

Weiterführende Untersuchungen

- Röntgen/CT-Thorax
- ECHO
- EKG
- MRT

> **! Merke** Das klinische Erscheinungsbild der oberen Einflussstauung hat keine spezifischen Zeichen in EKG oder Röntgen/CT-Thorax.

E

Entwicklungsverzögerung

Definition

Gegenüber dem Lebensalter bestehende Verzögerung (Retardierung) der körperlichen und/oder intellektuellen Entwicklung.

Ursachen

Konstitutionell/familiär

Konstitutionelle Entwicklungsverzögerung Häufig eine familiäre Eigenart. Verzögerung der somatischen Gesamtentwicklung, die besonders ausgeprägt ist in der Altersstufe von 13–15 Jahren, da in dieser Zeit die Altersgenossen bereits in die Pubertät eingetreten sind. Körperlänge und Knochenalter sind gleichmäßig retardiert. Die Pubertät und der damit verbundene Wachstumsschub setzen später ein. Da das Wachstum jedoch auch erst später abgeschlossen wird, ist die Erwachsenengröße annähernd normal.

Konstitutioneller Minderwuchs In der Familie findet man meist weitere kleine Personen. Da die genetische Determinierung des Wachstums jedoch multifaktoriell ist, lässt sich kein Erbschema beobachten. Geburtsgewicht und -länge sind normal, ebenso der STH-Spiegel. Die Skelettreife entspricht jeweils dem Lebensalter. Ein gleitender Übergang besteht von diesen kleinen, aber noch im Streubereich liegenden Individuen zum primordialen Minderwuchs.

Primordialer Minderwuchs Hier zeigen die Betroffenen trotz normaler Tragzeit schon bei der Geburt Untergewicht und Unterlänge. Körperproportionen, Knochenentwicklung, Intelligenz und Eintritt in die Pubertät sind normal. Die Endgröße reicht vom Zwergwuchs bis an den unteren Normbereich.

Ernährungsfehler/Malabsorption

Angeborene Stoffwechselerkrankungen

Sonstige angeborene Erkrankungen

Vgl. zu diesem Punkt auch ▶ Minderwuchs.

Diagnoseweisende Begleitsymptome

- Polydipsie, Polyurie, Abmagerung trotz reichlicher Ernährung: **Diabetes mellitus**
- Muskelhypotonie, erniedrigter Hautturgor, Durchfälle: **chronische Dyspepsie**
- Zyanose, Dyspnoe: **Herzfehler**
- verzögerter Fontanellenschluss, teigige spröde Haut, Untertemperatur: **Hypothyreose**
- Husten, Fettstühle, Obstipation: **Mukoviszidose**
- Kraniotabes, rachitischer Rosenkranz an der Rippen-Knorpel-Grenze: **Rachitis**

Diagnostik

Anamnese

- Ernährungsanamnese
- Wachstumsverlauf: klein zur Welt gekommen oder Sistieren von Wachstum und/oder Entwicklung?
- intellektuelle Entwicklung
- Stuhlgewohnheiten: Durchfälle oder Obstipation, Fettstühle?
- weitere Krankheitssymptome
- Vorerkrankungen
- Familienanamnese

Klinische Untersuchung

- auffällige Stigmata
- Hautturgor und Hautbeschaffenheit
- Muskeltonus
- sorgfältige Allgemeinuntersuchung

Labor

- CRP, Blutbild
- Elektrolyte einschl. Phosphat, alkalische Phosphatase, Blutzucker, Leberwerte, Schilddrüsenparameter

- Hormonuntersuchungen
- Stuhlanalyse
- evtl. genetische Analyse

Weiterführende Untersuchungen

- Röntgen-Handwurzelkerne: Beurteilung des Knochenalters anhand der Handskelettentwicklung
- EKG, ECHO
- weitere bildgebende Verfahren
- Entzündungszeichen ▶ CRP-/BSG-Veränderung

Erbrechen

Definition

Rückläufige Entleerung von Magen- oder Darminhalt. Komplexes, vom Brechzentrum gesteuertes Reflexgeschehen.

! **Merke** Erbrechen ist ein vieldeutiges Symptom. Praktisch alle organischen Erkrankungen des Gastrointestinaltrakts und seiner Anhangsorgane, aber auch Erkrankungen fast aller anderen Organe und eine Reihe von funktionellen Störungen können zum Erbrechen führen!

Ursachen

Erkrankungen des Verdauungstrakts

Passagehindernis
- **Ösophagus:** Tumoren, Narbenbildung, Divertikel, Achalasie
- **Magen:** narbiger Verschluss nach Duodenalulkus, Tumor
- **Darm:** Volvulus, Invagination (= Intussuszeption), Tumor

Reizzustand der Schleimhaut
- akute Gastritis

Reflektorisch
- akute Pankreatitis
- Cholezystitis
- Appendizitis
- Peritonitis

Operativ veränderte Anatomie
- Syndrom der zuführenden Schlinge

Stoffwechsel, Endokrinium

- Urämie
- Coma hepaticum
- diabetische Azidose
- Krisen bei Hyperthyreose, M. Addison, Hyper- und Hypoparathyreoidismus

Medikamentös-toxisch

- Digitalis, Antirheumatika, Zytostatika
- Alkohol, Nikotin, Blei
- Nahrungsmittelvergiftung

Otogen

- Kinetosen
- Labyrinthitis
- M. Menière

Neurogen

- Hirntumor
- Enzephalitis
- Meningitis
- tabische Krisen
- akuter Hirndruck

Schwangerschaft

- Hyperemesis gravidarum

Sonstige häufige Ursachen

- emotional-psychogen
- Anorexia nervosa, Bulimie
- Migräne
- starke Schmerzen wie Koliken (Galle, Harnleiter)
- Röntgenbestrahlung
- akute Infektionskrankheiten

Diagnoseweisende Begleitsymptome

- Fehlen von Brechreiz und Übelkeit, Erbrechen im Schwall: **zentralnervöse Ursachen**
- Kopfschmerzen, Schwindelgefühl: Migräne, Urämie, Erkrankungen im Bereich des Nervensystems
- fehlende Besserung der Schmerzen nach dem Erbrechen: **Kolik, Pankreatitis**
- Angina pectoris: **Herzinfarkt**
- Durchfall: Gastroenteritis, Urämie
- Fieber: akute Infektionskrankheiten, Appendizitis

- Kopfschmerzen: **Glaukomanfall**
- hoher Blutdruck: hypertensive Krise
- jahrelange Anamnese, Gewichtsverlust oder -schwankungen: **Bulimie, Anorexia nervosa**

Lokalisation der abdominalen Schmerzen
- epigastrisch: **Magenerkrankungen, Pankreatitis, Gallensteine**
- **umbilikal** oder **hypogastrisch:** Erkrankungen von Dünndarm oder Kolon **(Appendizitis, M. Crohn)**
- lateral: **Gallenkolik, Nierenkolik**

Zeitpunkt des Erbrechens
- während oder nach einer Mahlzeit: **psychoneurotische Genese**
- längere Zeit nach einer Mahlzeit: eher eine organische Ursache (z. B. **Passagehindernis**)
- morgendliches Erbrechen: **Schwangerschaft, Stoffwechselstörung, Intoxikation** (Alkohol)

Geruch und Aussehen
- geruchlos: **Achalasie, Ösophagusdivertikel, Anazidität**
- fäkulent: **Dünndarmverschluss**
- putrid mit Blutbeimengung: **Magenkarzinom**
- Essen vom Vortag: **Magenausgangsverschluss, Ösophagusdivertikel**

! Merke Galle im Vomitus schließt Magenobstruktion aus.

Diagnostik

Anamnese

- Nahrungs- und Ernährungsanamnese, Unverträglichkeiten
- Wann war die letzte Periode?
- Vorerkrankungen, Operationen
- Gewichtsverlust, Gewichtsschwankungen
- Medikamenteneinnahme, Zytostatika, Digitalis
- Alkoholkonsum
- Stuhlverhalten
- Bauchschmerzen: Tritt nach dem Erbrechen eine Besserung der Symptomatik ein?

Genaue Beschreibung des Symptoms
- Zeitpunkt des Erbrechens
- Geruch und Aussehen

Begleitsymptome
- Kopfschmerzen

E

- Flimmerskotome
- Schwindel

Hämatemesis

> **!** **Merke** Da das Leitsymptom Erbrechen selbst wegen seiner vielfältigen Ursachen von geringem diagnostischem Wert ist, besitzt die Art des Erbrochenen und des Erbrechens große diagnostische Bedeutung (s. o.).

Klinische Untersuchung

Hydratations- und Ernährungszustand	• Hautturgor • Kachexie?
Blutdruck	
Abdomen	• Schmerzen, Blähung, Druckschmerz, Abwehrspannung, Resistenzen? • Peristaltik • Operationsnarben, Hautkolorit, Ikterus • Bruchpforten • rektal-digitale Untersuchung
Zeichen von ZNS-Symptomatik	• Bewusstseinsstörung • Nackensteifigkeit • Stauungspapille • Lichtempfindlichkeit bei Migräne

Labor

- Elektrolyte, Glukose, Kreatinin
- kleines Blutbild, Hämatokrit
- ggf. Lipase, Digitalisspiegel, toxikologische Diagnostik, Schwangerschaftstest

Weiterführende Untersuchungen

- Sonografie
- Ösophago-Gastro-Duodenoskopie
- radiologische Untersuchung

Exantheme

Definition

Multiple, auf größere Körperpartien ausgebreitete, entzündliche oder nervös-vasomotorische Hautveränderungen hämatogener, lymphogener oder neurogener Genese. Die Erscheinungen müssen einen zeitlichen Ablauf zeigen (Anfang, Höhepunkt, Ende). Exantheme

	bestehen aus Effloreszenzen. Manche Autoren verknüpfen mit dem Begriff Exanthem eine infektiöse Genese und sprechen sonst von Effloreszenzen.
Effloreszenzen	Hautblüten. Morphologischer Ausdruck einer krankhaften Hautveränderung. Man unterscheidet primäre und sekundäre Effloreszenzen.
Enanthem	Ausschlag im Bereich der Schleimhäute.
Erythem	Hyperämiebedingte entzündliche Hautrötung.

! Merke Exantheme stellen nur bei wenigen Erkrankungen das Leitsymptom dar. Teilweise treten sie auch nur fakultativ auf.

Ursachen

Infektionskrankheiten

Generalisiert

- Masern (s. u.)
- Röteln (s. u.)
- Scharlach (s. u.)
- Windpocken (s. u.)
- Dreitagefieber (Exanthema subitum)
- Ringelröteln (Erythema infectiosum, s. u.)
- Typhus, Paratyphus
- infektiöse Mononukleose (s. u.)
- akute HIV-Krankheit (s. u.)
- Toxoplasmose (s. u.)
- Fleckfieber (s. u.)
- Coxsackie-A-Virusinfektion
- ECHO-Virusinfektion (s. u.)

Lokalisiert

- Erysipel
- Erysipeloid
- Milzbrand
- Herpangina
- Impetigo contagiosa
- Herpes simplex
- Herpes zoster
- Pyodermien
- Parasitosen, Zoonosen

Allergische Ursachen

- Arzneimittel (s. u.)
- Nahrungs- und Genussmittel
- Erythema exsudativum multiforme
- Neurodermitis (s. u.)

Dermatologische Erkrankungen

Makulopapulös
- Lichen ruber planus
- Psoriasis

Vesikulär
- Epidermolysis bullosa
- Porphyria cutanea tarda
- Pemphigus-Gruppe

Gerinnungsstörungen

Infolge hämorrhagischer Diathese; ▶ Blutungsneigung.

Paraneoplastische Exantheme

Zum Beispiel bei
- Lymphadenosen
- Bronchial-Ca.
- Magen-Ca.
- Darm-Ca.
- Prostata-Ca.

Genese unklar

- Erythema exsudativum multiforme (s. u.)

Diagnoseweisende Begleitsymptome

Aufgrund des breiten Ursachenspektrums ist eine Vielzahl von Symptomen möglich. Im Folgenden ein Überblick über Art des Exanthems und häufige Begleitsymptome sowie eine Auswahl typischer Beispiele. Spezifische Hautveränderungen bei häufigen Krankheitsbildern (s. u. Kasten Hintergrund).

Fieberhöhe
- hoch bei **Masern** und **Scharlach**
- eher mäßig bei **Windpocken**

Ausbreitung und Lokalisation
- typischer Beginn hinter den Ohren und an der Haar-Nacken-Grenze bei **Masern**
- Beginn im Gesicht und Ausbreitung über den Stamm bei **Röteln**

Morphologie
- großfleckig bei **Masern**
- kleinfleckig bei **Röteln**
- Schuppung, z. B. bei **Scharlach**
- Bläschenbildung, z. B. bei **Windpocken, Herpes zoster**

Lymphknotenschwellung
- generalisiert, z. B. infektiöse **Mononukleose, akute HIV-Krankheit**
- lokalisiert: nuchal, zervikal bei **Röteln**

Allgemeines Krankheitsgefühl
- mäßig bei **Röteln**
- schwer bei **Masern**

E

Diagnostik

Anamnese

- Fälle in der Umgebung? Kontakte vor einiger Zeit (Inkubationszeiten beachten) erinnerlich?
- Auslandsreisen
- Medikamente
- Ernährungsanamnese (Nahrungsmittelunverträglichkeiten)
- Ausmaß des Krankheitsgefühls

Begleitsymptome:

- katarrhalische Symptome, Fieber?
- Juckreiz?
- Durchfall, Verdauungsstörungen?
- Gelenkschmerzen
- Lichtscheu

Klinische Untersuchung

Inspektion

- genaue Inspektion der Haut und Schleimhäute bzgl. Morphologie, Lokalisation und Ausbreitungstyp des Exanthems (▶ Tab. 20)
- Inspektion des Rachenraums (Koplik-Flecken) und der Tonsillen

Palpation

- Lymphknotenstatus: generalisierte oder lokalisierte Schwellung, Druckdolenz

Labor

- Blutbild, CRP/BSG
- Urinstatus
- Serologie
- kultureller Erregernachweis

Tab. 20 Exantheme: Differenzialdiagnose wichtiger Infektionskrankheiten im Kindesalter mit generalisiertem makulopapulösem Exanthem [7]

	Masern	Röteln	Scharlach
Exanthem	großfleckig konfluierend	kleinfleckig nur im Gesicht konfluierend	sehr kleinfleckig Schmetterlingserythem im Gesicht periorale Blässe
Ausbreitung	Beginn hinter den Ohren und an der Nacken-Haar-Grenze Ausbreitung vom Kopf zu den Füßen	Beginn im Gesicht Ausbreitung über Stamm in Extremitäten	Achsel, Leiste, Lendengegend, Innenseite von Armen und Oberschenkeln

Tab. 20 Exantheme: Differenzialdiagnose wichtiger Infektionskrankheiten im Kindesalter mit generalisiertem makulopapulösem Exanthem [7] *(Forts.)*

	Masern	Röteln	Scharlach
Begleit-symptome	Konjunktivitis mit Lichtscheuhohes Fieber, Enanthem des weichen Gaumens mit Koplik-Flecken aufgedunsenes Gesicht schweres Krankheitsgefühl	generalisierte Lymphadenopathie (nuchal + zervikal!) nur mäßiges Fieber	Angina tonsillaris hohes Fieber Erdbeerzunge fein- bis groblamelläre Schuppung

Weiterführende Untersuchungen

- Gerinnungsstatus bei Purpura
- Allergentestung

! Merke Bei unklaren Exanthemen frühzeitig dermatologisches Konsil!

Hintergrund

Im Folgenden wichtige Krankheitsbilder, die Exantheme verursachen können, im Überblick:

Exantheme bei Infektionskrankheiten

Masern

Am 1. und 2. Tag katarrhalisches Vorstadium mit Bronchitis, Konjunktivitis, Rhinopharyngitis, evtl. Enteritis. Ab dem 3. Tag Koplik-Flecken (weiß, kalkspritzerartig, schwer abwischbar, von einem roten Hof umgeben) auf der Wangenschleimhaut.

Hautveränderung

Am 3. bis 4. Tag Ausbruch des Exanthems mit hohem Fieber und schwerem Krankheitsgefühl. Die Effloreszenzen beginnen im Gesicht und greifen von oben nach unten auf Rumpf und Extremitäten über. Sie sind dunkelrot, grobfleckig, unregelmäßig begrenzt und konfluieren z. T. Das Exanthem blasst in der Reihenfolge des Auftretens ab und ist nach 4–6 Tagen verschwunden, worauf oft eine kleienförmige Schuppung der betroffenen Hautpartien folgt. Nach dem Ausbruch des Exanthems gehen das Fieber sowie die katarrhalischen Erscheinungen zurück.

Röteln

Nach leichten Prodromen (Reizhusten, Schnupfen, Konjunktivitis) kommt es zur generalisierten Lymphknotenschwellung, besonders hinter den Ohren sowie an Nacken und Hinterkopf.

Hautveränderung

Etwa einen Tag später erscheint das Exanthem, das vom Gesicht aus nach unten schreitet. Im Vergleich zum Masernexanthem ist es spärlicher, blasser, kleinfleckiger.

! Merke Durchgeführte Impfungen erfragen!

Hintergrund

Scharlach

Nach einer Inkubationszeit von 3–7 Tagen beginnt die Krankheit plötzlich mit hohem Fieber, starker Tachykardie, Erbrechen, Schüttelfrost und Kopfschmerzen. Es besteht eine Tonsillitis, die follikulär oder lakunär sein oder membranöse Beläge aufweisen kann, dazu eine eitrige Nasopharyngitis. Gaumenbogen und weicher Gaumen sind heftig gerötet, die Halslymphknoten schmerzhaft geschwollen. Die Zunge ist anfänglich weiß belegt. Vom Rand her werden diese Beläge dann abgestoßen und es erscheint die „Himbeerzunge".

Hautveränderung

Das Exanthem bricht 12–24 Stunden nach Krankheitsbeginn vom Brustkorb absteigend aus. Es besteht aus rosaroten, feinfleckigen, dicht stehenden Effloreszenzen. Bei leichten Verläufen sieht man eventuell nur ein sehr blassrotes Exanthem, das nach wenigen Stunden bereits wieder abklingt. Im Gesicht sieht man keine oder nur sehr wenige Effloreszenzen. Hier fallen Wangenrötung und periorale Blässe auf. Toxische Leberschädigung bewirkt einen leicht gelblichen Ton der Haut, der bei entfernter Betrachtung den Eindruck eines gelblich-rot gefärbten Exanthems hervorruft. Nach dem Abblassen des Exanthems schuppt die Haut ab.

! Merke Scharlach ist neben der Salmonellose die häufigste meldepflichtige Krankheit.

Hintergrund

Windpocken

Inkubationszeit von 9–21 Tagen, im Durchschnitt 14 Tage.

Hautveränderung

Nach ein- bis zweitägigem Vorstadium (Fieber, Gliederschmerzen) Auftreten kleiner roter, juckender Flecken an Kopf und Stamm, weniger an den Extremitäten. Rascher Übergang von Makula über Papula zu Vesikula und später Krustenbildung mit schwärzlich-rotem Schorf. Man sieht gleichzeitig Effloreszenzen in verschiedenen Stadien. Die Bläschen liegen oberflächlich, sind nicht gekammert oder gedellt. Sie stehen in Gruppen, jucken und platzen leicht. Bei Sekundärinfektion kommt es zu eitriger Entzündung und narbiger Abheilung. Auch die Schleimhäute des Mundes, der Augen und der Genitalien sowie der behaarte Kopf werden befallen. Die Krusten fallen nach 5–20 Tagen ab.

Exanthema subitum (Drei-Tage-Fieber)

Inkubationszeit zwischen 7 und 17 Tagen. Durch humanes Herpesvirus Typ 6 vornehmlich bei Kindern vom 2. Lebenshalbjahr an bis zu 3 Jahren.

Dramatischer Beginn mit hohem Fieber. Nur geringe katarrhalische Erscheinungen. Nach 3- bis 4-tägigem hohem Fieber Temperaturabfall, bei dem das typische Exanthem auftritt.

Hautveränderung

Exanthem hellrosa, kleinfleckig makulopapulös, weniger im Gesicht als an Stamm und Extremitäten, rasch abklingend.

Erythema infectiosum (Ringelröteln)

Erreger: humanes Parvovirus B19. Inkubationszeit 6–14 Tage. Im Allgemeinen besteht kein Fieber oder Krankheitsgefühl.

Hautveränderung

Ohne Vorboten erscheint an den Wangen ein makulopapulöses Exanthem und breitet sich zu einer Schmetterlingsfigur unter Aussparung des Mundbereichs aus. Nach 1–2 Tagen greift es auf die Extremitäten und den Rumpf über. Es besteht Hitzegefühl, jedoch kein Jucken und keine Schmerzen. Das Exanthem dauert eine Woche oder länger und kann rezidivieren.

Infektiöse Mononukleose (Pfeiffer-Drüsenfieber)

Nach einer Inkubationszeit von 5–15 Tagen beginnt die durch das Epstein-Barr-Virus hervorgerufene Krankheit mit Fieber, Tonsillitis, generalisierter Lymphknotenschwellung und Milzvergrößerung, manchmal auch Hepatomegalie. Daneben werden uncharakteristische Symptome wie katarrhalische Erscheinungen, Lidödeme und polymorphe Exantheme beobachtet.

Hautveränderung

Rubeolen-ähnliches Exanthem an Stamm und proximalen Extremitäten.

Akute HIV-Krankheit

In bis zu 50 % der HIV-Infektionen wenige Wochen nach der Infektion. Das „akutes retrovirales Syndrom“ genannte Krankheitsbild ähnelt dem der akuten Mononukleose mit Fieber, Nachtschweiß, allgemeinem Krankheitsgefühl, Arthralgien, Exanthem, Lymphknotenvergrößerung. Spontanes Abklingen nach Tagen bis Wochen. **Cave:** Die Infektiosiät ist in diesem Stadium sehr hoch! Der Routine-HIV-Test negativ.

Hautveränderung

Mononukleose-ähnliches Exanthem.

Toxoplasmose

Der Krankheitsverlauf ist gekennzeichnet durch ein grippeähnliches Bild mit Fieber, Schwäche, diffusen Gliederschmerzen, Lymphknotenschwellungen besonders in der Halsgegend, Hepatosplenomegalie.

Hautveränderung

Manchmal tritt ein makulopapulöses Exanthem ohne Beteiligung von Handfläche und Fußsohle auf.

Fleckfieber
Die Krankheit setzt nach einer Inkubationszeit von 10–14 Tagen plötzlich mit Fieber und bohrenden Kopfschmerzen ein. Nach 2–4 Tagen erfolgt der Übergang in die enzephalitische Phase mit schwersten Krankheitserscheinungen.
Hautveränderung
Das Exanthem tritt zwischen dem 4. und 6. Krankheitstag auf, sieht anfangs roseolenartig aus und nimmt dann petechialen Charakter an. Es geht von den Lenden und vom seitlichen Thorax aus, Gesicht und Hals bleiben frei.

Enterovirus-Infektionen
Rufen meist ein makulopapulöses, dem Rötelnexanthem ähnliches, selten ein papulovesikuläres oder petechiales Exanthem hervor.

Parasitosen
Typisch sind Juckreiz, Milbengänge bei Skabies. Auch die Exantheme bei Helmintheninfektionen sind fast immer von Juckreiz begleitet. Ihre Morphologie ist sehr unterschiedlich.

Exanthem aufgrund allergischer Vorgänge

Neurodermitis constitutionalis
Bevorzugt befallen sind die Beugeseiten der Gliedmaßen und das Gesicht.
Hautveränderung
Die Haut ist verdickt, erythematös infiltriert und zeigt eine kleieartige Schuppung. Als Kratzeffekt entstehen Sekundärinfektion. Pustulöse Bilder.

Arzneimittelexantheme
Exantheme entstehen meist bei allergischen Reaktionen vom Spättyp.
Exanthemformen
- Kontaktdermatitis: durch Streptomycin, Neomycin, Sulfonamide, Lokalanästhetika und Antihistaminika
- Infiltrationen an den Injektionsstellen: durch Insulin und Depot-ACTH
- generalisierte Exantheme (erythematopapulös, morbilliform): können Folge einer Applikation von Penicillin oder Salizylaten sein
- Thrombopenie und Purpura: können durch Pyramidon, Barbiturate, Sedativa der Carbamidreihe, Chinin und Chinidin über eine allergische Reaktion vom zytotoxischen Typ (Typ II) ausgelöst werden
- anaphylaktische Reaktion: Nach Gabe von ACTH, Insulin, Sulfonamiden, Heparin, Vit. B1, Lokalanästhetika und Phenothiazinen kann es zu einem urtikariellen Exanthem oder zu einem histaminvermittelten Angioödem kommen.

Exantheme unklarer Genese

Erythema exsudativum multiforme
Akute selbstlimitierende Erkrankung der Haut und Schleimhäute. Befällt meist jüngere Patienten. Pathogenese unklar. Infrage kommen bakterielle, parasitäre, Virus- oder Mykoplasmeninfektionen, Kollagenosen, Neoplasien und Medikamente (Penicillin, Sulfanmide, Analgetika, Antipyretika u. a.). In vielen Fällen wird kein auslösender Faktor gefunden.
Hautveränderung
Pfenniggroße rundliche Herde mit flachem, zyanotisch-livide verfärbtem Zentrum und hellrotem, scharfem Rand. Kokardenförmig. Prädilektionsstellen: Handrücken, Unterarme (Streckseiten), gelegentlich Füße, Knie, Ellenbogen.

Exophthalmus

Definition

Ein- oder beidseitige Vordrängung des Augapfels.

Ursachen

Einseitiger Exophthalmus

Neoplasien	Orbitatumoren, periorbitale Tumoren (Nasennebenhöhlen, Gaumen, Pharynx), intrakranielle Tumoren, Metastasen, Leukämie, Retikulosen, Hand-Schüller-Christian-Krankheit.
Entzündungen	Orbitaphlegmone, Sinus-cavernosus-Thrombose, Thrombophlebitis, Osteomyelitis, Tuberkulose, Scleritis posterior.
Vaskuläre Ursachen	Sinus-cavernosus-Aneurysma, intraorbitale Blutung, Varikosis der Orbitalvenen.
Parasitosen	Echinokokken, Zystizerken.
Systemerkrankungen	Kollagenkrankheiten, Boeck-Krankheit.
Phakomatosen	Recklinghausen-Krankheit, tuberöse Sklerose, Angiomatose Sturge-Weber u. a.
Traumatisch	Frakturen, Ruptur extraorbitaler Muskeln, Emphysem.

Ein- oder beidseitiger Exophthalmus

Endokrin	Endokrine Ophthalmopathie (maligner Exophthalmus).

Entzündlich	Myositis, Cellulitis orbitae.
Pseudoexophthalmus	Hochgradige Myopie, Horner-Syndrom, Asymmetrie der Knochen.

Diagnoseweisende Begleitsymptome

Symptome	• Unruhe, Nervosität, feinschlägiger Tremor, Schweißneigung: **Hyperthyreose** • Kopf- und Augenschmerzen, druckschmerzhafte Nasennebenhöhlen, Fieber: **Nebenhöhlenaffektion** • pulsierender Exophthalmus, Shuntgeräusch: **Sinus-cavernosus-Aneurysma** • Ödeme in der Augenregion, Zunahme des Exophthalmus beim Kopfbeugen oder Bücken: **Varikose der Orbitalvenen** • einseitig, rasche Entwicklung, fehlende Entzündungszeichen, Blutung, Druckgefühl, Schmerz im Auge, eingeschränkte Bulbusbeweglichkeit: **intraorbitale Blutung** • einseitiger Exophthalmus, eingeschränkte Bulbusbeweglichkeit: **Orbita-Tumor**
Zeitliche Entwicklung	• Stunden: Blutung, Aneurysma • 1–2 Tage: **Entzündung** • Wochen bis Monate: Tumor, maligner Exophthalmus • Entstehen über Jahre: **Keilbeinmeningeom**

Hintergrund

Endokrine Ophthalmopathie

Es handelt sich hierbei um keine Komplikation der Hyperthyreose, sondern um eine eigenständige autoimmun-hormonelle Störung, die auch bei Eu- und Hypothyreose auftreten kann. Vermutlich liegt ein genetischer Immundefekt vor, dessen Manifestation durch eine Schilddrüsenerkrankung begünstigt wird.

Symptome

Man findet lymphozytäre und plasmazelluläre Infiltrate:

- im Retrobulbärraum: Exophthalmus
- in den Lidern: Lidödeme
- in den Augenmuskeln: Doppelbilder

Der typische entstellende Gesichtsausdruck entsteht vor allem durch die glänzenden Augen, weiten Lidspalten, Lidödeme und den fehlenden Lidschlag. Die Patienten klagen über Fremdkörpergefühl, Kopfschmerzen, Lichtempfindlichkeit und vermehrten Tränenfluss, wobei die Beschwerden im Liegen besonders stark sind.

Diagnose
Relativ leicht zu stellen bei Vorliegen eines M. Basedow, bei fehlender Schilddrüsenerkrankung und/oder einseitigem Exophthalmus oft schwierig.

Horner-Syndrom
Folge einer Lähmung des Halssympathikus z.B. durch Halsrippe, Struma, Prozesse im Mediastinum oder in der Lungenspitze, Syringomyelie.
Symptome
Typische Trias aus:
- Miosis
- Ptosis
- Enophthalmus: Zurücksinken des Augapfels in die Augenhöhle

Diagnostik

Anamnese

- Nachvollziehen der zeitlichen Entwicklung des Exophthalmus (Bildervergleich)
- Begleitsymptome wie Schmerzen, Sehverschlechterung, Doppeltsehen, klopfende Geräusche im Kopf, Lidschwellung, Fremdkörpergefühl, Tränen
- Trauma
- Vorerkrankungen insbes. der Schilddrüse, Tumorerkrankungen, Erkrankungen des ZNS

Klinische Untersuchung

- Seitenvergleich beider Bulbi, Beweglichkeit des Auges
- Vergleich der Lidspaltenweite
- Reaktion des Oberlids bei Blicksenkung, seltener Lidschlag
- Inspektion der Bindehaut und Lider auf Ödeme, Stau der episkleralen Venen
- neurologische Untersuchung, insbes. auf Hirnnervenausfälle, Lähmungen und Sensibilitätsstörungen

Labor

- Schilddrüsenparameter
- Liquordiagnostik

Weiterführende Untersuchungen

- Schilddrüsensonografie
- Radiologie Schädel
- Orbitadiagnostik (Sono, CT, MRT)
- zerebrale Angiografie

Exsikkose

Definitionen

Exsikkose	Flüssigkeitsmangel des Organismus.
Dehydratation	Wasserentzug aus den Körpergeweben.
Isotone Dehydratation	Wasser- und Elektrolytverlust sind gleich groß. Es resultiert eine Verkleinerung des ECR ohne wesentliche Veränderung des ICR.
Hypotone Dehydratation	Die Salzabgabe ist größer als der Flüssigkeitsverlust. Der ECR ist verkleinert, der ICR dagegen vergrößert.
Hypertone Dehydratation	Der Flüssigkeitsverlust ist größer als der Salzverlust. Hierbei ist vor allem der ICR verkleinert. Deshalb ist der Turgor nicht so stark vermindert wie bei den anderen Formen. Die Haut fühlt sich teigig an.
Leichte Dehydratation	Bei Gewichtsverlusten von 2–5 %.
Mittelschwere Dehydratation	Bei Gewichtsverlusten von 5–10 %.
Schwere Dehydratation	Bei Gewichtsverlusten über 10 %.

! Merke Eine geringere Konzentrationsfähigkeit der Niere führt zusammen mit reduziertem Durstgefühl im Alter oft zu einer Dehydrierung.

Ursachen

Ätiologie, klinischer und laborchemischer Befund sind eng miteinander verknüpft. Im Folgenden diese Zusammenhänge im Überblick.

Isotone Dehydratation

Natrium- und Wasserverlust.

Ursachen

Enteral
- Erbrechen, Durchfälle
- Drainage von Körpersekreten, Fisteln

Renal
- infolge eingeschränkter Konzentrationsfähigkeit bei akuten oder chronischen Nierenerkrankungen wie polyurische Phase des akuten Nierenversagens, chronische Pyelonephritis, renaler Salzverlust

- bei diuretischer Therapie, am häufigsten bei diuretisch/antihypertensiv behandelten Patienten
- bei M. Addison als Folge der verminderten tubulären Natriumrückresorption mit entsprechender Steigerung der renalen Natrium- und Wasserausscheidung

Durch die Haut

Kochsalzverluste durch die Haut bei fieberhaften Erkrankungen sind nur selten so ausgeprägt, dass sie zu einer Dehydratation führen.

Sequestration

Flüssigkeitsverlust in den dritten Raum, z. B. bei Pankreatitis, Peritonitis, Ileus.

Symptome

Kennzeichnend für diese Form des Volumenmangels sind:

- uncharakteristische Symptome: Durst, Müdigkeit, Schwäche
- Zeichen der intravaskulären Dehydratation: verminderte jugulare Venenführung, Tachykardie, orthostatischer Blutdruckabfall

Laborwerte

- **Serumnatrium:** normal bei Verminderung des Gesamtkörpernatriums
- **Serumosmolalität:** normal
- **Hämatokrit:** erhöht
- **Serumeiweiß:** erhöht
- **Urin:** außer bei renalem Natrium- und Wasserverlust findet sich eine Oligurie mit hohem spezifischen Gewicht

Hypotone Dehydratation

Extremer Natriumverlust und gleichzeitige Zufuhr von Wasser.

Ursachen

- Ursachen wie isotone Dehydratation plus Zufuhr von freiem Wasser
- Verdünnungshyponatriämie: Die Wasserzufuhr übersteigt die Ausscheidung, z. B. bei Nierenversagen.
- Zustände mit Natriumretention und Ödemen wie Herzinsuffizienz, Leberzirrhose, nephrotischem Syndrom
- essenzielle Hyponatriämie bei chronischen Erkrankungen

Symptome

Extrazelluläre Hyponatriämie und Hypoosmolalität bewirken einen Osmolalitätsgradienten zwischen Extra- und

Intrazellulärraum, der zu Flüssigkeitseinstrom in die Zellen und damit zum Hirnödem führt. Deshalb treten neben den Zeichen der Hypovolämie zunehmend Symptome zerebraler Beeinträchtigung auf wie
- Erbrechen
- Krämpfe
- Verwirrtheit, Delirium, Koma

Laborwerte
- **Serumnatrium:** erniedrigt
- **Serumosmolalität:** erniedrigt
- **Hämoglobin:** erhöht
- **Hämatokrit:** besonders stark erhöht
- **Serumeiweiß:** erhöht

Hypertone Dehydratation

Extrazelluläre Volumenverminderung mit Defizit an freiem Wasser.

Ursachen

Verlust von freiem Wasser bzw. stärkerem Wasser- als NaCl-Verlust
- Schwitzen
- Durchfälle, Erbrechen
- Nephropathien mit Polyurie
- osmotische Diurese bei Diabetes mellitus
- Diabetes insipidus
- Fieber (Hyperventilation, Tachypnoe, Schwitzen)

Mangelnde Wasserzufuhr
- Patienten, die ihr Durstgefühl nicht äußern können bzw. nicht realisieren, z. B. Säuglinge, komatöse Patienten
- Störung des Durstempfindens bei Läsionen im Bereich des III. Ventrikels
- Einschränkung der Flüssigkeitsaufnahme durch Stenosen des oberen Magen-Darm-Trakts

Symptome

Der Anstieg der extrazellulären Osmolalität führt zum Flüssigkeitsausstrom aus dem Zellinneren und damit zur intra- und extrazellulären Dehydratation. Klinisch stehen zunächst meist die Zeichen der intrazellulären Entwässerung im Vordergrund:
- Durst
- Oligurie
- trockene Schleimhäute, verminderter Speichelfluss
- Temperaturanstieg

Laborwerte
- **Serumnatrium:** erhöht
- **Serumosmolalität:** erhöht
- **Hämoglobin:** erhöht

- **Hämatokrit:** kaum erhöht, da Schrumpfung der Erythrozyten
- **Serumeiweiß:** erhöht

Wasser- und Elektrolytstörungen beim älteren Menschen

- **physiologisch:** reduziertes Durstgefühl sowie verminderte Konzentrationsfähigkeit der Nieren
- **medikamentös:** insbes. Diuretika, Antidepressiva, Barbiturate, Laxanzien; Antirheumatika
- durch **Grunderkrankungen:** Herzinsuffizienz, Niereninsuffizienz, Fehlernährung, Fieber, Diarrhö

! Merke Akute Verwirrtheitszustände bis hin zum Delir werden bei geriatrischen Patienten oft allein durch eine Exsikkose ausgelöst und sind nach adäquater Rehydratation reversibel.

Allgemeine Begleitsymptome

- kollabierte Halsvenen
- verminderter Hautturgor
- stehende Hautfalten
- trockene Schleimhäute
- verminderter Bulbusdruck (in fortgeschrittenen Fällen)
- Tachykardie, Hypotonie

Diagnostik

Anamnese

- Symptome des Volumenmangels
- nicht durch Katabolismus erklärbarer Gewichtsverlust
- subjektive Symptome wie Durst, Schwindel, Muskelkrämpfe, Herzklopfen, Müdigkeit, Benommenheit

Klinische Untersuchung

Suche nach klinischen Zeichen des Volumenmangels:

- **Inspektion:** kollabierte Halsvenen, verminderter Hautturgor, stehende Hautfalten, trockene Schleimhäute
- **Palpation:** verminderter Bulbusdruck (in fortgeschrittenen Fällen)
- **Auskultation:** Tachykardie, Hypotonie

Labor

- Anstieg von Hämoglobin, Hämatokrit
- Anstieg von Serumharnstoff, Serumeiweiß

! Merke Dehydratation oder Exsikkose ist beim geriatrischen Patienten häufig nicht einfach zu diagnostizieren. Die Prüfung der Hautfalten und des Hautturgors ist bei der atrophischen Altershaut und dem mangelnden subkutanen Fettgewebe unzuverlässig und allenfalls über der Stirn verwertbar. Knöchelödeme können auch bei Exsikkose vorliegen. Zuverlässiger ist die Beurteilung der Halsvene in Flachlage.

Extremitätenschmerz

Definition

Schmerzen, die in einem Abschnitt oder in der gesamten Extremität akut oder chronisch auftreten.

Vgl. auch ▶ Gelenkschmerzen, ▶ Rückenschmerzen, ▶ Knochenschmerzen, ▶ Muskelatrophie, ▶ Adynamie, ▶ Claudicatio intermittens, ▶ Wadenschmerz.

! Merke Extremitätenschmerzen gehören zu den häufigsten Symptomen in der Medizin. Die Schmerzintensität ist kein verlässlicher Gradmesser für die Schwere des Krankheitsbildes. Erstes Ziel der Diagnostik neu aufgetretener Schmerzen ist deshalb die Einschätzung der Dringlichkeit therapeutischer Maßnahmen (Beispiel akute Beinvenenthrombose, die mit nur geringer Symptomatik einhergehen kann).

Ursachen

Vaskulär

Arteriell

- akuter Arterienverschluss
- chronische arterielle Verschlusskrankheit
- funktionelle arterielle Durchblutungsstörungen

Venös

- primär oder sekundär chronisch-venöse Insuffizienz
- oberflächliche Thrombophlebitis
- tiefe Venenthrombose
- primäre Varikose

Erkrankung der Lymphgefäße

- akute Lymphangitis
- chronische Lymphgefäßerkrankungen

Neurogen

Zentrale Störung	• Migraine accompagnée (Schulter- und Armschmerzen) • raumfordernde intrakranielle Prozesse (Thalamusschmerz: Dysästhesien, Schmerzen, Brennen) • tumoröse, entzündliche oder systemische Prozesse im Bereich von Pons und Rückenmark (Brennen, Hypaesthesia dolorosa)
Wirbelsäulenprozess	• Osteomyelitis • Tumoren • Plasmozytom • Bandscheibenvorfall
Periphere Störung	• Polyradikulitis, Polyneuropathie • Herpes zoster • Plexusaffektion durch chronische Traumen (Rucksacklähmung), Engpass-Syndrome (Skalenus-, Kostoklavikularsyndrom), Plexusinfiltration (Pancoast-Tumor, Metastasen z. B. bei Mammakarzinom), entzündliche Plexuserkrankung (reißende, bohrende Schulter-Arm-Schmerzen) • Affektion am peripheren Nerven (Druck, Luxation, Fraktur, Knochen- und Weichteiltumoren) • periphere Engpass-Syndrome (insbes. Karpaltunnelsyndrom)

Myogen (Muskelschmerzen)

Trauma, körperliche Aktivität	„Muskelkater"
Infektion	Coxsackie-Viren (Bornholmer Krankheit), bakteriell, Spirochäten.
Rheumatologische Erkrankungen	Polymyalgia rheumatica, Riesenzellarteriitis, rheumatoide Arthritis, systemischer Lupus erythematodes, Polymyositis, Vaskulitis.
Nichtentzündliche rheumatologische Erkrankungen	Fibromyalgiesyndrom, myofasziales Schmerzsyndrom.
Endokrinologische/ metabolische Erkrankungen	Hypothyreose, Nebenniereninsuffizienz, Vitamin-D-Mangel, Störungen des Carnitin- oder Kohlenhydratstoffwechsels.
Medikamente	Statine, Steroidmyopathie, Levodopa, Penicillin, Sulfonamide.
Malignome	Paraneoplastisch, Plasmozytom.

Neurologische Erkrankungen	Morbus Parkinson, ALS, Polyneuropathie, Muskeldystrophie. ▶ Muskelatrophie, ▶ Adynamie.
Alkohol, Drogen	Kokain

Osteogen

▶ Knochenschmerzen.

Arthrogen

▶ Gelenkschmerzen.

Traumatisch

Fraktur, Luxation, Sehnenriss, Distorsion etc.

Stoffwechselerkrankungen

- Gicht
- Diabetes mellitus

! Merke Differenzialdiagnostisch ist stets abzuwägen, ob eine Schmerzausstrahlung in die Extremität vorliegt, z. B. bei Herzinfarkt, Angina pectoris, Pleura- oder Lungenerkrankungen, Gallenerkrankungen.

Diagnoseweisende Begleitsymptome

Arterielle Durchblutungsstörungen	• Kältegefühl, Belastungsschmerz, Pulslosigkeit, Blässe, Lähmung: **arterielle Gefäßerkrankungen,** insbes. ▶ Claudicatio intermittens • umschriebener Akutschmerz: **Embolie**
Funktionelle arterielle Durchblutungsstörungen	• Schmerzen (v. a. bei jüngeren Frauen) ausgelöst durch lokale Kälte, evtl. auch emotionale Belastung; Hypotonie und Migräne: **primäres, vasospastisches Raynaud-Syndrom** • Schmerzen, ausgelöst durch Kälte, gangränöse Veränderungen: organisch bedingtes **sekundäres Raynaud-Syndrom** • Claudicatio-ähnliche Schmerzen bei Patienten mit Migräne, die Ergotamine einnehmen: **Vasospastik** der muskulären Stammarterien • anfallsweise, meist symmetrisch auftretende Rötung und Überwärmung der Haut der Extremitäten. Brennende Schmerzen, wenn die Haut eine bestimmte Temperatur überschreitet (z. B. im warmen Bad):

Erythromelalgie, evtl. bei **Diabetes mellitus, arteriellen Durchblutungsstörungen, Polyzythämie**

- unangenehme Sensationen bis hin zu Schmerzen sobald die Beine nicht bewegt werden (Sitzen, nachts): **Restless-Legs-Syndrom**
- Schmerzen, Parästhesien, Einschlafen des Arms, ausgelöst durch bestimmte Haltung (Hochhalten, Schlafen mit abgewinkeltem Arm etc.): **Schultergürtelsyndrom** durch Kompression des Gefäßnervenbündels
- posttraumatische nächtliche Schmerzen, Bewegungsschmerzen, Glanzhautbildung, Hyperhidrosis und Muskelatrophie, Ödeme: **Sudeck-Syndrom** (Stadium I)
- Anhidrose, Gelenksteife, zyanotische, dünne, glänzende, kühle Haut: **Sudeck-Syndrom** (Stadium II)
- Minderdurchblutung und Atrophie sämtlicher Gewebe sowie irreparable Funktionseinschränkungen; Schmerzhaftigkeit geht zurück: **Sudeck-Syndrom** (Stadium III, 9–12 Monate nach dem auslösenden Ereignis)

Erkrankung der Lymphgefäße

- Ödem (Schmerzen nur bei den häufigen komplizierenden Infektionen): chronische **Lymphgefäßerkrankungen**
- rote Streifen zwischen einer peripher gelegenen Hautwunde und schmerzhafte, geschwollene, zentralwärts gelegenen Lymphknoten: **akute Lymphangitis**

Venöse Durchblutungsstörungen

- umschriebener Schmerz, Schweregefühl: **venöse Gefäßerkrankung** (▶ Tab. 21)

> **! Merke** Die klinischen Erscheinungen einer tiefen Venenthrombose bewegen sich von inapperzept verlaufenden Formen bis hin zur Phlegmasia coerulea dolens (Massenthrombose des ganzen venösen Querschnitts).

Neurogene, periphere Störungen

- sensible und/oder motorische, oft symmetrische, meist distal betonte Ausfälle der peripheren Nerven (atrophische Lähmungen, Parästhesien, strumpf- bzw. handschuhförmige Hyp-/Anästhesie, Areflexie): **Polyneuropathie**
- besonders nachts auftretende Parästhesien von brennendem Charakter, Hyperästhesie, später auch Hypästhesie: Burning Feet, insbes. im Rahmen der Polyneuropathie bei **Diabetes mellitus**

- Daumenballenatrophie mit Schwäche des Abductor pollicis oder opponens; Sensibilitätsstörungen in den Fingern, mit Ausnahme des Kleinfingers (Ausbreitungsgebiet des N. medianus); verstärkter Schmerz bei extremer Beugung und Streckung im Handgelenk; Druckschmerz über der Beugeseite des Handgelenks: **Karpaltunnelsyndrom**

Tab. 21 Extremitätenschmerz: Differenzialdiagnosen venöser Durchblutungsstörungen

Symptome	Diagnose
• Schweregefühl und Schmerzen in den Beinen, nächtliche Wadenkrämpfe • Knochen- und Unterschenkelödeme • prominente und prall gefüllte Venen • Corona phlebectatica paraplantaris: sich vom medialen zum lateralen Fußrand erstreckender Kranz gestauter Venen • braune Pigmentationen (Hämosiderin), indurierte Stellen, Ulzera • Uhrglasnägel an den Zehen • oberflächliche Thrombophlebitis • umschriebene schmerzhafte Venenstränge • perivenöse Entzündung	chronisch-venöse Insuffizienz
• umschriebene schmerzhafte Venenstränge • perivenöse Entzündung	oberflächliche Thrombophlebitis
• Ödem • livide Verfärbung • Petechien • Druckschmerzhaftigkeit der Waden • Allgemeinsymptome wie Tachykardie und leichter Temperaturanstieg • BSG-Beschleunigung, Leukozytose	tiefe Venenthrombose
• Anschwellen der Extremitäten nach längerem Gehen und Stehen (besonders abends) • Müdigkeits- und Schweregefühl sowie Belastungsschmerz • Varikose • chronische Entzündungen, besonders im Panniculus subcutaneus • trophische Störungen der Haut, Pigmentation, Ekzembildung und Ulzera	postthrombotisches Syndrom
• Schweregefühl • krampfartige Schmerzen in den Beinen bes. beim Stehen • Knöchel- und Unterschenkelödeme • Besserung durch Hochlegen der Beine	primäre Varikose

Erkrankungen von Muskeln und Knochen	• lokalisierte muskelkaterähnliche Schmerzen; unbestimmtes ziehendes Gefühl: **muskuläre Erkrankungen** • Ruheschmerz, Spontanschmerz ohne äußere Einwirkung: **Knochennekrose** • diffuse, häufig generalisierte Skelett- und Muskelbeschwerden; Spontan- und Druckschmerz an Sehneninsertionen. Selten direkter Muskeldruckschmerz: generalisierte **Tendomyopathie**

Diagnostik

Anamnese

- Schmerzlokalisation: örtlich, von der Wirbelsäule ausstrahlend
- auslösende Situation, tageszeitliches Auftreten
- Schmerzcharakter (pulsierend, lanzinierend, dumpf), Beginn (akut, langsam), Dauer (intermittierend, dauerhaft), Schwere (Analgetikaverbrauch?)
- beschwerdefreie Gehstrecke
- Unfälle, Operationen, Gelenkerkrankungen, Entzündungen
- berufliche oder sportliche Belastung
- Alkoholkonsum, Nikotinabusus

Klinische Untersuchung

Allgemeinzustand	
Inspektion	• Hautbeschaffenheit im Erkrankungsbereich und am ganzen Körper, Hämatome, offene Verletzungen, Narben, Ulzera, Varizen • lokale Schwellungen, Gelenkdeformitäten • Fistelöffnungen
Palpation	• lokale Druckschmerzhaftigkeit • abnorme Beweglichkeit, Krepitation • Muskelverspannungen
Funktionsuntersuchung	• HWS, BWS und LWS • Gelenke
Gefäße	• Pulstastung • Lagerungsprobe nach Ratschow • Blutgefäßauskultation • Blutdruckmessung im Seitenvergleich
Neurologische Untersuchung	• Reflexe, Sensibilität, Motorik • Lasègue-Zeichen

> **! Merke** Die Frühdiagnose einer **tiefen Beinvenenthrombose** ist oft schwierig. Feine Hinweise sind ein subfasziales Ödem, das bei Palpation der Wadenmuskelloge erkannt werden kann, eine einseitige livide Verfärbung des Fußes und prallere Fußrückenvenen im Stehen sowie eine verstärkte oberflächliche Venenzeichnung (Inguinalgegend, pralle V. saphena magna). Die Diagnosesicherung erfolgt durch Doppler-Sonografie, evtl. Phlebografie.

Labor

- alkalische Phosphatase, CK, Aldolase, LDH, Laktat
- Blutbild, BSG, CRP
- Blut- und Urinzucker
- Harnsäure, ASL (Antistreptolysin-O-Titer) und Rheumafaktoren

Weiterführende Untersuchungen

- Doppler- oder Duplexsonografie, Arteriografie, Venografie
- weitere radiologische Diagnostik, CT, MRT
- Arthrografie, Arthroskopie, Gelenkpunktionen
- EMG

Fazialisparese

Definition

Überwiegend einseitig auftretende Lähmung des N. facialis. **Zentrale** Fazialisparese: supranukleäre Gesichtslähmung; **periphere** Fazialisparese: Lähmung des N. facialis.

Ursachen

Neurologisch

- Apoplexie
- Enzephalitis, Meningitis, Zoster oticus, Neurolues, bulbäre Poliomyelitis
- multiple Sklerose
- Aneurysma der Arteria basilaris
- Akustikusneurinom, Hirntumor
- Läsion des Kleinhirnbrückenwinkels, Schädel-Hirn-Trauma, Felsenbeinfraktur

Internistisch

- Infektionskrankheiten: Grippe, Diphtherie, Tetanus, Typhus, Mononukleose, Malaria, Lepra, HIV-Infektion, Herpes zoster, Borreliose
- Sarkoidose
- leukämische Infiltrate

- Allergie
- rheumatische Fazialisparese, Gicht
- Melkersson-Rosenthal-Syndrom (idiopathische Fazialisparese)

HNO

- chronische Otitis media
- Parotistumor, Cholesteatom
- nach Mastoidektomie

Trauma

> **!** **Merke** Am häufigsten ist die idiopathische Fazialisparese, wobei eine Virusinfektion als Ursache diskutiert wird. Die Mehrzahl der Fälle hat eine gute Heilungstendenz, jedoch können Restsymptome bestehen bleiben.

F

Allgemeine Begleitsymptome

- auf der gelähmten Seite herabhängender Mundwinkel, fehlender Lidschluss, starre Gesichtszüge
- Patient kann nicht pfeifen

Diagnoseweisende Begleitsymptome

- Lippen- und Gesichtsschwellung, evtl. rheumatische Symptome, Kopfschmerzen, Hör- und Sehstörungen, Parästhesien: **Melkersson-Rosenthal-Syndrom** (idiopathische Fazialisparese)
- typische Bläschen im Ohrmuschelbereich: **Zoster oticus**
- Trauma, weitere Hirnnervensymptome: **Schädelbasisfraktur**

Diagnostik

Anamnese

- Auftreten: plötzlich oder langsam progredient
- weitere Lähmungen, Sensibilitätsstörungen, Sehstörungen, Schwindel
- sonstige Begleitsymptome
- Traumata, Ohrentzündungen, Vorerkrankungen, Operationen

Klinische Untersuchung

Fazialisprüfung: Stirn runzeln, Augen schließen, Nase rümpfen, Zähne zeigen, Pfeifen.

Inspektion — Nasen-Rachen-Raum, Ohren.

Neurologische Untersuchung — Insbes. Hirnnerven. Geschmacksprüfung.

Labor

- CRP/BSG
- Blutbild
- Serologie

Weiterführende Untersuchungen

- HNO-ärztliche Untersuchung
- EMG
- EEG
- CCT, MRT
- Lumbalpunktion

F

Fieber

Definition

Erhöhte Körpertemperatur. Die Körpertemperatur weist zirkadiane Schwankungen auf, wobei der niedrigste Wert nach Mitternacht, der Höchstwert nachmittags gegen 15 Uhr erreicht wird (▶ Abb. 3). Die Spannweite reicht von 36,0–37,2 °C bei axillärer bzw. 36,5–37,8 °C bei rektaler Messung. Diese Schwankungen lassen sich übrigens meist auch bei Fieber nachweisen, das abends am höchsten ist, während morgens die Temperatur oft auf subfebrile bis normale Werte sinkt.

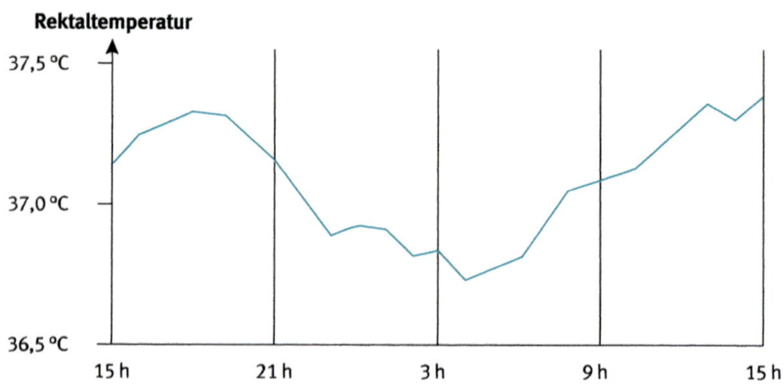

Abb. 3 Fieber: zirkadiane Rhythmik der Körpertemperatur [V492].

Merke Die physiologische tägliche Temperaturschwankung kann bis gut 1 °C betragen. Temperaturerhöhungen aus physiologischen Gründen wie bei Frauen in der 2. Zyklushälfte, nach körperlicher Anstrengung oder nach einer opulenten Mahlzeit bleiben in der Regel unter 38 °C.

Ursachen

Infektionskrankheiten

Lokale Ursachen	**Kopf und Hals** • **extrakranial:** fieberhafter Infekt, Sinusitis, Otitis, Mastoiditis, Tonsillitis, Diphtherie, Angina Plaut-Vincenti, Mumps, Thyreoiditis, Lymphadenitis, Pharyngitis • **intrakranial:** Meningitis, Enzephalitis, Abszess, Poliomyelitis **Thorax** • **kardial:** Endokarditis, Perikarditis, Myokarditis • **respiratorisch:** Tracheitis, Bronchitis, Pneumonie, Keuchhusten, Empyem, Abszess, Bronchiektasien, Pleuritis, Tuberkulose • **mediastinal:** Lymphknotentuberkulose **Abdomen** • **Gastrointestinaltrakt:** Gastroenteritis, Adenitis iliocoecalis, Appendizitis, Abszess der Appendix, Divertikulitis, Kolitis, Ileitis, Cholangitis, Cholezystitis, Hepatitis, Pankreatitis, Leberabszess • **Niere:** Nephritis, Pyelonephritis, Zystitis, Tuberkulose, perinephritischer Abszess • **Becken und Peritoneum:** subphrenischer Abszess, Peritonitis, Salpingitis, Prostatitis, Adnexitis, Orchitis, Epididymitis **Extremitäten** Ostoemyelitis, Arthritis, Erysipel, Zellulitis, Phlebothrombose. **Haut** Phlegmone, Furunkel, Karbunkel.
Systemische Ursachen	**Kurzzeitig mit Septikämie** Streptokokken, Staphylokokken, Pneumokokken, Meningokokken, Salmonella typhi und paratyphi. **Kurzzeitig ohne Septikämie** Grippe, Scharlach, Masern, Röteln, Windpocken, Morbus Weil.

	Langzeitig mit Septikämie Brucellose, Endocarditis lenta, Typhus, Meningokokkeninfektionen. **Langzeitig ohne Septikämie** Malaria, Tuberkulose, Pfeiffer-Drüsenfieber, Syphilis, HIV-Infektion.
Zoonosen	Hantaviren, Coronaviren (z. B. SARS)

! Merke In der globalisierten Welt werden zunehmend Infektionserkrankungen aus den Tropen oder Subtropen (z. B. Malaria, Dengue-Fieber, Ebola) eingeschleppt. Deshalb ist bei anamnestischen Hinweisen schnellstmöglich eine zielgerichtete Labordiagnostik einzuleiten.

F

Nichtinfektiöse Ursachen

Kollagenosen, Erkrankungen des rheumatischen Formenkreises	Rheumatisches Fieber, chronische Polyarthritis, Lupus erythematodes disseminatus, Periarteriitis nodosa, Polymyalgia rheumatica, Dermatomyositis, generalisierte Sklerodermie, Postkardiotomiesyndrom, Dressler-Syndrom (nach Herzinfarkt).
Periodisches Fieber	Familiäres Mittelmeerfieber, Ätiocholanolonfieber.
Innersekretorische Störungen	Hyperthyreose, bes. bei subakuter Thyreoiditis, thyreotoxische Krise, Addison-Krise, Phäochromozytom, akuter Hyperparathyreoidismus.
Vegetative Dystonie	s. u.
Tumoren	Besonders maligne Lymphome, M. Hodgkin.
Gewebsabbau	Herzinfarkt, Lungeninfarkt, Niereninfarkt, große Blutergüsse, Extremitätengangrän, Pankreatitis, Leberzirrhose.
Hämolyse	Sichelzellanämie, Transfusionszwischenfall.
Allergische Reaktion	Besonders Arzneimittelfieber.
Postoperativ	Resorptionsfieber.

Fieber unbekannter Ursache

Status febrilis von mindestens 3 Wochen Dauer, für den trotz intensiver Diagnostik keine Ursache gefunden werden kann. Langzeitverlauf meist gutartig, sofern keine weiteren Symptome wie z. B. Gewichtsverlust dazukommen.

> **! Merke** Nicht pathologisch sind:
> **Vegetativ erhöhte Temperatur:** Bei Personen mit labilem vegetativen Nervensystem können manchmal ohne pathologische Ursache Werte bis zu 37,6 °C axillär gemessen werden. Diese vegetativ erhöhte Temperatur wird durch Antipyretika nicht gesenkt, wodurch sie von infektiös erhöhter Temperatur unterschieden werden kann.
> **Geringer Temperaturanstieg:** Durch körperliche Bewegung, bei Aufregung, infolge hormonaler Einflüsse während der zweiten Hälfte des weiblichen Zyklus.

Allgemeine Begleitsymptome

Steigerung der Herzfrequenz	Pro Grad Temperaturerhöhung steigt die Pulsfrequenz um 8 Schläge/min (Ausnahme: Typhus abdominalis).
Steigerung der Atmung	Pro Grad Temperaturerhöhung steigt der Sauerstoffverbrauch um 12 %.
Abgeschlagenheit	
Kopf- und Gliederschmerzen	
Durst	
Gastrointestinale Störungen	Zum Beispiel Obstipation, Übelkeit.
Konzentrationsstörungen	
Herpes labialis	Die „Fieberbläschen“ treten auf infolge Virusaktivierung, insbesondere bei Pneumokokken-, Streptokokken- und Meningokokkeninfektionen.
Schweißausbrüche	

Diagnoseweisende Begleitsymptome

	Fieber ist ein Symptom, das sich unter Beachtung organbezogener Begleitsymptome in der Regel diagnostisch einordnen lässt (▶ Tab. 22).
Husten	Atemwegsinfekte, Bronchitis, Pneumonie, Keuchhusten.
Angina	Diphtherie.
Lymphknotenschwellung	Pfeiffer-Drüsenfieber, M. Hodgkin, Brucellose, HIV-Infektion (LAS).

F

Tab. 22 Fieber: diagnostische Begleitsymptome bei fieberhaften Zuständen (nach Jipp) [6]

Begleitsymptom	Hinweis auf
katarrhalische Symptome	Infektion des oberen Respirationstrakts
Husten, Auswurf, Thoraxschmerz, Dyspnoe	Infektion des unteren Respirationstrakts
Ohren-, Augen-, Gesichts- oder Zahnschmerzen	entzündliche Erkrankung von Ohren, Augen, Zähnen, Kiefer
Exanthem, Enanthem Halsschmerzen Allgemeinsymptome	Infektionskrankheit
pektanginöse Beschwerden Dyspnoe Rhythmusstörungen, Herzgeräusch Kardiomegalie, Herzinsuffizienz, arterielle Embolie	entzündliche Erkrankung des Endo-, Myo- oder Perikards
Bauchschmerzen Übelkeit, Erbrechen, Diarrhö, Obstipation	entzündliche Erkrankung des Gastrointestinaltrakts
rechtsseitige Bauchschmerzen Ikterus, Hepatosplenomegalie Übelkeit	entzündliche Leber- und Gallenwegserkrankung
Dysurie, Pollakisurie Flanken- oder suprapubische Schmerzen evtl. Harninkontinenz	Harnwegsinfektion
Kopf- und Nackenschmerzen, Meningismus Bewusstseinsstörung, zerebrale Anfälle, Stauungspapille, Paresen	entzündliche Erkrankung des Zentralnervensystems
hämorrhagische Diathese Schleimhautulzerationen Infektanfälligkeit Vergrößerung von Lymphknoten, Leber, Milz	hämatologische Systemerkrankung
statt Fieber auch Hypothermie Tachypnoe Tachykardie Leukozytose oder Leukopenie Bewusstseinsstörung Hypotonie	Sepsis

Durchfall, Leibschmerzen	Salmonellenenteritis, Typhus abdominalis, Paratyphus, Virusenteritis, Ruhr.
Gelenkschmerzen	Rheumatisches Fieber, chronische Polyarthritis, Lupus erythematodes disseminatus, andere Kollagenosen, Meningitis, Enzephalitis, Hirnabszess.
Subfebrile Temperaturen	Endocarditis lenta, Tuberkulose.

Exanthem

Scharlach, Masern, Röteln, Exanthema subitum (Dreitagefieber), Windpocken, verschiedene Viruserkrankungen.

! Merke Durch Reisen und Migrationen treten immer häufiger tropische oder in Deutschland seltene Erkrankungen auf, die bei entsprechender Expositionsanamnese in die Differenzialdiagnose einbezogen werden müssen.

! Merke Bei grippeähnlichen Symptomen und unklaren Nierenfunktionsstörungen an die relativ unbekannte Hantavirus-Erkrankung denken. Diese gehörte im Jahre 2012 mit 2.824 Fällen zu den 5 häufigsten namentlich meldepflichtigen Infektionskrankheiten in Deutschland. [15]

Charakteristische Verläufe der Temperaturkurve (Fiebertypen)

Manche febrilen Krankheitsbilder zeigen einen charakteristischen Verlauf der Temperaturkurve, der von differenzialdiagnostischer Bedeutung sein kann. Diese typischen Kurven werden allerdings durch Antibiotikagabe häufig verfälscht. Außerdem sind sie zu dem Zeitpunkt, zu dem die Diagnose gestellt werden soll, oft noch nicht sehr typisch ausgeprägt.

Kontinua

Morgen- und Abendtemperatur schwanken nur um ca. 1 °C (▶ Abb. 4). Oft sehr hohe Temperaturen mit Schüttelfrost. Septisches Fieber. Bei septischen Erkrankungen, Pyelonephritis, Pleuritis.

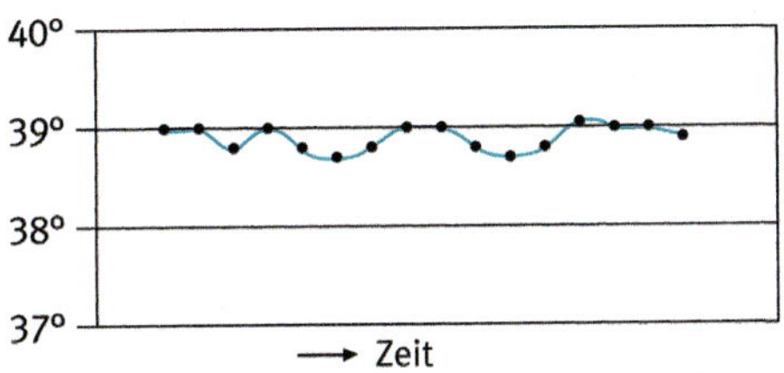

Abb. 4 Fieber: kontinua [V492].

Remittierendes Fieber

Die Temperatur fällt morgens ab, ohne dass jedoch der Normalwert erreicht wird (▶ Abb. 5). Wird bei sehr vielen Erkrankungen wie z. B. septischen Prozessen, Bronchopneumonien, Viruserkrankungen, rheumatischem Fieber etc. beobachtet und ist daher uncharakteristisch.

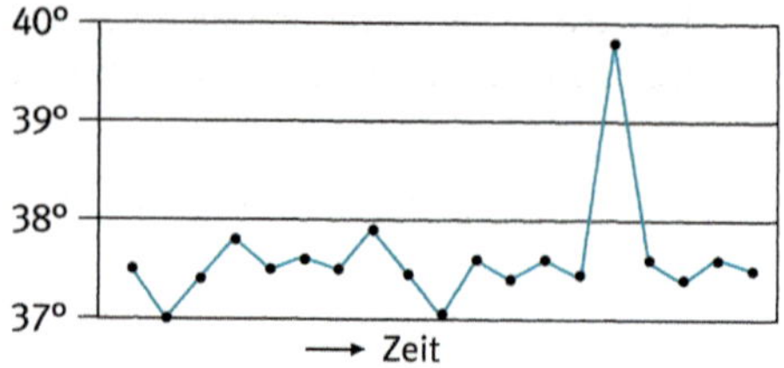

Abb. 5 Fieber: remittierendes Fieber [V492].

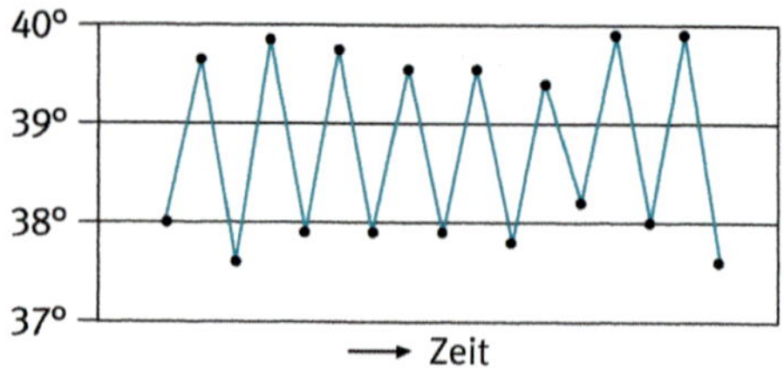

Abb. 6 Fieber: intermittierendes Fieber [V492].

Intermittierendes Fieber

Abendlicher Fieberanstieg bei morgendlicher Entfieberung (▶ Abb. 6). Oft sehr hohe Temperaturen mit Schüttelfrost. Septisches Fieber. Bei septischen Erkrankungen, Pyelonephritis, Pleuritis.

Undulierendes Fieber

Unregelmäßiger, wellenförmiger Fieberverlauf, z. B. einige Tage subfebrile Temperaturen, dann wieder normale Temperaturen (▶ Abb. 7). Typisch für M. Bang, als sog. Pel-Ebstein-Fieber bei Lymphogranulomatose, wo man es schon vor Auftreten von Splenomegalie und Lymphomen beobachten kann. Bei AIDS-related Komplex (ARC).

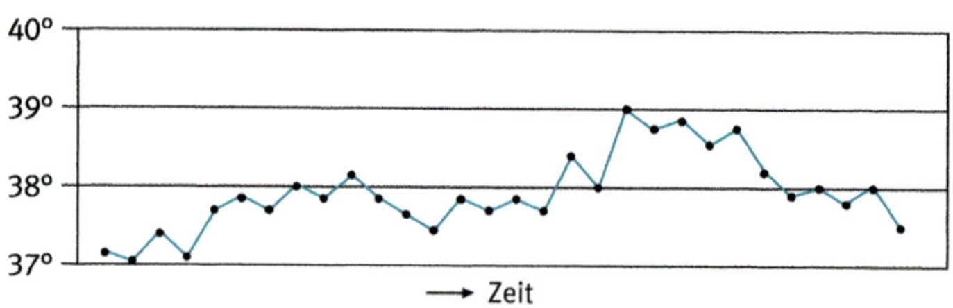

Abb. 7 Fieber: undulierendes Fieber [V492].

Rekurrierendes Fieber

Regelmäßige periodische Temperaturschwankungen. Nach einigen Fiebertagen folgt eine fieberfreie Zeit, dann wieder Fieber usw. Bei Malaria, Fünftagefieber, Rückfallfieber.

Doppelgipfliger Fieberverlauf	Es treten zwei Fieberphasen auf, die von einer fieberfreien Zeit unterbrochen sind. Bei Viruserkrankungen.
Unregelmäßig periodisches Fieber	Periodisch in unregelmäßigem Intervall auftretende Fieberschübe. Bei Erkrankungen mit Neigung zu entzündlichen Rezidiven wie z. B. Bronchiektasien, Cholezystitis, Prostataabszess, subphrenischem Abszess.

> **!** **Merke** Fieber unklarer Ursache kann auch eine atypische Präsentation einer häufigen Erkrankung sein.

Diagnostik

Anamnese

- Fieberdauer?
- Fieberverlauf (s. o. Fiebertypen)?
- Begleitsymptome (s. o.)?
- Ist das Fieber vielleicht nicht das Hauptsymptom, sondern nur ein Begleitsymptom?
- Sind Menschen in der Umgebung auch erkrankt?
- Medikamenteneinnahme?
- Reisen?
- Beruf?
- Sexualkontakte?
- Impfungen?
- Kleine Verletzungen? Jede bakterielle Lokalinfektion kann zur Sepsis führen.
- Fieberbeginn zu Hause oder in der Klinik?

Klinische Untersuchung

- laufende Nase
- Rachen
- Trommelfell
- Lymphknoten
- Koplik-Flecken? (Masern)
- Exantheme
- Nackensteife
- Lunge
- abdominaler Palpationsbefund

Labor

- Urin
- Leukozyten und Differenzialblutbild
- CRP/BSG
- evtl. Blutkultur, Urinkultur, Stuhlkultur, serologische Untersuchungen, Sputumuntersuchung, Rachenabstrich, Lumbalpunktion

Hintergrund

Ursache hohen Fiebers kann eine Septikämie bzw. Sepsis sein, die bis zum septischen Schock führen kann:

Septikämie

Bakterielle Allgemeininfektion, „Blutvergiftung" durch Erreger im Blutkreislauf. Auch als Bakteriämie bezeichnet.

Symptome

Ausgeprägtes Krankheitsgefühl, hohes, meist re- oder intermittierendes Fieber mit Schüttelfrost, Steigerung von Herz- und Atemfrequenz, Schwächegefühl, Übelkeit, Erbrechen, Durchfall, Splenomegalie, Ikterus, Bewusstseinsstörung, Schock.

Labor

Leukozytose mit Linksverschiebung, bei Erschöpfung der Granulopoese Leukopenie. BSG-Beschleunigung, α_2-Globulin-Erhöhung, Elektrolytverschiebungen, Thrombopenie.

Blutkultur

Mindestens 3 aerobe und anaerobe Blutkulturen sollten vor Beginn einer Antibiotikatherapie, am besten während der ersten zwei Stunden des Temperaturanstiegs, entnommen werden.

Sepsis

Schwere Infektion mit Aussaat von Mikroorganismen oder deren Toxinen. In über 50 % der Fälle als Urosepsis.

Symptome

Hypothermie oder Fieber, Tachykardie über 90/min, Tachypnoe, Hypotonie, Hypoxämie, Bewusstseinsstörungen.

Septischer Schock

Hypoperfusion von Organen, akutes Atemnotsyndrom (ARDS). Wird ausgelöst durch Endotoxine meist gramnegativer, in den letzten Jahren auch zunehmend grampositiver Erreger.

Symptome

Gekennzeichnet durch Kreislaufverfall mit Multiorganversagen und Verbrauchskoagulopathie. ▶ Schock.

Flush

Definition

Hautröte des Kopfes und der oberen Brustbereiche mit Hitzegefühl. Auftreten anfallsweise, spontan oder nach körperlicher Anstrengung.

Ursachen

Der Flush wird auf einen gesteigerten Anfall endokrin aktiver Substanzen zurückgeführt (▶ Tab. 23).

- Klimakterium, Postmenopause
- medikamentös: durch vasoaktive Substanzen
- Karzinoidsyndrom
- Phäochromozytom
- Erkrankungen des Mastzellsystems

Diagnoseweisende Begleitsymptome

Vom Flush differenzialdiagnostisch abzugrenzen sind andere Ursachen eines „roten Gesichts“:

- essenzielle Hypertonie
- Polyzythämie, Polyglobulie
- chronischer Alkoholismus
- Cushing-Syndrom
- Diabetes mellitus
- Erysipel, Rosazea, familiäre Rubeosis
- Lupus erythematodes, Dermatomyositis
- Mitralstenose
- schweres Lungenemphysem
- fieberhafte Zustände
- Witterungseinflüsse
- Pickwick-Syndrom

Diagnostik

Anamnese

- Seit wann, wie oft, und wie lange tritt die Symptomatik auf?
- Koinzidenz von Eintritt der Menopause und Beginn der Symptomatik?
- Medikamenteneinnahme
- Schweißausbrüche
- Hitzewallungen
- körperliche Schwäche
- innere Unruhe
- intestinale Symptome wie Durchfall, Übelkeit, Bauchkrämpfe
- Atemnot
- Tachykardie

Tab. 23 Flush: differenzialdiagnostische Überlegungen [6]

Begleitsymptom	**Mögliche Ursache**
Keine Diarrhö/Hypertonie	
• Hitzewallungen, Schwitzen • innere Unruhe • psychische Instabilität nach Eintritt der Menopause	Postmenopause
enger zeitlicher Zusammenhang mit Medikamenteneinnahme	medikamentös induzierte Flush-Attacken
Dauerhafte oder episodische Hypertonie	
• evtl. Kopfschmerzen, Schwitzen, Palpitationen • Nebensymptome können auch vollständig fehlen!	Phäochromozytom
Diarrhö	
• vermehrter Tränenfluss • Tachykardie • Hypotonie • Asthmaattacken • Teleangiektasien • evtl. Hepatomegalie (Metastasen)	Karzinoidsyndrom
Makulopapulöse Hauteffloreszenzen	
• rundliche, gelblich- bis rötlich-braunfarbene, hypermelanotische papulöse Hauteffloreszenzen • Hitzewallungen • Juckreiz	Urticaria pigmentosa
• Oberbauchschmerzen • Übelkeit, Erbrechen • Diarrhö	systemische Mastozytose

Klinische Untersuchung

- Blutdruckmessung, Herzfrequenz, Herzgeräusche, Bronchospastik
- Suche nach Hautveränderungen
- Leber- und Milzgröße

Labor

- CRP/BSG
- Blutbild
- Blutzucker, Kalium, Kalzium
- Urin auf Katecholamine und 5-Hydroxyindolessigsäure

Weiterführende Untersuchungen

- Sonografie des Abdomens
- Endoskopie
- Echokardiografie

- je nach Verdachtsdiagnose Knochenmarkuntersuchung, dermatologische und gynäkologische Untersuchung

Foetor

Definition

Der Umgebung auffälliger, evtl. gezielt diagnostisch verwertbarer Geruch.

Ursachen

Erkrankungen im Mund- und Rachenraum
- Stomatitis, Gingivitis, Karies
- Tonsillarpfröpfe oder -abszess
- Infektion der Zungenpapillen
- Diphtherie
- Mumps, Scharlach
- Stomatitis bei Agranulozytose, akuter Leukose etc.
- Tumorexulzeration
- herabgesetzte Speichelsekretion bei psychischer Erregung und nach Psychopharmakaeinnahme

Erkrankungen der Luftwege
- Bronchiektasien, Lungenabszess, zerfallende Tumoren

Erkrankungen von Ösophagus und Magen-Darm-Trakt
- Ösophagusdivertikel
- Gastritis
- Erkrankungen des oberen Intestinaltrakts
- Besiedelung des Dünndarms mit Dickdarmflora
- Obstipation

Komatöse Zustände
- diabetisches Koma
- urämisches Koma
- hepatisches Koma

Intoxikationen
- Zyankalivergiftung
- Phosphorvergiftung

Alkohol, Nikotin

Sonstige Ursachen
- konsumierende Erkrankungen
- Phenylketonurie

> **!** **Merke** Mundgeruch ist ein sehr häufiges Symptom, dessen Ursache sich in den meisten Fällen nicht eruieren lässt.

Diagnoseweisende Begleitsymptome

- Fieber, Abgeschlagenheit, Halsschmerzen: **Infektionskrankheit**
- Zahnfleischbluten, Zahnschmerzen: **Gebisssanierung** erspart evtl. weitere Abklärung
- Bewusstseinstrübung: Hinweis auf **Stoffwechselstörung**
- Acetongeruch (an einen Obstkeller mit Äpfeln erinnernd): **diabetisches Koma**
- Ammoniakgeruch, urinöser Geruch: **urämisches Koma**
- süßlich-fauliger Geruch: **hepatisches Koma**
- Bittermandelöl: **Zyankalivergiftung**
- Knoblauchgeruch: **Phosphorvergiftung**
- mausähnlicher Geruch: **Phenylketonurie**
- süßlicher Geruch: **Diphtherie**
- foetider Geruch: **Lungenabszess**

Diagnostik

Anamnese

- Dauer und Intensität des Geruchs
- vorausgegangene Infektionserkrankungen
- Zahnschmerzen
- Halsschmerzen
- Magenschmerzen
- Erbrechen
- Stuhlunregelmäßigkeiten
- Medikamenteneinnahme, Alkohol
- Aspiration erinnerlich
- Frage nach Leber-, Darm-, Magen-, Lungenerkrankungen; Diabetes mellitus

Klinische Untersuchung

- Inspektion des Mund-Rachen-Raums
- Zahnstatus
- gezielte Suche nach klinischen Zeichen von Leber-, Darm-, Magen-, Lungenerkrankungen

Labor

- Harnstoff, Kreatinin, Elektrolyte, Gesamteiweiß, Blutzucker
- Blutbild
- Blutgasanalyse
- Urinstatus

Weiterführende Untersuchungen

- röntgenologischer Zahnstatus
- Röntgen-Nasennebenhöhlen
- Rachenabstrich, Sputum, Bronchoskopie
- Magensaft, Gastroskopie

Gangstörungen

Definition

Abweichung vom normalen Bewegungsablauf in der Stand- und/oder Schwungphase des Gehens. Der Gang kann in vielfältiger Weise gestört sein.

Ursachen

Vorübergehend auftretende Gangstörung

TIA	Durchblutungsstörungen im vertebrobasilären System.

Persistierende Gangstörungen

▶ Parkinsonismus	Kleine trippelnde Schritte. Schlurfender Gang mit leicht gebeugten Knien bei nach vorne geneigtem Oberkörper. Die angewinkelten Arme werden beim Gehen nicht mitbewegt.
▶ Ataxie	Störung der Bewegungsabläufe mit Auftreten unzweckmäßiger Bewegungen. Bei Kleinhirnerkrankungen, Hinterstrangaffektionen, z. B. Tabes dorsalis, AIDS, bestimmten Polyneuritisformen. Der breitbeinige schwankende Gang ähnelt dem eines Betrunkenen. Die Gangunsicherheit wird besonders deutlich bei raschen Kehrtwendungen.
Hemiparese	Tritt z. B. bei Tumoren, nach Schlaganfällen oder Hirnverletzungen auf. Der Patient zirkumduziert das hypertone paretische Bein, d. h., er schwingt es im Halbkreis nach vorne.
Paraspastik	Tritt auf bei spastischer Spinalparalyse, spinalen raumfordernden Prozessen. Der Paraspastiker schiebt beide Füße hörbar schleifend nach vorne.
Multiple Sklerose	Typisch ist eine Kombination von ataktischem und paraspastischem Gang.
Fußheberlähmung	Bei Peronaeusschädigung, Läsion von L5, toxischer oder diabetischer Polyneuropathie. Der schlaff herab-

hängende Fuß wird mit der Spitze zuerst und nach abnorm starkem Hochheben des Beins mit einem klappenden Geräusch aufgesetzt. Steppergang.

Hysterische Gangstörung — Das Bein wird auf dem Boden gerade schleifend nachgezogen oder aber die Patienten führen akrobatische Verrenkungen aus, wobei sie aber nicht oder zumindest nicht ernsthaft zu Fall kommen.

Diagnoseweisende Begleitsymptome

- vorübergehende Gangstörung, Schwindel und Gangataxie, Doppelbilder, Sehstörungen bzw. Gesichtsfeldausfälle, verwaschene Sprache, Schluckstörungen, Hemi- bzw. Tetraparese, Hörstörung, transitorische Amnesie, Drop-Attacks (blitzartige atonische Stürze): **TIA** im vertebrobasilären System
- halbseitige Lähmungen: **Schlaganfall**
- breitbeinig schwankender Gang: **Kleinhirnerkrankungen**
- Watschelgang: **Schwäche der Beckengürtel-Oberschenkel-Muskulatur**
- Roboter- oder Scherengang: **spastische Parese der Beine**
- Stepper- oder Storchengang: **periphere Fußheberparese.**
- Vgl. auch ▶ Tremor, ▶ Spastik, ▶ Rigor, ▶ Parkinsonismus.

> ! **Merke** Beim alten Menschen ist der Gang (Tempo, Art und Variabilität der Schritte sowie die Fähigkeit, sich dabei zu unterhalten) ein guter Indikator für Gesundheitszustand, Muskelmasse und geistige Fitness.

Diagnostik

Anamnese

- Vorerkrankungen, traumatische Nervenverletzungen, Schlaganfall
- Alkoholkonsum, Drogen etc.

Klinische Untersuchung

- Reflexasymmetrie
- Tonussteigerung oder -minderung
- Muskelatrophien
- Sensibilitätsprüfung
- Fallen und Schwanken

- weitere Zeichen des Parkinsonismus: Tremor, Rigidität, Bradykinesie
- Beurteilung der **Ruhehaltung:** z. B. vornübergeneigt bei Parkinsonismus, Lendenlordose bei Muskeldystrophie
- **Einbeinstand:** Auch bei Gesunden ist die Standsicherheit unterschiedlich.
- **Gehen:** Man achte auch auf Haltung, Größe der Schritte, Mitbewegung der Arme.

Gehprüfungen — Dienen der Beurteilung der Beinmotorik, der Bewegungskoordination, der Schrittlänge, auffälliger Einseitigkeit, von Torkeln, Mitbewegungen etc. Dazu lässt man den Patienten vorwärts und rückwärts gehen, sowohl mit offenen als auch geschlossenen Augen; frei, auf einem vorgezeichneten Strich und Fuß vor Fuß.

Fußspitzen-/Hackengang — Beide geben über distale Paresen Auskunft. Der Hackengang ist bei einer Schwäche der Dorsalextensoren, z. B. bei Peronaeusparese oder Polyneuropathie, frühzeitig nicht mehr ausführbar.

Romberg-Versuch — Der Patient wird aufgefordert, mit angenäherten Fußspitzen unter Augenschluss ruhig stehen zu bleiben. Koordinative Störungen führten zu stärkerem Schwanken, während ein geringes Pendeln physiologisch ist.

Blindgang — Der Patient geht mit geschlossenen Augen vor- und rückwärts. Bei fehlender Augenkontrolle wirkt der ataktische Gang unsicher (Gangataxie).

Seiltänzergang — Der Patient wird aufgefordert, Fuß vor Fuß setzend auf einer Linie vorwärts zu gehen. Die Prüfung erfolgt zunächst mit offenen, dann mit geschlossenen Augen.

Monopedales Hüpfen — Bei Störungen der lokomotorischen Koordination ist das Hüpfen auf einem Bein erschwert.

Tretversuch — Der Patient soll bei Verdacht auf eine Vestibularisstörung mit geschlossenen Augen am Ort treten. Nach 50 Schritten ist beim Gesunden maximal eine Drehung von 45° zu erwarten.

Sterngang — Der Patient geht mit geschlossenen Augen je zwei Schritte vor und zurück. Bei einer Störung des Labyrinths dreht er sich allmählich auf die Seite des Ausfalls.

! Merke Gangunsicherheit, häufig in Kombination mit Schwindel, führt durch die eingeschränkte Mobilität und durch Stürze zu vielfältigen Alltagsproblemen und einer reduzierten Lebensqualität im Alter. Deshalb ist es wichtig, relevante Defizite zu erkennen und wenn möglich gezielt zu behandeln (Tab. 24).

Tab. 24 Gangstörungen im Alter, modifiziert nach [23]

Defizit (Erkrankung)	Typische Präsentation
Sensorische Defizite (Polyneuropathie, bilaterale Vestibulopathie, Visusminderung)	Beschwerden vor allem beim Gehen, besonders bei schlechten Lichtverhältnissen und auf unebenem Boden
Neurodegeneration (Parkinson-Syndrome, zerebelläre Ataxie, degenerative Demenzen	Gangstörung mit zusätzlichen motorischen, koordinativen und kognitiven Auffälligkeiten
Angst zu stürzen, Intoxikationen (Alkohol, Medikamente)	verlangsamtes Gehen mit haltsuchenden Armbewegungen, Vermeidungsverhalten

Weiterführende Untersuchungen

Fachärztliche neurologische Untersuchung und Diagnostik.

Gedächtnisstörungen

Definitionen

Dysmnesie — Störungen von Gedächtnis und Lernleistungen.

Hypomnesie — Störung von Merkfähigkeit und Erinnerung, wobei neuere Erlebnisse stärker betroffen sind als ältere. Oft einhergehend mit mangelnder Konzentration und schwankender Aufmerksamkeit. Meist allmähliches Auftreten. Frühsymptom!

Hypermnesie — Bestimmte Erinnerungen tauchen bes. lebhaft auf, z. B. bei Zwangsideen.

Demenz — Klinisches Syndrom mit dem Kernsymptom Gedächtnisstörung.

Ursachen

Meist hirnorganische Veränderungen.

Beginnende Demenz

M. Alzheimer — Fortschreitende diffuse Hirnatrophie, die schon im 5.–6. Lebensjahrzehnt auftreten kann. Weitere Symptome sind Desorientiertheit, Verwirrtheit, Unruhe. Diagnostisch sind senile Plaques und Neurofibrillendegeneration zusammen mit der klinischen Symptomatik bei Fehlen anderer Demenzursachen.

Vaskuläre Enzephalopathien	Die vaskuläre Demenz ist allein oder kombiniert für ca. 20 % der Demenzfälle verantwortlich. Man unterscheidet ischämisch/hypoxische (Multiinfarktdemenz) von der mikroangiopathischen Demenz durch Arteriosklerose kleiner Blutgefäße.
M. Parkinson	Eine Demenz tritt bei ca. 30 % der Parkinson-Patienten auf.
Kortikale Lewy-Körper-Demenz	Klinisch mildes Parkinson-Syndrom mit frühzeitiger Demenz.
Pick-Krankheit	Progressive Hirnatrophie, Beginn zwischen 40.–60. Lebensjahr
Prionenkrankheiten	Durch die BSE in den Mittelpunkt des Interesses geraten. Rasch progressive Demenz mit Myoklonien und durchschnittlicher Überlebenszeit von 8 Monaten.
HIV-Infektion	AIDS-Enzephalopathie: chronischer hirnorganischer Leistungsabbau bei ca. 50 % der AIDS-Patienten mit neurologischer Manifestation.

Intoxikation

- Kohlenmonoxid
- Blei, Quecksilber
- Alkohol
- Medikamente (z. B. Schlafmittel, Tranquilizer)
- Drogen

Schädel-Hirn-Trauma

- postkommotionelles Syndrom

Stoffwechselstörungen

- Hypoglykämie
- Leberzelleninsuffizienz
- Hypothyreose
- Morbus Cushing

Psychiatrische Erkrankung

- Schizophrenie
- Depression

Psychovegetativ

Diagnoseweisende Begleitsymptome

- Erinnerung an Daten, Fakten und Lebensereignisse bes. betroffen: Störungen des deklarativen Gedächtnisses; bei **Störungen im Temporallappen**

- Handlungsabläufe wie Binden eines Knotens, Schreibmaschineschreiben, Spielen eines Musikinstruments erschwert: Störungen des prozeduralen Gedächtnisses; bei **Parkinson** und **Chorea Huntington**
- Die momentane Bewusstheit und damit Verfügbarkeit von Gedächtnisinhalten ist betroffen: Störungen des Arbeitsgedächtnisses; bei **Schizophrenien und Prozessen des Frontallappens**
- Schwindel, Stimmungslabilität, höheres Alter: **Zerebralsklerose**
- Unruhe, Desorientierung, Verwirrtheit, Fassade erhalten, Beeinträchtigung der Alltagsfähigkeiten: **M. Alzheimer**
- zunehmende Kopfschmerzen, Schwindel, Lähmungen: **Hirntumor**
- Doppelbilder, Tremor, path. gesteigerte Reflexe: **multiple Sklerose**
- Müdigkeit, Reizbarkeit, Benommenheit, Meningismus: **Enzephalitis**

G

! Merke Warnsignale für Demenz:
- Vernachlässigung der Hygiene und des Aussehens
- mangelnde Hygiene im Haushalt
- Schwierigkeiten, früher normale Alltagsaufgaben zu erledigen
- Verwirrung, Nachlassen von Urteilsvermögen, Gedächtnis und Denken
- Stimmungsschwankungen bzw. -änderungen, Persönlichkeitsveränderung, Depression
- häufige Verwendung falscher Begriffe
- Schwierigkeit bei der Verfolgung von Handlungssträngen oder Anweisungen
- Nachlassen des Orientierungssinnes

Diagnostik

Anamnese

Qualität der Gedächtnisstörung: gestörte Merkfähigkeit, mangelnde Konzentration, schwankende Aufmerksamkeit
- Besteht auffälliges Leistungsversagen, mangelnde Erholungsfähigkeit?
- Schlafstörungen?
- Sind dadurch Alltagsaktivitäten gestört oder eingeschränkt?

- Störung der räumlichen und/oder zeitlichen Orientierung?
- Seit wann werden die Gedächtnisstörungen bemerkt? Fremdanamnese!
- Vorgeschichte von Schädel-Hirn-Traumen?
- Alkohol- oder Drogenabusus?
- Intoxikationen?
- Medikamente?
- Ernährungsanamnese

Klinische Untersuchung

- Prüfung von Orientierung
- Prüfung von abstraktem Denken, z. B. durch Fragen nach dem Sinn von Sprichwörtern, nach Synonymen oder Gegensätzen
- Unfähigkeit, sich nach 5 Minuten an drei Objekte zu erinnern: Störung des Kurzzeitgedächtnisses
- Unfähigkeit, sich an Ereignisse vom Vortag zu erinnern: Störung des Langzeitgedächtnisses
- Vorliegen einer Aphasie, Alexie, Apraxie, Akalkulie?
- Blutdruck, gründliche kardiovaskuläre Untersuchung

G

Labor

- Blutbild, CRP
- Elektrolyte, Blutzucker, Leber- und Nierenwerte
- Urinstatus
- Schilddrüsenwerte, TPHA-Test
- Folsäure und Vit. B_{12}

Weiterführende Untersuchungen

- EKG, Langzeit-EKG
- Gefäßdoppler
- klinische Assessmenttests zur Beurteilung der kognitiven Fähigkeiten
- orientierende internistische Abklärung und psychiatrischen Status
- EEG
- CCT, MRT
- Liquor

! Merke Die wesentliche klinische Aufgabe besteht im Erkennen behandelbarer Demenzformen!

Gelenkbeschwerden

Definitionen

Arthralgie	Gelenkschmerz.
Arthritis	Gelenkentzündung.
Arthropathie	Im weiteren Sinn Gelenkleiden, im engeren Sinn degenerative Gelenkerkrankung.
Arthrose	Degenerative Gelenkerkrankung, die meist aus einem Missverhältnis zwischen Beanspruchung und Beschaffenheit bzw. Leistungsfähigkeit der einzelnen Gelenkanteile und -gewebe entsteht. Dabei spielen neben einer Veranlagung zu frühzeitigem Verschleiß auch Missbildungen, Fehlstellungen, Fehlbelastungen, Traumata, Übergewicht etc. eine Rolle.

G

! Merke Gelenkschmerzen entstehen vor allem in der Synovia. Hauptsächlich durch Entzündung, Kapselspannung bei Erguss, Fehlbelastung und mechanische Irritation sowie durch periartikuläre Veränderungen.

Ursachen

Trauma	• Distorsion • Fraktur • Bänderriss • Meniskusläsion • Luxatio
Degenerativ-rheumatische Gelenkerkrankungen	• Arthritis deformans • Spondylosis deformans • Periarthrosis humeroscapularis
Bakterielle Infektion mit direktem Gelenkbefall	• Staphylokokken, Streptokokken, Salmonellen, E. coli, Pseudomonas, Gonokokken, Pneumokokken, Meningokokken, Tuberkelbakterien, Yersinia enterocolica • sog. Herdinfekte (Tonsillen, Zähne, Gallenblase, Prostata) ohne Erregernachweis
Para- oder postinfektiöse Arthritis/Arthralgie	• Borreliose (Lyme-Krankheit) • Yersinia pseudotuberculosis • Scharlach • Gonorrhö

	• Tuberkulose • Brucellosen • Salmonellen • Coxsackie • Mumps • Hepatitis B • Masern • M. Reiter • Behçet-Syndrom • Löfgren-Syndrom (akuter M. Boeck)
Entzündlich-rheumatische Gelenkerkrankungen	• rheumatisches Fieber • chronische Polyarthritis • Kollagenkrankheiten • M. Bechterew • Sjörgen-Syndrom
Arthropathien bei Stoffwechsel-krankheiten	• Gicht • Hyperlipidämie • Alkaptonurie (Ochronose)
Arthropathien verschiedener Ätiologie	• Tabes (Knie) • Syringomyelie (Schultern) • Hämophilie, Hämarthros (Knie) • Psoriasis (bes. distale Fingergelenke) • Colitis ulcerosa, M. Crohn • M. Whipple • Hämochromatose • endokrine Erkrankungen wie Schilddrüsenerkrankungen, Akromegalie, M. Cushing, Steroidtherapie nach längerer Dauer und abruptem Absetzen • Tumoren der Gelenke • Erkrankungen des Knorpels • Osteochondrosis dissecans • familiäre Chondrokalzinose • Arthritis mutilans • paraneoplastisch (bes. Bronchuskarzinom) • M. Boeck • Avitaminosen • Caplan-Syndrom

Allgemeine Begleitsymptome

Je nach Krankheitsursache manifestieren sich die Symptome an verschiedenen Gelenken:

- **überwiegend kleine Gelenke:** rheumatoide Arthritis, Arthritis psoriatica, paraneoplastische Arthropathie, Periarteriitis nodosa
- **überwiegend große Gelenke:** rheumatisches Fieber, Colitis ulcerosa, M. Crohn, Lupus erythematodes
- **Mono- oder Oligoarthropathie:** Arthrosis deformans, Arthritis urica, infektiöse Arthritis, M. Reiter, Ochronose, neurogene Arthropathie

Wichtig für das therapeutische Vorgehen ist die Unterscheidung zwischen Arthrose und Arthritis anhand typischer Begleitsymptome (▶ Tab. 25).

Tab. 25 Gelenkbeschwerden: Kriterien zur Unterscheidung von Arthrose und Arthritis

Arthrose	Arthritis
Anlaufschmerz	Dauerschmerz (in Ruhe, auch nachts und bei Bewegung)
Anlaufsteifheit (Startsteifheit, Gefühl des Eingerostetseins)	Steifheit (besonders morgens, von längerer Dauer)
Wulste an den Gelenkrändern	Schwellung (sulzige Verdickung der Gelenkkapsel, Erguss)
Druckdolenzen am Gelenkrand, an Sehnenansätzen um das Gelenk, Muskelverspannungen	Überwärmung, Rötung, Funktionsausfall
Endphasenschmerz, Bewegungsausfall (aktiv und passiv)	Schmerzen während der gesamten Bewegung
Gelenkgeräusche (Reiben, Knarren, Knacken)	

Diagnoseweisende Begleitsymptome

- Durchfälle: **Colitis ulcerosa, M. Whipple, Salmonellose**
- Ikterus: **Hepatitis**
- trockene Haut und Schleimhäute, Konjunktivitis: **Sjögren-Syndrom**
- Konjunktivitis, Urethritis bei jüngeren Männern: **M. Reiter**

- Iritis, Konjunktivitis, Skleritis: **chronische Polyarthritis**
- Erythema anulare: **rheumatisches Fieber**
- Erythema nodosum: **M. Boeck, Kolitis**
- Iritis: **M. Bechterew**
- Urtikaria: akute **Allergie**
- Sprunggelenk/Fuß, Gelenkserythem, starke Berührungsempfindlichkeit und Bewegungseinschränkung: **Gicht**
- Raynaud-Syndrom: **Sklerodermie**

Hintergrund

Im Folgenden ein Überblick über wichtige Krankheitsbilder, die mit Gelenkbeschwerden einhergehen:

Lyme-Krankheit (Borreliose)

Die Krankheit beginnt 3 bis 30 Tage nach einem Zeckenbiss mit vielgestaltigen Allgemeinbeschwerden (Kopfschmerzen, Übelkeit, Fieber) und einem Erythema chronicum migrans, das spontan abheilt. Die neurologischen (Radikulitis), kardialen (Peri-/Myokarditis) und arthritischen Komplikationen folgen Wochen bis Jahre später.

Gelenkbefall

In der Hauptsache sind Knie- und Sprunggelenke befallen.

Rheumatisches Fieber

Spezifische Entzündungsreaktion auf Toxine von Streptokokken der Gruppe A. Die Krankheit läuft in 3 Stadien ab: Streptokokkenangina – Latenzperiode – rheumatisches Fieber. Bei Ausbruch des rheumatischen Fiebers ist kein Streptokokkus mehr im Blut und nur noch bei einem geringen Teil der Patienten im Rachenabstrich nachweisbar.

Gelenkbefall

Bei der Polyarthritis wandern die Schmerzen von Gelenk zu Gelenk, die Gelenke sind geschwollen, gerötet, heiß und in ihrer Beweglichkeit eingeschränkt. Bevorzugt befallen sind die großen Gelenke.

! **Merke** Schweres rheumatisches Fieber ist heute eine Erkrankung der Entwicklungsländer. In den Industriestaaten tritt es überwiegend subakut auf. Ob es sich hierbei um eine Malignitätsänderung der Streptokokken (auch Scharlach verläuft heute leichter als früher) oder um die Folge der häufigen Anwendung von Penicillin bei Halsinfektionen handelt, ist nicht geklärt. Disponierend sind schlechte soziale Lage, familiäre Veranlagung sowie das Alter.

G

Hintergrund

Diagnose

Oft ist nur ein Teil der Symptome vorhanden oder der Verlauf ist atypisch. Man hat deshalb die Diagnose eines rheumatischen Fiebers an das Vorhandensein mindestens zweier sog. Hauptkriterien oder eines Hauptkriteriums und zweier Nebenkriterien gebunden.

Hauptkriterien:

- Karditis
- Polyarthritis
- Chorea minor
- Erythema anulare
- subkutane Knötchen

Nebenkriterien:

- Fieber
- Arthralgie
- PQ-Verlängerung im EKG
- beschleunigte BSG, Leukozytose, C-reaktives Protein
- vorherige Erkrankungen an rheumatischem Fieber
- rheumatische Erkrankungen in der Familie
- Hinweis auf vorausgegangene Infektion mit β-hämolysierenden Streptokokken (Scharlach, Streptokokkennachweis, erhöhter Antistreptolysintiter)

Rheumatoide Arthritis (chronische Polyarthritis)

Chronische, in Schüben verlaufende Erkrankung des Bindegewebes. Im Mittelpunkt des Krankheitsgeschehens steht eine Synoviitis als Folge einer Immunvaskulitis, die zu Autoaggressionsvorgängen in den befallenen Gelenken führt. Im Serum finden sich Antikörper gegen Immunoglobuline (Rheumafaktoren).

Gelenkbefall

Krankheitsbeginn

- oft schleichend mit spindelförmiger Schwellung und schmerzhafter Bewegungseinschränkung eines oder mehrerer Metakarpophalangeal- und/oder Interphalangealgelenke des 2., 3. und 4. Fingers (selten Fingerendgelenke)
- auch Schmerzen und Schwellung eines großen Gelenks (am häufigsten Kniegelenke), evtl. passager, oft symmetrisch
- Morgensteife der Gelenke

Weiterer Verlauf

- entweder in Schüben mit spontanen Remissionen oder chronisch-progredient
- durch Schwellung schmerzhafte Bewegungseinschränkung und zunehmende Gelenkdestruktion
- Auftreten von Deformitäten: ulnare Deviation der Hand, Subluxation verschiedener Gelenke, später Ankylose, sekundäre Arthrose

Arthritis bei Psoriasis
Tritt bei etwa 10 % der Psoriatiker auf. Genese unklar.
Gelenkbefall
Typisch ist der Befall „im Strahl" der Finger- und Zehenendgelenke, daneben kommen oligoartikuläre Erkrankungen großer Gelenke vor. Die Symptomatik ist ähnlich der bei rheumatoider Arthritis.

Fingerpolyarthrose
Primäre Arthrose, von der Frauen etwa 10-mal häufiger befallen werden als Männer.
Gelenkbefall
Typisch sind derbe, meist schmerzlose Auftreibungen an den Fingerend- und Fingermittelgelenken, jedoch nicht an den Grundgelenken (mit Ausnahme des Daumengrundgelenks). Als **Heberden-Knötchen** werden bilaterale Exostosen an den dorsalen Fingerendgelenken, als **Buchard-Knoten** spindelförmige Auftreibungen an beiden Seiten der Fingermittelgelenke bezeichnet. Die Knoten entwickeln sich langsam über Jahre, wobei die Krankheitserscheinungen bis auf kurz dauernde Morgensteifigkeit und gelegentliche Parästhesien der Fingerspitzen gering sind.

G

Diagnostik

Anamnese

Krankheitsdauer und -aktivität	
Lokalisation der Beschwerden	Mono-, oligo- oder polyartikulärer Befall.
Persönliche Daten	Geschlecht, Alter, berufliche Beanspruchung können wichtige differenzialdiagnostische Kriterien sein, z. B. M. Reiter bei Männern im jüngeren und mittleren Lebensalter, Arthrosen aufgrund chronischer beruflicher Belastung.
Schmerzcharakter	• Anlauf- oder Dauerschmerz • Belastungsschmerz • morgendliche Steifigkeit
Allgemeinzustand	Fieber, Gewichtsverlust, Nachtschweiß, Müdigkeit weisen auf eine entzündliche oder systemische Erkrankung hin.
Begleitsymptome	
Grundkrankheit	Zum Beispiel Gicht, Infektion, M. Crohn u. a.
Vorerkrankungen	Zum Beispiel Tonsillitis, Enteritis etc., Zeckenbiss.

Klinische Untersuchung

Gelenkbefall	• Unterscheidung Arthritis – Arthrose (▶ Tab. 25) • Art und Ausdehnung, Seitenvergleich • Entzündungserscheinungen: Schwellung, Rötung, Erguss • Funktionsfähigkeit der Gelenke
Hauterscheinungen	• z. B. Psoriasis • Erythema nodosum, Erythema anulare • trockene Haut • Xanthelasmen, Gichttophi
Augenveränderungen	• Iritis • Konjunktivitis • Skleritis
Organvergrößerung	Palpation von Leber, Milz und Lymphknoten.

G

Labor

- CRP/BSG: spiegeln die Krankheitsaktivität wider
- Harnsäure
- Rheumafaktor, antinukleäre Faktoren (ANA)
- Urinstatus

Weiterführende Untersuchungen

Weitere mikrobiologische, serologische und Antikörperuntersuchungen richten sich nach der klinischen Verdachtsdiagnose.

Rheumafaktor	Ein erhöhter Rheumafaktor tritt nur in ca. 80 % aller Fälle von chronischer Polyarthritis und auch nur selten zu Beginn, meist vielmehr im Lauf des ersten Jahres der Krankheit auf.
Streptokokkenserologie	Zur Diagnose des rheumatischen Fiebers.
Röntgenuntersuchungen	Pathologische Befunde zeigen sich oft erst nach monatelangem Krankheitsverlauf. Gerade bei der Arthrose kann oft ohne entsprechende röntgenologische Veränderungen über typische Beschwerden geklagt werden, während andererseits Patienten mit ausgeprägten röntgenologischen Veränderungen beschwerdefrei sind.

! **Merke** Die Laborbefunde treten in ihrer diagnostischen Wertigkeit weit hinter den anamnestischen und klinischen Befunden zurück. Deshalb stützt sich die Diagnose von Gelenksbeschwerden in der Hauptsache auf Anamnese und Symptome!

Genitalblutungen

Definitionen

Die normale Menstruation tritt in ca. 28-tägigen Intervallen auf, dauert 3–6 Tage und geht mit einem Blutverlust von ca. 50 ml einher. Von diesem Schema abweichende zusätzliche Blutungen sowie vor der Menarche bzw. nach der Menopause auftretende Blutungen sollen im Folgenden als **atypische Blutungen** behandelt werden.

Hypermenorrhö	Verstärkte Periodenblutung.
Hypomenorrhö	Zu schwache Periodenblutung.
Oligomenorrhö	Zu selten auftretende Periodenblutung.
Polymenorrhö	Zu häufige Periodenblutung (Periode kürzer als 25 Tage).
Menorrhagie	Verlängerte Periodenblutung.
Ovulationsblutung	Schwache Blutung zur Zeit der Ovulation.
Prämenstruelle Vorblutung	Blutung vor dem Einsetzen der regulären Menstruation.
Metrorrhagie	Zwischenblutung, Blutung ohne Zusammenhang mit der Menstruation.
Kontaktblutungen	Blutungen bei oder nach dem Geschlechtsverkehr.

Ursachen

Hypermenorrhö	Anovulatorische Zyklen, verzögerte Abstoßung des Endometriums, Uterus myomatosus, Intrauterinspirale, Entzündungen, Lageveränderungen des Uterus, lokale Hyperfibrinolyse.
Hypomenorrhö	Endometriumhypoplasie, individuelle Eigenart.
Oligomenorrhö	Lang dauernde Follikelpersistenz oder verzögerte Follikelreifung, postmenopausale Blutung.
Polymenorrhö	Verkürzte Follikelphase, beschleunigte Follikelreifung, ungeregeltes Follikelwachstum, anovulatorische Zyklen mit kurz dauernder Follikelpersistenz, vorzeitige Involution des Corpus luteum.
Menorrhagie	Unregelmäßige Abstoßung des Endometriums, Myome, Endometritis, Polypen.

Ovulationsblutung	Vorübergehender Hormonabfall beim Follikelsprung.
Prämenstruelle Vorblutung	Intrauterinspirale, Polypen, Corpus-luteum-Insuffizienz.
Metrorrhagie	Benigne und maligne Tumoren, Myome, Polypen, Schwangerschaftsstörungen, Intrauterinspirale, Ovulationshemmer.
Kontaktblutungen	Tumoren, insbesondere Zervixkarzinom, Polypen, Verletzungen, Zervixektopie, Zervizitis.
Endometriose	

Diagnoseweisende Begleitsymptome

- fleischwasserähnlicher Ausfluss, Kontaktblutung: **Portiokarzinom, Kollumkarzinom**
- schmerzlose LK-Schwellung in der Leiste, Pruritus vulvae, Brennen: **Vulvakarzinom**
- verlängerte, verstärkte Menses, Resistenz im Unterbauch: **Uterusmyom**
- verlängerte Menses, sehr heftige Schmerzen, zyklusassoziierte Probleme bei Miktion und Stuhlgang, Infertilität: **Endometriose**

Diagnostik

Anamnese

- Blutungskalender, Stärke der Blutung (Zahl der Vorlagen), Schmerzen, Menarche? Menopause? Frühere Periodenblutungen?
- Basaltemperaturkurve anfertigen lassen
- Differenzialdiagnose von Blutungen aus der Blase oder dem Rektum: Blutungen beim Geschlechtsverkehr, Juckreiz oder Brennen der Vulva, Harninkontinenz und/oder Obstipation (bei Descensus uteri)

Klinische Untersuchung

- Inspektion der Vulva
- Palpation des Abdomens auf Resistenzen im Unterleib
- Palpation der Leistenlymphknoten
- rektale Untersuchung
- Hinweise auf Descensus uteri
- gynäkologische Fachuntersuchung

Weiterführende Untersuchungen

- Malignomausschluss
- Ausschluss einer Schwangerschaft
- Hormonuntersuchungen

! Merke Die Abklärung und Diagnosesicherung muss durch eine gynäkologische Fachuntersuchung erfolgen.

Geruchsstörungen

Definitionen

Störungen des Geruchssinns. Vgl. auch ▶ Geschmacksstörungen.

Anosmie	Aufhebung der Geruchswahrnehmung.
Hyposmie	Verminderung der Geruchswahrnehmung. Insbesondere aromatische Gerüche sind betroffen. Die Mahlzeiten schmecken fade.
Hyperosmie	Krankhafte Steigerung der Geruchswahrnehmung, die der Patient als unangenehm empfindet.
Parosmie	Veränderung der Geruchswahrnehmung, evtl. mit unangenehmem Charakter.
Kakosmie	Geruchsmissempfindungen.
Presbyosmie	Verschlechtertes Riechvermögen mit zunehmendem Alter.

! Merke Selten wird der Arzt wegen einer Geruchsstörung aufgesucht. Sie wird meist erst bei der Anamnese angegeben. Störungen des Geruchsempfindens können wichtige lokaldiagnostische Hinweise geben.

Ursachen

Schädeltrauma: Abriss der Nn. olfactorii, Kontusion des Bulbus olfactorius.

Praxistipp
Die Störung des Geruchssinns tritt meist erst nach einer Latenz von Wochen bis Monaten auf.

Tumoren:
- Olfaktoriusneurinom
- Tumoren des Stirnhirns oder der Sellagegend

Nasen- und Nasenneben-höhlenaffektionen	• Rhinitus sicca • nach grippalen Infekten • bei Ventilationsstörungen (einseitig) • Stirnhöhlenabszesse

Praxistipp
Erkrankungen von Nase/Nasennebenhöhlen sind lt. US-National Health Survey, 2005, mit einer Prävalenz von 14,8 der Gesamtbevölkerung die häufigsten chronischen Gesundheitsstörungen überhaupt und gehen oft mit einem abgeschwächten Geruchsvermögen einher.

Aura eines epileptischen Anfalls	
Neurodegenerative Erkrankungen	M. Parkinson, M. Alzheimer, Lewy-Body-Demenz
Toxische Schädigung	• Vielzahl von Medikamenten (Lipidsenker, Analgetika, Antiseptika, Zytostatika, Diuretika) • Industriegifte • Insektizide • Schwermetalle
Olfaktoriusneuritis	
Schwangerschaft	
Psychogen	
Seltenere Ursachen	• multiple Sklerose, Tabes dorsalis, progressive Paralyse • Diabetes mellitus • M. Paget • Tbc, Lues, Wegener-Granulomatose, Sarkoidose

! Merke Riechstörungen sind ein häufiges Begleitsymptom bei neurodegenerativen Erkrankungen und können den typischen kognitiven und motorischen Einschränkungen um Jahre vorausgehen.

Diagnoseweisende Begleitsymptome

- psychische Auffälligkeit, Sehstörung durch Optikusatrophie, Stauungspapille auf der Gegenseite: **Olfaktorius-Meningeom**
- Hirnnervenausfälle, Riesenwuchs, Impotenz, Cushing: **Hypophysentumor**
- Anamnese von Trauma, frontobasaler Fraktur: **Abriss der Fila olfactoria**

- Meningitis, Allgemeinerkrankung, Fieber: **Olfaktoriusneuritis**
- ausgeprägte Geruchsmissempfindung bis -halluzination: **Tumor, Epilepsie, Psychose**
- einseitige Geruchsstörung: Ursache **lokal im Nasen-Rachen-Raum**

Diagnostik

Anamnese

- Ist der Geruchssinn vermindert (fades Essen = quantitative Störung) oder verändert (qualitative Störung)?
- Seit wann besteht die Störung?
- Ist sie dauernd vorhanden oder nur gelegentlich (z. B. im Rahmen eines epileptischen Anfalls)?
- vorausgegangene Traumen, Entzündungen, Erkrankungen der Nasennebenhöhlen oder des Nasen-Rachen-Raums
- Kopfschmerzen, Allgemeinbefinden
- Wesensänderung
- Medikamente
- Exposition zu Gewerbegiften, Schwermetallen etc.
- Liegen hormonelle Störungen vor?

Klinische Untersuchung

- Allgemeinstatus
- neurologische Untersuchung
- **Riechtest:** Der Patient schließt die Augen und hält ein Nasenloch zu; dann muss er nacheinander an drei Proben riechen (aromatische Stoffe, sogenannte Trigeminusreizstoffe, kombinierte Geruchs- und Geschmacksstoffe) und diese benennen.

> **! Merke** Die Prüfung des Geruchsvermögens ist eine subjektive Methode!

Labor

- CRP, Blutbild
- serologische Untersuchungen
- Liquoruntersuchungen

Weiterführende Untersuchungen

- Röntgen-Schädel, CCT, MRT
- EEG

- Röntgen/CT-Thorax
- HNO-ärztliches Konsil
- neurologisches Konsil

Geschmacksstörungen

Definitionen

Störungen des Geschmackssinns. Vgl. auch ▶ Geruchsstörungen.

Ageusie — Fehlen der Geschmacksempfindung.

Hypogeusie — Beeinträchtigung der Geschmacksempfindung.

G

! Merke Die Differenzierung von Geruchs- und Geschmacksstörungen ist in der Praxis oft schwierig.

Ursachen

Lokal
- Einwirkung toxischer Substanzen auf die Zungenschleimhaut, Nikotinabusus
- Atrophie der Geschmackspapillen (Perniziosa, bei alten Personen)
- Zungenbelag (Vitaminmangel, schwere Allgemeinerkrankung, lange Antibiotikatherapie)

Zentral (Prozesse an der Schädelbasis)
- Schädel-Hirn-Trauma
- neurologische Erkrankung
- Malignom

Krankheitsprozesse im Mittelohr

Nach Einnahme bestimmter Medikamente — Penicillamin, Antidepressiva, L-Dopa u.a. (▶ Tab. 26). Geschmacksstörungen sind in der Regel vorübergehend und mit Geruchsstörungen gekoppelt.

Tab. 26 Geschmacksstörungen: Medikamente, die Geruch und Geschmack beeinträchtigen können (nach Schmidt, Malin) [11]

Stoffgruppe	Wirkstoff
Amöbizide und Antihelminthika	Metronidazol
Antihistaminika	Chlorpheniramin
Antiinfektiosa	Amphotericin B, Ampicillin, Cefamandol, Griseofulvin, Ethambutol, Lincomycin, Sulfasalazin, Streptomycin, Tetrazykline, Tyrothricin

Tab. 26 Geschmacksstörungen: Medikamente, die Geruch und Geschmack beeinträchtigen können (nach Schmidt, Malin) [11] *(Forts.)*

Stoffgruppe	Wirkstoff
Antirheumatika, Analgetika	Allopurinol, Colchicin, Gold, Levamisol, D-Penicillamin, Phenylbutazon
Antiseptika	Hexetidin
Dentalhygienika	Sodiumlaurylsulfat (in Zahnpasta)
Diuretika und Antihypertonika	Captopril, Diazoxid, Etacrynsäure, Nifedipin, Propanolol, Spironolacton
Lipidsenker	Clofibrat, Lovastatin, Pravastatin
Lokalanästhetika	Benzocain, Procain-HCl, Kokain-HCl, Tetracain-HCl
Muskelrelaxanzien und Parkinsonmittel	Baclofen, Levodopa
Opiat	Codein, Hydromorphin-HCl, Morphin
Psychopharmaka, Antiepileptika	Carbamazepin, Phenytoin, Lithium, Trifluoperazin, Amitriptylin, Clomipramin, Doxepin, Imipramin
Sympathomimetika	Amphetamin
Thyreostatika	Carbimazol, Methylthiouracil, Propylthiouracil, Thiouracill
Zytostatika und Immunsuppressiva	Doxorubicin, Methotrexat, Azathioprin, Carmustin, Vincristin

G

Diagnoseweisende Begleitsymptome

- Ausfall des Bitterschmeckens: **N. glossopharyngeus**
- Ausfall des Sauer-Salzig-Süß-Schmeckens: Störungen im Bereich der **Chorda tympani**
- Neurologische Ausfälle weiterer Hirnnerven, Sensibilitätsstörungen: **zentrale Ursache**
- Haarwuchsstörung, trophische Störungen der Fingernägel: **Zinkmangel**
- Zungenbeläge, Ulzera in der Mundhöhle: **Immunsuppression**
- psychische Störungen, Wahnvorstellungen, Verhaltensauffälligkeiten: **Schizophrenie, Hysterie**

Diagnostik

Anamnese

- genaue Schilderung der Geschmacksstörung: quantitativ (Hypo-, Ageusie), qualitativ (Unterscheidung von Geruchsstörungen), Schmerzen bei Kontakt mit Speisen?

- Trauma, Ohrenprobleme, Vorerkrankungen, Malabsorption
- Medikamentenanamnese
- Nikotinabusus?

Klinische Untersuchung

- Inspektion der Zunge, des Mundraums und des Nasen-Rachen-Raums
- neurologische Untersuchung insbes. der Hirnnerven
- orientierende Geschmacksprüfung bei zugehaltener Nase, unter Zwischenschaltung von Mundspülungen: süß (Zucker), salzig (Kochsalz), sauer (Zitronensäure, Essigsäure), bitter (Chinin)

Labor

G

- Blutbild
- Vit. B_{12}
- Zink
- Liquoruntersuchungen

Weiterführende Untersuchungen

- Zungenabstrich
- Röntgen-Schädel, CCT, MRT
- Schilling-Test

Gewichtsverlust ▸ Untergewicht

Gleichgewichtsstörungen ▸ Schwindel

Globusgefühl

Definition

Chronisches oder intermittierendes Fremdkörper-, Enge- oder Verschleimungsgefühl im Rachen. Die Patienten haben das Gefühl, als ob dauernd ein Kloß in ihrem Hals stecke. Sie haben jedoch keinerlei Schwierigkeiten, feste Nahrungsbestandteile zu schlucken.

Ursachen

Der Globus pharyngeus (früher G. hystericus) im eigentlichen Sinn wird als neurotisches Symptom ohne organische Ursache betrachtet. Differenzialdiagnostisch davon abzugrenzen ist die ▶ Dysphagie, der immer eine organische Ursache zugrunde liegt. Beim Globus pharyngeus besteht keine objektiv nachweisbare Ursache für die Beschwerden. Die Patienten weisen oft auch andere neurotische Persönlichkeitsmerkmale auf.

! **Merke** Wichtig ist, das Globusgefühl von organischen Ursachen einer Schluckstörung zu differenzieren. Dazu gehören auch die Beschwerdekreise Hals-Rachen-Schmerzen, retrosternale Schmerzen sowie Beschwerden im oberen Thoraxbereich.

Allgemeine Begleitsymptome

- Anspannung, Stress, Angst vor Tumorerkrankung
- Depression
- vegetative Symptomatik
- Migräne
- keine Probleme mit fester Nahrung

Diagnostik

Anamnese

- Charakter, Dauer und Zeitpunkt der Beschwerden
- Abhängigkeit der Beschwerden von Belastung (physisch, psychisch) oder Lagewechsel
- Schluckbeschwerden beim Essen fester Nahrung oder beim Trinken
- Begleitsymptome, die für eine organische Erkrankung sprechen: Aufstoßen, Mundgeruch, Gewichtsverlust; trockener Mund, Ekelgefühl, Erbrechen; Herzbeschwerden, Atemnot
- Medikamentenanamnese
- Vorerkrankungen

Klinische Untersuchung

- Inspektion des Mund- und Nasen-Rachen-Raums
- gründliche internistische Untersuchung
- HNO-ärztliche Untersuchung

Weiterführende Untersuchungen

- Ösophagogastroskopie
- Breischluck

Haarausfall

Definition

Effluvium (Haarausfall) führt zum Zustand der Alopezie (Haarlosigkeit), die im Kopfbereich auch Calvities (Glatze) genannt wird. Ein Haarausfall kann diffus oder umschrieben sein.

Pathophysiologie

Beim Menschen vollzieht sich der Entwicklungszyklus des Haares individuell in den einzelnen Haarfollikeln. 80 % der Kopfhaare befinden sich jeweils in der Wachstumsphase (anagene Phase), nur ca. 20 % in der Ruhephase (telogene Phase). Die Zwischenstadien zwischen beiden Phasen werden schnell durchlaufen.

Formen

Frühtyp
Bei Einwirkung stärkerer Noxen erfolgt im Verlauf von Stunden bis Tagen eine Umwandlung in dystrophische Haare. Der Haarausfall setzt nach wenigen Tagen ein. Hier liegt eine Alopezie vom Frühtyp oder **dystrophische Alopezie** vor.
Spättyp
Stärke und Wirkungsdauer einer einwirkenden Noxe sowie die Empfindlichkeit des einzelnen Haarfollikels beeinflussen die Reaktion des Haars auf den schädigenden Einfluss. Die sich in der Anagenphase befindenden, mitotisch aktiven Follikel sind besonders empfindlich. Bei Einwirkung einer leichten Noxe wandeln sich die Anagenhaare vorzeitig in Telogenhaare um. Es entsteht die Alopezie vom Spättyp oder **telogene Alopezie.** Der Haarausfall setzt (entsprechend der Dauer der Telogenphase) nach 2–4 Monaten ein.

Ursachen

Herdförmige Alopezien

Alopecia areata

Entzündlicher, meist herdförmiger Haarausfall ohne Zerstörung des Haarfollikels. Die Genese ist unklar.

	Symptome Runde haarlose Herde, wobei jedoch die Follikelöffnungen erhalten sind. Tüpfelnägel als häufiges Begleitsymptom. **Verlauf** Die Krankheit kann vollständig abheilen, einen chronisch-rezidivierenden Verlauf nehmen oder zum völligen Verlust des Kopfhaares bzw. der ganzen Körperbehaarung führen.
Trichotillomanie	Herdförmiges Ausreißen der Haare; psychogen.
Vernarbung	• Haut-Tbc • nach Verletzung • Mykose
Atrophie	• nach Röntgenschädigung • Lichen ruber • Lupus erythematodes
Idiopathisch	
Dermatomykosen	• Trichophytie • Mikrosporie

Diffuse Alopezien

Reversibel	• Infektionskrankheiten • Giftstoffe und Medikamente (Thallium, Zytostatika, lang dauernde Antikoagulanzienbehandlung, Colchicin, Kontrazeptiva) • hormonelle Umstellungen (Schwangerschaft, Wochenbett) • Erkrankungen des endokrinen Systems (Diabetes mellitus, Hypophysen-, Schilddrüsen-, Nebenschilddrüsenunterfunktion, Hyperthyreose) • psychischer Stress • Eisenmangel mit oder ohne Anämie • Vitamin-B-Mangel, Vitamin-A-Mangel bzw. -Überdosierung • Malabsorption
Irreversibel	**Chronisch-diffuse Alopezie des Mannes** Eine erbliche Disposition liegt vor. Die Alopezie beginnt häufig bereits früh und verläuft mit unterschiedlicher Progredienz. Erwachsenenhaare werden durch Flaumhaar ersetzt. Das Bild mit „Geheimratsecken“ und Glatze ist typisch.

Chronisch-diffuse Alopezie der Frau

Beginnt meist im 3.–4. Lebensjahrzehnt und schreitet langsamer voran als beim Mann.

Der Haarausfall ist diffuser als beim Mann und fällt vor allem im Scheitelbereich auf. Zur typischen Glatzenbildung kommt es meist nicht. Es besteht eine Seborrhö.

Diagnoseweisende Begleitsymptome

- umschriebener, büschelweiser Haarausfall, keine sonstigen Beschwerden: **Alopezia areata**
- Nägelkauen, Haare und Haarboden unauffällig, Affektstörung: **Trichotillomanie**
- fettige Gesichtshaut, Schuppenbildung, Juckreiz: **Seborrhö**
- Nervosität, Tachykardie, Tremor: **Hyperthyreose**
- Entbindung, fehlende Laktation, Amenorrhö, Gewichtsverlust: **Sheehan-Syndrom**
- Operation, psychisches oder körperliches Trauma, schwere Allgemeininfektion: **passagerer Haarausfall**
- Diarrhö, Gewichtsabnahme, Glossitis, Mundwinkelrhagaden: **Malabsorption**
- trockene schuppende Haut, Ödeme, Nagelveränderungen: **Eiweißmangel, Kachexie**

Diagnostik

Anamnese

- Wie viele Haare fallen täglich aus?
- Begleiterkrankungen?
- Medikamente?
- Gravidität?
- Glatze bei anderen Familienmitgliedern?
- Seelische Belastungen?
- Rasierhäufigkeit?
- Abgelaufene Infektion?
- Ernährungsgewohnheiten?

Klinische Untersuchung

- sorgfältige Inspektion der Kopfhaut
- klinische Inspektion des Haarwuchses an allen Körperregionen: Axilla, Pubes, Bartwuchs, Augenbrauen
- Nagelinspektion

- Hinweise auf zugrunde liegende Erkrankungen: Zeichen für ▶ Anämie, Schilddrüsenstörung (▶ Schilddrüsenvergrößerung), sonstige hormonelle Störungen

Labor

- CRP
- Blutbild
- Elektrolyte
- Hormonuntersuchungen je nach Verdachtsdiagnose

Weiterführende Untersuchungen

Zählen der ausgefallenen Haare	Ein Haarverlust von bis zu 100 Haaren pro Tag ist normal.
Trichogramm	Ein Büschel von etwa 60 Haaren wird mit einer Klemme auf einmal ausgezogen. Unter dem Mikroskop kann man das Entwicklungsstadium der Haarwurzel und den Bau des Haares beurteilen.

H

Hämatemesis

Definition

Bluterbrechen, bei Einwirkung von Magensäure, sog. Kaffeesatzerbrechen.

> **! Merke** Zunächst sollten eine Blutung aus Mund oder Nase sowie eine ▶ Hämoptoe ausgeschlossen werden.

Ursachen

Lokale Ursachen im Verdauungstrakt

Betrifft 85–90 % aller gastrointestinalen Blutungen.

Ösophagus

- Ösophagusvarizen
- Tumor
- Mallory-Weiss-Syndrom
- Trauma (z. B. durch Fremdkörper)
- Refluxösophagitis
- Hiatushernie

Magen und Duodenum

- Gastritis
- Magen- bzw. Duodenalulkus

- Karzinom
- Gefäßmissbildungen

Systemische Ursachen

- hämorrhagische Diathesen einschließlich Antikoagulanzientherapie
- Hypertonie (selten, tritt häufiger mit Nasenbluten auf)
- Urämie
- Aortenaneurysma mit Ösophagusarrosion

Praxistipp
Obwohl die prozentualen Anteile von den einzelnen Autoren unterschiedlich angegeben werden, besteht Einigkeit darüber, dass am häufigsten folgende Krankheiten eine Hämatemesis verursachen:
- peptische Ulzera (45–70 %)
- erosive Gastritis
- Ösophagusvarizen
- Mallory-Weiss-Syndrom (Schleimhautrisse im Kardiabereich)

Diagnoseweisende Begleitsymptome

- Blutung nach massivem krampfartigen Erbrechen: **Mallory-Weiss-Syndrom**
- Nüchternschmerz, der sich bei Nahrungsaufnahme bessert: **Ulcus duodeni**
- Speise-Unverträglichkeiten, Inappetenz, Abneigung gegen Fleischspeisen; Gewichtsverlust, Abgeschlagenheit, Leistungsknick; Anämie; Druckgefühl und Schmerzen im Oberbauch, Teerstuhl: **Magenkarzinom**
- Schluckbeschwerden: **Kardiakarzinom**
- Übelkeit und Erbrechen: Karzinom mit **Stenosierung im Antrum**

! Merke Beim Magenkarzinom oft Beschwerdefreiheit bis zum Stadium der Inoperabilität.
Ansonsten eher uncharakteristische Beschwerden.

Diagnostik

Anamnese

- Medikamente: Antikoagulanzien, Salizylate, Phenylbutazon, Kortikoide
- Ernährungsanamnese
- Vorerkrankungen von Magen und Ösophagus

- Oberbauchbeschwerden
- Fragen nach typischen Begleitsymptomen Sodbrennen, Dysphagie, Übelkeit, Erbrechen

Klinische Untersuchung

Inspektion
- Ikterus
- Spider-Nävi
- Palmarerythem

Palpation
- Leber- und Milzvergrößerung
- Aszites
- rektal-digitale Untersuchung
- palpabler Oberbauchtumor
- Lymphknotenmetastasen (Virchow-Drüse in der Supraklavikulargrube links bei Magenkarzinom)

Labor

- Hb, Hk, Thrombozyten, Gerinnung
- Kreatinin, Bilirubin
- Blut im Stuhl (Benzidinprobe)
- CRP

H

Praxistipp
Blutgruppe, Kreuzprobe (falls Bluttransfusionen nötig werden)!

Weiterführende Untersuchungen

Endoskopie: Ösophago- und Gastroskopie sind das sicherste Diagnostikum.

Röntgen: Erst nachdem die akute Blutung überwunden ist.

! Merke Große Blutverluste können bei Blutung aus Ösophagusvarizen, peptischen Ulzera sowie erosiver Gastritis auftreten. Beginnende Schocksymptomatik (Schwäche, Schwitzen, Tachykardie, Durstgefühl, Pulsfrequenz über 100/min, systolischer Blutdruck unter 100 mmHg) macht eine umgehende Klinikeinweisung sowie Notfallendoskopie erforderlich.

Hämaturie

Definition

Ausscheidung roter Blutkörperchen im Urin. Auch der Gesunde scheidet bis zu 3.000 Erythrozyten/ml mit dem Urin aus (= bis zu 4 Erys/Gesichtsfeld). Mehr als 4 Erys pro Gesichtsfeld sind pathologisch.

Mikrohämaturie	Die Erythrozyten sind nur mikroskopisch nachweisbar.
Makrohämaturie	Mit bloßem Auge erkennbare Rot- oder Braunfärbung des Urins. Auch hierbei ist jedoch der Blutverlust meist verhältnismäßig gering. Bei stärkeren Blutungen kommt es zur Bildung von Koageln, wobei wurmförmige Koagel aus Niere oder Ureteren, klumpige Koagel aus der Blase stammen.
Hämoglobinurie	Der Urin ist hierbei fleischwasserfarben.

Praxistipp

„Roter" Urin kann auch bedingt sein durch

- Nahrungsmittel (Rote Bete)
- Medikamente (Phenolphthalein in Laxanzien, Methyldopa u. a.)
- Porphyrie
- Melanome
- Blutbeimengung im Rahmen genitaler Blutungen bei Frauen

Ursachen

Harnröhre	• Trauma, Fremdkörper, Katheterverletzungen • Urethritis • Tumoren
Prostata	• Karzinom • Prostatitis
Blase	• hämorrhagische Zystitis, Zystitis nach Zytostatikabehandlung, Blasensteine • Fremdkörper, Blasenverletzungen • Karzinom, andere maligne Tumoren • Papillom, Angiom • Blasentuberkulose • Divertikel • Blasenvarikose in der Gravidität, Endometriose • Bilharziose
Ureteren	• Steine • Tumoren • Trauma
Nierenbecken	• Steine • Nierentrauma • maligne Tumoren, benigne Tumoren
Nierenparenchym	• Glomerulonephritiden, Herdnephritis bei Sepsis und bakterieller Endokarditis

- Nierenkarzinom
- Wegener-Granulomatose, Kollagenosen wie Periarteriitis nodosa und Lupus erythematodes, M. Schoenlein-Henoch
- chronische, interstitielle Nephritis
- Pyelonephritis mit obstruktiver Uropathie, Nierenabszess
- Nierentrauma
- Niereninfarkt, Nierenvenenthrombose, Nierentuberkulose
- Zystennieren
- Stauungsnieren bei Herzinsuffizienz, maligner Hypertonus
- Intoxikation mit nephrotoxischen Substanzen

Hämorrhagische Diathese

Allgemeine Begleitsymptome

Die Hämaturie kann nach Ausmaß der Blutung eingeteilt werden. Ist sie mit bloßem Auge sichtbar, spricht man von Makrohämaturie, zeigt sie sich nur mikroskopisch, wird sie als Mikrohämaturie bezeichnet.

Differenzialdiagnostische Schlüsse nach Typ und Ausmaß der Hämaturie sind nur bedingt zuverlässig:

Massive Hämaturie — Vor allem bei Nieren- und Blasentumoren, Nieren- und Blasentuberkulose, Zystennieren, Prostataleiden, hämorrhagischer Diathese sowie Antikoagulanzientherapie.

Mittelstarke Hämaturie — Vorkommen z. B. bei Steinen, Infekten, Glomerulonephritis.

Mikrohämaturie — Vorkommen z. B. bei Steinen, Infekten, Divertikeln, Hydronephrose.

Diagnoseweisende Begleitsymptome

- Flankenkolik, Obstipation, Übelkeit, Erbrechen: **Nephrolitiasis**
- Hypertonie, Ödeme, Nierenfunktionseinschränkung: **Glomerulonephritis**
- Purpura, Fieber, Arthralgien, Abdominalkoliken: **Purpura Schoenlein-Henoch**
- stechende Flankenschmerzen, Fieber, Hypertonie: **Nierenarterienembolie**

- Flankenschmerzen ohne Kolik, Fieber, sonografisch vergrößerte Nieren ohne Aufstau: **Nierenvenenthrombose**

Hintergrund

Kurzer Überblick zu wichtigen Nierenerkrankungen:

Nierentumoren – hypernephroides Karzinom
Makrohämaturie häufigstes Symptom (bei ca. ⅔ der Patienten). Anfängliche **Schmerzen** können auftreten, gewöhnlich stehen Schmerzen jedoch erst im Spätstadium im Vordergrund. Es handelt sich dann um einen dumpfen Schmerz, der im Rücken lokalisiert wird. Er entsteht durch Kompression des Ureters mit Rückstau, perirenale Ausbreitung des Tumors oder durch Tumorblutung in die Nierensubstanz. Wird ein Blutgerinnsel oder eine Ansammlung von Tumorzellen durch den Ureter ausgetrieben, können die Schmerzen kolikartig sein.

Akute postinfektiöse Glomerulonephritis
Auftreten 1–3 Wochen nach einem Infekt mit der klassischen **Symptomentrias** Hämaturie, Ödeme und Hypertonie. **Untersuchungsbefunde:** Antistreptolysintiter in 50–100 % der Fälle erhöht, Leukozytose, erhöhte BSG, Nachweis hämolysierender Streptokokken im Rachenabstrich (in ca. 50 % der Fälle).

Diagnostik

Anamnese

- Umstände des Auftretens der Hämaturie
- Häufigkeit
- Miktionsbeschwerden
- Koliken
- Fieber
- Ödeme
- sonstige Begleitsymptome
- Vorerkrankungen von Nieren oder Harnwegen
- Medikamente, z. B. Antikoagulanzien

Klinische Untersuchung

- Nierenpalpation, Blasenpalpation
- Zustand von Harnröhre und Prostata
- Augenhintergrund
- gynäkologische Untersuchung
- bei V. a. lokalisierte Harnwegserkrankung urologische Untersuchung

! Merke Zuerst Bestätigung der Hämaturie durch mikroskopische Untersuchung des Urins, chemische Reaktion (Benzidinprobe), Ausschluss vaginaler Blutungen oder sonstiger Ursachen von „rotem" Urin (s. o.) sowie Feststellung des Ausmaßes der Hämaturie.

Labor

- Urinstatus mit quantitativer Bestimmung der Ausscheidung von Erythrozyten, Leukozyten und Eiweiß in 24 Stunden
- Blutbild mit Hämatokrit
- Kreatinin und Harnstoff im Serum
- Blutzucker
- Quicktest, weitere Blutgerinnungstests (▶ Blutungsneigung)
- Ca, P, Serumeiweiß

Drei-Gläser-Probe

- initiale Blutung: am ehesten aus der Harnröhre
- Blutung am Ende der Miktion: am ehesten aus der Blase
- Blutung während der ganzen Miktion: aus Niere oder Ureteren

Weiterführende Untersuchungen

Je nach Verdachtsdiagnose oder vorhandenen Befunden, z. B.:

- Leukozyturie: bakteriologische Kultur vom Mittelstrahlurin
- Harnwegsinfektion zweifelhaft: Urinkultur nach Blasenpunktion
- Erythro- und Leukozytose ohne Bakteriurie: Ziehl-Neelsen-Färbung
- akutes Fieber mit Ikterus: Transaminasen, KBR auf Leptospirose
- Herzklappenfehler: Blutkulturen
- bekanntes Nierensteinleiden: Steinanalyse, Harnsäure, Ca, Phosphor, AP, quantitative Ausscheidung von Ca und P in Urin
- Hyperkalzämie: Röntgenaufnahme des Skeletts.
- unbekannte Blutungsquelle: Zystoskopie während der Blutung (Quelle z. B. Blase oder Harnröhre, einseitige Nierenblutung)
- radiologische Untersuchungen wie Urografie, Sonografie, Angiografie, Computertomografie
- Nierenbiopsie

Hämoptoe

Definition

Blutung aus dem Bereich der Atemorgane, entweder als Beimischung von Blut zum Auswurf **(Hämoptysis)** oder als reines Blut **(Hämoptoe).** Beide Begriffe werden häufig auch synonym verwendet.

Differenzialdiagnosen

Hämatemesis

Die Patienten sind sich oft nicht im Klaren, ob sie das Blut erbrochen oder ausgehustet haben. Daneben kann eine Hämoptoe eine ▶ Hämatemesis vortäuschen, wenn Blut, das ursprünglich aus den Lungen stammte, verschluckt und wieder erbrochen wird. Folgende Kriterien können zur Unterscheidung herangezogen werden:

- **Farbe:** Bei Hämoptoe ist das Blut hell und nicht verklumpt, dagegen nach HCl-Einwirkung bei Hämatemesis oft schwärzlich verfärbt oder kaffeesatzähnlich.
- **Blutmenge:** Bei Hämoptoe ist die Blutmenge relativ klein, meist nur einige ml. Erschöpfung und Schock sind im Gegensatz zur Hämatemesis eine Ausnahme.
- Eine geringe Hämoptoe geht mit einer fleckigen oder streifigen Verfärbung des Sputums einher, oft ist das Sputum noch mehrere Tage nach der Hämoptoe blutig tingiert.

Blutung aus dem Mund

Bei Gingivitis, Leukämie, Agranulozytose, Simulation. Die Blutmenge ist gering.

Epistaxis

Blut, welches aus der Nase stammt, wird besonders im Schlaf leicht aspiriert und später wieder ausgehustet. Dasselbe kann im Anschluss an eine Operation im Bereich der oberen Luftwege geschehen.

Ursachen

Thorakale Ursachen

Larynx, Trachea

- Tracheitis
- Karzinom
- Angiom

Bronchien

- Bronchitis
- Bronchiektasien
- Karzinom, Adenom

Lungen	• Pneumonie, Abszess, Tuberkulose, Aspergillose • Lungeninfarkt • Lungenkarzinom • Wegener-Granulomatose
Herz	• Mitralstenose • Linksherzinsuffizienz

Extrathorakale Ursachen

- Leukämie
- hämorrhagische Diathese

Diagnoseweisende Begleitsymptome

- neu aufgetretener persistierender Husten oder Verschlechterung eines Raucherhustens mit Gewichtsverlust, Inappetenz, Müdigkeit: **Bronchialkarzinom**
- rezidivierende Hämoptoe, Aushusten von Blut mit Schleimbeimengung: **chronische Bronchitis**
- Gewichtsverlust, Nachtschweiß, Hinweise auf Immunsuppression: **Tuberkulose**
- rötlich tingiertes, schaumiges Sputum: **akute Linksherzinsuffizienz**
- Blutungszeichen an Haut und Schleimhäuten: **hämorrhagische Diathese**
- Stridor, Heiserkeit: **Kehlkopftumor**
- akuter, hochfebriler Beginn: **Pneumonie**

Diagnostik

Anamnese

- Häufigkeit der Anfälle?
- Sputum: Aussehen des abgehusteten Materials, Häufigkeit?
- Rauchgewohnheiten; andere inhalative Noxen?
- Aspiration erinnerlich?
- Blutungsneigung auch an anderen Körperstellen?
- Vorerkrankungen von Herz, Lungen, Gelenken?
- Infektion?

Klinische Untersuchung

- Inspektion von Nase, Mund, Rachen
- Untersuchung des respiratorischen Systems
- Lymphknotenstatus
- weitere Blutungszeichen

Labor

- CRP, Blutbild, Gerinnung
- Tbc-Test, Bakteriologie
- Serologie

Weiterführende Untersuchungen

- Röntgen/CT-Thorax
- EKG
- Bronchoskopie

Harninkontinenz

Definitionen

Stetiges schmerzloses Harnträufeln bzw. Unvermögen, den Urin willkürlich zurückzuhalten. Folge von Störungen im unteren Harntrakt oder von Störungen der nervösen Steuermechanismen.

Stressinkontinenz/Belastungsinkontinenz: Urinabgang bei raschem intrabdominalem Druckanstieg (Lachen, Husten, Niesen etc.), der nicht durch erhöhten Tonus des Blasensphinkter aufgefangen wird.

Dranginkontinenz: Mehr oder weniger große Urinabgänge, die durch unkontrollierte Blasenkontraktionen und Detrusorinstabilität bedingt sind.

! Merke Harninkontinenz bei Frauen ist häufig und kann in jedem Alter auftreten.

Ursachen

Anatomisch
- Missbildungen des Urogenitaltrakts wie Epispadie, hochgradige Hypospadie, extravesikale Mündung eines Ureters
- traumatische Schädigung des Blasenschließmuskels, z. B. durch Geburt, Operation
- Blasenperforation, Blasenfistel

Neurogen
- Spina bifida, Meningozele
- multiple Sklerose, Tabes dorsalis, Perniziosa, Syringomyelie
- Rückenmarksläsionen

Funktionell
- Neurose, Psychose

Relative Inkontinenz	• Frauen mit geschwächter Beckenmuskulatur nach schweren Geburten oder Operationen, Descensus vaginae oder uteri, Uterusmyom • Urethritis, Zystitis • Prostatahypertrophie, Sphinktersklerose
Dysregulation im Alter	• Eine gewisse Enthemmung der Blase scheint der üblichen, mit dem Alter zunehmenden Dysregulation zu entsprechen. Nicht selten führt Inkontinenz zur Langzeitpflege in einem Heim.
Enuresis nocturna (nächtliches Einnässen)	• Reifungsstörungen • ADH-Mangel • affektive Störungen • Hospitalismus • Harnwegsmissbildungen • Zysto- oder Rektozele • Sphinkterinsuffizienz • Harnwegsinfekt • Prostatahypertrophie • hirnorganische Störungen • Debilität

Diagnoseweisende Begleitsymptome

- Urinabgang tröpfchenweise, unvollständige Blasenentleerung: **Harnstau**
- Urinabgang beim Husten, Heben, Aufstehen: **Stressinkontinenz**
- Harndrang, Pollakisurie, Leukozyturie: **Zystitis**
- imperativer Harndrang, Nykturie, Pollakisurie: **Syndrom der überaktiven Blase**

> **Praxistipp**
> Wichtig ist die Unterscheidung zwischen Drang- und Belastungsinkontinenz.

Diagnostik

Anamnese

- Ausmaß des Urinabgangs
- Abgang bei bestimmten Anlässen oder dauernd, durch bestimmte Reize auslösbar, im Zusammenhang mit einer körperlichen Bewegung, beim Liegen? Zu bestimmter Tageszeit oder nachts? Verbunden mit Harndrang oder unbemerkt?

- Urinabgang bei Stress oder emotional belastenden Situationen?
- Schmerzen im Unterbauch
- häufige Harnwegsinfekte
- nephrologische oder neurologische Erkrankungen, Stoffwechselkrankheiten
- Operationen, Geburten
- Medikamenteneinnahme

Klinische Untersuchung

- Palpation und Perkussion der Blase
- rektal-digitale Untersuchung
- urologische Untersuchung
- gynäkologische Untersuchung
- neurologische Untersuchung

Labor

- Urinstatus und Urinsediment
- Urinkultur

! Merke Bei jeder Inkontinenz ist der Resturin zu bestimmen!

Weiterführende Untersuchungen

- Sonografie
- Miktionsprotokoll (wie oft, ungefähre Schätzung der Menge durch Wiegen der Vorlage)
- Hustenprovokationstest
- Urethrozystoskopie, Zystomanometrie, Urografie

Hautveränderungen ▸ Exantheme, ▸ Flush

Heiserkeit

Definition

Belegte oder raue, klanglose Stimme, in der schlimmsten Fortentwicklung Aphonie. Stimmstörungen entstehen durch unregelmäßige Schwingungen der Stimmlippen und ein gestörtes Verhältnis zwischen exspiratorischem Druck und laryngealem Muskeltonus, evtl. mit erhöhtem Luftverbrauch beim Sprechen.

Ursachen

Akute Infekte der Kehlkopfschleimhaut	• akute Viruslaryngitis • Grippe-Krupp, stenosierende Laryngotracheitis durch Viren • Diphtherie-Krupp
Chronische Infekte der Kehlkopfschleimhaut	• chronische Sinubronchitis • Kehlkopftuberkulose
Andere Veränderungen an den Stimmbändern	• Tumoren: Schreiknötchen, Papillome, Karzinom • Lähmung: Rekurrensparese, funktionelle Störungen bei unphysiologischer Stimmbildung • Austrocknung der Luftwegsschleimhaut bei Mundatmung • Hypothyreose: Das Myxödem der Stimmbänder führt zu der typischen rauen, grunzenden Stimme. • Hypoproteinämie verschiedenster Genese bewirkt nichtentzündliche Stimmbandödeme
Psychogen	• sog. hysterische Aphonie

! Merke Bei ungeklärter Heiserkeit von mehr als 4 Wochen muss ein Larynxkarzinom ausgeschlossen werden!

Diagnoseweisende Begleitsymptome

- nächtlicher rauer Husten, Schmerzen im Kehlkopf- und oberen Brustbereich: **Laryngitis, Tracheitis**
- Husten, Dyspnoe und Erstickungserscheinungen: **Krupp**
- Schmerzen, Dysphagie, Gewichtsverlust, Lymphknotenschwellung: **Malignom**
- Infektanfälligkeit, Halsschmerzen: **chronische Tonsillitis**
- klanglose Stimme bei klangvollem Husten: **hysterische Aphonie**
- heisere, tiefe Stimme bei einer älteren Frau: **Raucherin**
- Beruf Sänger, Lehrer: **Stimmbandknötchen**
- Fremdkörpergefühl mit Räusperzwang: **chronische atrophische Laryngitis**
- Sprechanstrengung mit Heiserkeit, keine weiteren Symptome oder Risikofaktoren: **hyperfunktionelle Stimmstörung**

H

Diagnostik

Anamnese

- Auftreten plötzlich oder chronisch?
- Nikotinabusus?
- Halsschmerzen, Husten
- Vorerkrankungen, Bestrahlungen, Operationen
- Beruf

Klinische Untersuchung

- Inspektion des Nasen-Rachen-Raums
- HNO-ärztliche Untersuchung

Weiterführende Untersuchungen

- Abstrich
- Laryngoskopie
- verschiedene glottografische Verfahren

Hepatomegalie

Definition

Normal ist eine Lebergröße von 9 bis 12 cm entlang der rechten Medioklavikularlinie. Ein palpabler Leberrand bedeutet nicht in jedem Fall Lebervergrößerung. Auch bei gesunden Individuen kann der Leberrand 1–2 cm unter dem rechten Rippenbogen zu tasten sein. Daneben kann eine Lebervergrößerung z. B. durch Zwerchfelltiefstand vorgetäuscht werden, während andererseits ein Zwerchfellhochstand die Leber kleiner erscheinen lässt. Man sollte den unteren Leberrand stets palpatorisch und perkutorisch bestimmen. Diagnostisch ist die Sonografie.

Vgl. ▶ Ikterus, ▶ Splenomegalie.

Ursachen

Venöse Stauung

Akuter Leberstau

- akute Rechtsherzinsuffizienz
- Myokardinfarkt
- Pericarditis constrictiva

Chronischer Leberstau

- lange bestehende Rechtsherzinsuffizienz

Budd-Chiari-Syndrom

Krankheitsbild bei Verschluss der Lebervenen unterschiedlicher Genese.

- Lebervenenthrombose
- Polyzythämie
- Osteomyelosklerose
- lokale Prozesse in der Umgebung der Lebervenen

Gallestauung

- Gallengangsobstruktion, z. B. bei Pankreaskopfkarzinom
- Choledocholithiasis

Entzündliche Leberaffektionen

- Virushepatitis A–E, Non-A–E-Hepatitis
- infektiöse Mononukleose, M. Weil
- unspezifisch-reaktive Hepatitis bei bakteriellen Erkrankungen, insbesondere bei Sepsis
- chronisch-aggressive und chronisch-persistierende Hepatitis
- Alkoholhepatitis, Drogenhepatitis

Leberzirrhose

Chronisch-entzündliche Lebererkrankung, die durch Leberzelluntergang und -regeneration, Bindegewebsproliferation und knötchenförmigen Umbau des Organs gekennzeichnet ist. Bei Schädigung der Leber durch chronisch-intermittierende Noxen, z. B. Alkohol, chronische Hepatitis, Speicherkrankheiten, venöse Stauung. Manchmal bleibt die Ursache auch ungeklärt.

- posthepatitisch
- alkoholisch
- cholangitisch
- kryptogen

Fettleber

- chronischer Alkoholabusus
- Überernährung
- Diabetes mellitus
- Hyperlipidämie
- chronisch-konsumierende Erkrankungen
- medikamentös-toxisch

Diffuse Infiltration

Knochenmarks- und retikuloendotheliale Zellen

- extramedulläre Hämatopoese
- Leukämie, Lymphom

H

Fett	• Fettleber bei Lipoidosen (z. B. M. Gaucher)
Glykogen	• Speicherkrankheiten • Diabetes mellitus
Amyloid	
Eisen	• Hämosiderose • Hämochromatose
Kupfer	• M. Wilson
Granulome	• Sarkoidose • Tuberkulose

Tumoren

- Lebertumoren (Karzinom, Adenom)
- Gallengangskarzinom
- Metastasen

H

Zysten

- Echinococcus
- Zystenleber

Leberabszess

Vorgetäuschte Lebervergrößerung

- Zwerchfelltiefstand (z. B. durch Emphysem, asthenischen Habitus)
- Kyphose
- geblähte Kolonschlingen
- Tumoren u. a.

Diagnoseweisende Begleitsymptome

Das klinische Bild ist aufgrund der unterschiedlichen Ursachen sehr variabel (▶ Tab. 27).

Im Folgenden typische wegweisende Symptome:

- grippale Beschwerden, Inappetenz: **akute Virushepatitis** (▶ Tab. 28)
- Leber-Hautzeichen, Aszites, Caput medusa: **Leberzirrhose**
- kolikartiger Oberbauchschmerz, Fieber: **Cholangitis**
- oberer Einflussstau, Ödeme: **Herzinsuffizienz**
- graubraunes Hautkolorit, Diabetes mellitus, Arthropathie: **Hämochromatose**
- Gelenkschmerzen, Fieber, Schmetterlingserythem: **immunologische Systemerkrankung**

Tab. 27 Hepatomegalie: wichtige Ursachen der Lebervergrößerung und klinische Folgen

Ursache	Klinik
akuter Leberstau	Leberoberfläche glatt, Konsistenz fest, Leberrand stumpf heftiger Leberschmerz, Leber druck- und klopfschmerzhaft positiver hepatojugulärer Reflux anikterischer oder subikterischer Verlauf
chronischer Leberstau	zunehmende Fibrosierung des Lebergewebes (bei chron. Rechtsherzinsuffizienz) evtl. deutlicher Ikterus, Transaminasenanstieg, pathologischer Ausfall anderer Leberwerte meist steht die Kreislaufsymptomatik, nicht die Leberfunktionsstörung, im Vordergrund
Lebervenenthrombose	massive Lebervergrößerung, Leber stark druckschmerzhaft negativer hepatojugulärer Reflux Ikterus unterschiedlich ausgeprägt, mäßige Splenomegalie bei chronischem Verlauf Beginn mit uncharakteristischen Oberbauchbeschwerden, dann Hepatomegalie, portaler Hochdruck, Meteorismus, Aszites mündet in Leberkoma
Gallestauung	Ikterus im Vordergrund des klinischen Bildes
akute Hepatitis	Nach verschieden langer Inkubationszeit kommt es bei allen Formen zu einem ähnlichen Bild: **Prodromalstadium** Appetitlosigkeit, Übelkeit, Unwohlsein, Abgeschlagenheit, Kopfschmerzen, Obstipation, Diarrhö, Meteorismus, Oberbauchbeschwerden, katarrhalischer Infekt, Fieber, Gelenk- und Muskelschmerzen Hepatomegalie, Transaminasenerhöhung, positiver Virusnachweis **Ikterische Phase** subjektive Symptomatik verschwindet oft mit Ikterusbeginn Leber vergrößert, evtl. druckdolent bei 20–30 % zusätzlich Splenomegalie Ikterus nimmt während der ersten Wochen an Intensität zu, bei schweren Verläufen steigt das Bilirubin über 15 mg% Bewegung der Transaminasen kann als Parameter für den Verlauf herangezogen werden alkalische Phosphatase nur bei den cholestatischen Verlaufsformen stärker erhöht
chronisch-persistierende Hepatitis	bleibt oft über Jahre hinweg stumm

Tab. 27 Hepatomegalie: wichtige Ursachen der Lebervergrößerung und klinische Folgen *(Forts.)*

Ursache	Klinik
chronisch-aggressive Hepatitis	uncharakteristische Oberbauchbeschwerden, Müdigkeit, Leistungsminderung, evtl. Ikterus, unterschiedlich ausgeprägte Transaminasenerhöhung, akute Schübe in unterschiedlich langen Zeitabständen
Leberzirrhose	**Frühstadium** **Leberanamnese:** Hepatitis, Cholangitis, Alkoholabusus etc. **uncharakteristische Beschwerden:** Müdigkeit, Leistungsabfall, Inappetenz, Völlegefühl, Blähungen, uncharakteristische Oberbauchbeschwerden, depressive Verstimmung **hormonelle Störungen:** später Libido- und Potenzabnahme sowie Menstruationsstörungen **Organbefund:** derbe, vergrößerte Leber mit scharfem Rand, fakultativ Splenomegalie Kompensierte Zirrhose In diesem Stadium ist die Leberinsuffizienz bereits durch klinische Symptomatologie, Erscheinungen der portalen Hypertension sowie pathologischen Ausfall der Leberfunktionstests nachweisbar: **Hautzeichen:** Spider naevi, feine pergamentartige unbehaarte Haut am Stamm, später Fehlen der Achselhaare und weiblicher genitaler Behaarungstyp, Palmarerythem, Weißfleckung und Tüpfelung der Nägel, Dupuytren-Kontraktur **Organbefund:** vergrößerte, derbe, nicht druckdolente Leber, meist Splenomegalie
Leberzirrhose	**Dekompensiertes Stadium** **portale Stauung:** Ösophagusvarizen, Caput medusae, Hämorrhoiden, Meteorismus, Aszites **Enzephalopathie:** Verwirrtheitszustände, grobschlägiger Tremor, Stupor hämorrhagische Diathese: infolge unzureichender Neubildung von Gerinnungsfaktoren, gestörter Vitamin-K-Resorption, vermehrtem Thrombozytenabbau bei Hypersplenismus, Störungen an der Kapillarwand **Organbefund:** Leber verkleinert, Splenomegalie
Fettleber	pathologisch-anatomisch definiertes Krankheitsbild ohne spezifische klinische Symptomatik. Symptome fehlen oder sind uncharakteristisch (Inappetenz, unklare Oberbauchbeschwerden, Meteorismus, Leistungsabfall etc.) Leber fast immer vergrößert, selten druckdolent, mäßig bis deutlich konsistenzvermehrt Splenomegalie sehr selten Leberwerte wenig pathologisch verändert; Diagnose histologisch

Tab. 28 Hepatomegalie: Virushepatitis A–E im Vergleich

	HAV	HBV	HCV	HDV	HEV
Hauptübertragung	fäkal-oral	parenteral/ sexuell/ perinatal	parenteral	parenteral	fäkal-oral
Inkubationszeit in Tagen	15–45	30–180	15–160	30–180	14–60
klinisches Bild	mild	mild bis schwer	mild	mild bis schwer	mild
chronischer Verlauf	0 %	1–10 % Erw. › 90 % Neugeb.	50–80 %	2–5 % KI* 70–90 % SI**	0 %
Prognose	sehr gut	schlechter bei Älteren	mittelmäßig	gut bei KI* schlecht bei SI**	gut
Akutdiagnostik	anti-HAV Igm HbsAg	anti-HBc IgM HCV	HCV-RNS HDV-RNS	anti-HDV IgM/IgG HEV-RNS	anti-HEV IgM

* Koinfektion ** Superinfektion

Diagnostik

Anamnese

- genaue Angaben über Beginn und Dauer der Erkrankung
- Symptome zu Beginn und während des Krankheitsverlaufs
- Symptome einer Herzinsuffizienz
- Fieber, Inappetenz, Übelkeit
- Oberbauchbeschwerden, Koliken
- Gewichtsabnahme
- Müdigkeit, Benommenheit
- Tremor, Störung der räumlichen und zeitlichen Orientierung

Klinische Untersuchung

- Zeichen der Leberzirrhose: Spider naevi, Teleangiektasien, Purpura, Palmarerythem, Striae, Xanthelasmen, Dupuytren, Uhrglasnägel, Kollateralvenen, Gynäkomastie, Hodenatrophie, Akne, Exsikkose
- Ikterus
- Ödeme, Aszites
- gleichzeitige Splenomegalie
- Zeichen der Herzinsuffizienz

Labor

- Transaminasen, AP, Gamma-GT, Bilirubin
- Virusserologie
- Autoantikörper
- Ferritin

Weiterführende Untersuchungen

- Sonografie (beweisend für Hepatomegalie)
- Feinnadelpunktion
- CT, MRT
- ERCP
- Echokardiografie

Herzrhythmusstörungen

Definition

Störung von Herzfrequenz oder Regelmäßigkeit des Herzschlags durch Irritationen oder manifeste Schädigungen im Bereich des Erregungsleitungssystems. Für differenzialdiagnostische Zwecke ist die Einteilung nach der Frequenz in Tachykardien, Bradykardien und Arrhythmien nützlich, jedoch können beim selben Patienten verschiedene Formen der Rhythmusstörungen vorliegen. Vgl. auch ▶ Arrhythmie, ▶ Tachykardie, ▶ Bradykardie.

! Merke Herzrhythmusstörungen, die beim Herzgesunden harmlos sind, können bei Patienten mit einer organischen Herzerkrankung lebensbedrohlich sein. Zwischen völliger Beschwerdefreiheit und plötzlichem Herztod liegt eine breite Palette möglicher klinischer Auswirkungen einer Herzrhythmusstörung.

Ursachen

Herzerkrankungen

Herzrhythmusstörungen können durch jede Erkrankung des Herzens, Perikards oder der versorgenden autonomen Nerven hervorgerufen werden. Vorhofflimmern ist die häufigste Form von Herzrhythmusstörungen. Mit wenigen Ausnahmen (z.B. WPW-Syndrom) kann von einer Rhythmusstörung allein nicht auf die zugrunde liegende Herzkrankheit geschlossen werden. Rhythmusstörungen sind vielmehr eine unspezifische Reaktion des Herzens, die z.T. auch durch extrakardiale Faktoren ausgelöst werden können.

Extrakardiale Faktoren	• Hyperthyreose • Störungen des Elektrolytstoffwechsels (K, Ca) • Koffein, Nikotin, Alkohol • verschiedene Medikamente wie Narkosemittel, Schlafmittel, Psychopharmaka, Zytostatika • Karotissinusdruck, Bulbusdruck, Valsalva-Manöver, viszerokardiale Reflexe (Meteorismus, Ulkus, Laparoskopie etc.) • psychische Einflüsse

Diagnoseweisende Begleitsymptome

- Herzjagen oder -rasen: **Tachykardie**
- Herzstolpern, Aussetzer: **Extrasystolen**
- Synkopen: **Bradykardie,** Beginn einer **paroxysmalen Tachykardie**
- Hämmern im Halsbereich: **ventrikuläre Extrasystolen, AV-Knoten-Tachykardien**
- Dyspnoe, Tachypnoe: **Herzinsuffizienz**
- Muskelschwäche, Laxanzien- oder Diuretikaabusus, wenig Obst: **Hypokaliämie**
- Harnflut: **supraventrikuläre Tachykardie**
- Zeckenbiss, Erythema chronicum migrans: **Lyme-Karditis**

H

Diagnostik

Anamnese

Art der Arrhythmie	• genaue Beschreibung der Rhythmusstörung, Art und Zeitpunkt des Auftretens, anfallsartig oder länger anhaltend • Provozierbarkeit der Arrhythmie durch äußere Einflüsse
Begleitsymptome	• Palpitationen, Oppressionsgefühl, präkordialer Schmerz • Schwindel, Schweißausbruch, Angstgefühl, Kopfschmerz • allgemeine Schwäche, Abnahme der körperlichen und geistigen Leistungsfähigkeit • Symptome der Herzinsuffizienz • Adams-Stokes-Anfälle • Schocksymptomatik
Vorerkrankungen Medikamenteneinnahme	

Ernährungsgewohnheiten	

Klinische Untersuchung

Allgemeinstatus	• unter besonderer Berücksichtigung des Herz-Kreislauf-Systems
Inspektion	• Herzinsuffizienzzeichen • Pulsationen
Palpation des Pulses	• Frequenz (tachykard, bradykard, arrhythmisch) • Pulsdefizit • Pulsqualität
Auskultation	• Herztöne, Herzgeräusche • Lunge

EKG

	Das EKG ist die diagnostische Methode der Wahl zur exakten Analyse von Herzrhythmusstörungen. Man achtet auf Vorkommen und Form der P-Wellen, ihre Zuordnung zu den QRS-Komplexen sowie das zeitliche Auftreten und die Konfiguration der Kammerkomplexe.
12-Kanal-EKG	Systematische Analyse von Frequenz, Lagetyp, P-Welle, QRS-Komplex, ST-Strecke, U-Welle, QT-Zeit.
Langzeit-EKG	Da paroxysmale Störungen mit dem Ruhe-EKG im Intervall nicht fassbar sind, wird der Herzrhythmus über mehrere Stunden oder Tage (Langzeit-EKG) aufgezeichnet. Allgemein hat sich im Langzeit- oder Holter-EKG eine Aufzeichnungsdauer von 24 Stunden durchgesetzt, wobei der Patient seinen üblichen Tätigkeiten in seiner gewohnten Umgebung nachgehen kann.
EKG-Ereignisspeicher	Bei seltenen, z. B. nur alle 1–3 Wochen auftretenden symptomatischen Episoden. Die Aufzeichnung wird bei Auftreten von Symptomen durch Knopfdruck vom Patienten aktiviert.
Belastungs-EKG	Bestimmte Rhythmusstörungen treten bei körperlicher Belastung auf.
Intrakardiale EKG-Ableitung, ventrikuläre Spätpotenziale, Herzfrequenzvariabilität	Für spezielle Fragestellungen.

! Merke Durch Palpation des Pulses und Auskultation lässt sich die klinische Diagnose einer Herzrhythmusstörung stellen. Eine genaue Analyse ist jedoch erst durch das EKG möglich.

Labor

- Elektrolyte, CK, Troponin, Schilddrüsenwerte
- Blutbild, CRP
- Medikamentenspiegel

Weiterführende Untersuchungen

Röntgen/CT-Thorax
- Herzgröße
- Lungenstau

Echokardiografie
Durchführung transthorakal, transösophageal (multiplan) oder als Stressecho.
- morphologische und funktionelle Beurteilung des Herzens (linksventrikuläre Auswurffraktion)
- Nachweis myokardialer Ischämie (transthorakale/transösophageale Stressechokardiografie)
- Nachweis intrakardialer Thromben

Hirsutismus

Definitionen

Vermehrte Behaarung vom männlichen Typ bei der Frau. Zwischen folgenden Zuständen bestehen fließende Übergänge:

Hypertrichose
Verstärkung der Körperbehaarung.

Hirsutismus
Verstärkung der Körper- und Geschlechtsbehaarung bei Frauen in Richtung eines männlichen Behaarungstyps ohne begleitende Virilisierung, manchmal mit Zyklusstörungen.

Virilismus
Hirsutismus plus weitere androgene Symptome wie tiefe Stimme, Muskelwachstum, Klitorishypertrophie bei gleichzeitiger Rückbildung der weiblichen Geschlechtsmerkmale, Versiegen der Menses.

Ursachen

Hypertrichose

Konstitutionell
Meist bei dunkelhaarigen Frauen.

Stoffwechselstörung	• Hypothyreose • Porphyrie
Medikamentös	• Kortisonpräparate • Hydantoinpräparate • Streptomycin bei Kindern
Paraneoplastisch	Selten.

Hirsutismus

Idiopathisch	Häufigste Form. Eventuell Menstruationsstörungen und leicht erhöhte 17-Ketosteroide.
Ovariell	Polyzystische Ovarien (Stein-Leventhal-Syndrom) mit Hirsutismus, Amenorrhö, Sterilität.
Hypophysär-adrenal	• Cushing-Syndrom • Akromegalie
Medikamentös	• Androgene, Anabolika, Progesteron, Kortikoide • verschiedene andere Medikamente wie Hydantoine, Penicillamin

Virilismus

Androgen produzierende Tumoren	• Ovarien • Nebenniere
Adrenogenitales Syndrom	

Allgemeine Begleitsymptome

Weitere Zeichen einer vermehrten Androgenaktivität wie:

- tiefere Stimme
- Klitorishypertrophie
- Stirnglatze
- Muskelhypertrophie
- Verdünnung der Kopfhaare
- Mammaatrophie

Diagnoseweisende Begleitsymptome

- plötzliches Auftreten: **Nebennierentumor, Ovarialtumor**
- fehlende Virilisierungszeichen: **idiopathischer Hirsutismus**
- Amenorrhö und Virilisierung: **polyzystische Ovarien**

Diagnostik

Anamnese

- starke Behaarung auch bei anderen Frauen in der Familie
- plötzliches Auftreten
- Zyklusunregelmäßigkeiten
- Medikamenteneinnahme
- genaue Genitalanamnese

Klinische Untersuchung

Suche nach weiteren Zeichen einer vermehrten Androgenaktivität.

Weiterführende Untersuchungen

Wichtig ist vor allem der Ausschluss symptomatischer hypophysär-adrenaler oder ovarieller Hirsutismusformen mittels entsprechender klinischer und endokrinologischer Untersuchungen.

Dabei sind in erster Linie zu nennen:

- gynäkologische Untersuchung
- Bestimmung von Gonadotropinen, Sexualhormonen, Kortisolspiegel
- evtl. Tumorsuche

Hodenschwellung

Definition

Schmerzlose oder schmerzhafte, akute oder chronische Schwellung im Skrotalbereich.

Ursachen

Mechanisch

- Hodentorsion
- Torsion einer Hydatide bzw. Appendix testis
- Leistenhernie
- Hydrozele, Varikozele

Traumatisch

- Hodentrauma

Entzündlich

- Epididymitis
- Orchitis
- Hodenabszess

Neoplastisch

- Hodentumoren
- seltener Nebenhodentumoren, Metastasen

Seltene Ursachen
- Purpura Schoenlein-Henoch
- Thrombose der A. testicularis
- Arteriitis obliterans Buerger
- Panarteriitis nodosa
- Leukämie

Diagnoseweisende Begleitsymptome

- akut auftretende, heftige Schmerzen: **Hodentorsion**
- allmählich zunehmende Schmerzen, Gynäkomastie: **Hodentumor**
- ausgeprägte Schwellung, Fieber, oft nach Katheterisierung, Schmerz geringer bei Hochlagerung: **Epididymitis**
- offene Bruchpforte, Darmgeräusche hörbar: **Leistenhernie**

H

Hintergrund

Überblick häufiger Ursachen von Schwellungen im Skrotalbereich:

Hodentorsion

Symptome

Man sollte zunächst immer eine Hodentorsion annehmen, wenn ein junger Mann angibt, plötzlich in einem Hoden heftige Schmerzen zu empfinden. Der Hoden schwillt meist an, der Hodensack rötet sich. Im weiteren Verlauf kommt es zu Übelkeit und Erbrechen. Immer ist zu bedenken, dass eine Hodentorsion auch einmal mit nur mäßiger Schwellung und wenig Schmerzen einhergehen kann.

Diagnose

Die Untersuchung zeigt einen geschwollenen, sehr empfindlichen Hoden, der retrahiert ist aufgrund der Verkürzung des gedrehten Samenstrangs. Der Schmerz nimmt zu, wenn der Hoden über die Symphyse angehoben wird. Der Schmerz bei einer Nebenhodenentzündung wird durch diese Maßnahme dagegen oft leichter.

Posttraumatische Hodenschwellung

Die Diagnose einer posttraumatischen Hodenschwellung ist unproblematisch. Der Patient wird sich, außer bei Polytraumata, immer an das Ereignis erinnern können.

Symptome

Der Hoden wird als sehr schmerzhaft angegeben, oft kommt es zu Übelkeit und Erbrechen.

Epididymitis

Eine Nebenhodenentzündung ist im Kindesalter eher selten, im Erwachsenenalter dagegen nicht ungewöhnlich. Sie kann nach sexuellen Exzessen, nach einem Trauma, nach einer Katheterisierung, nach Prostatektomie vorkommen.

Symptome

Es entwickelt sich relativ rasch im Skrotalbereich heftiger Schmerz, der bis zur Flanke hochziehen kann. In kurzer Zeit (3–4 h) kommt es zu einer beachtlichen Schwellung. Die Patienten entwickeln bald hohe Temperaturen, die 40 °C überschreiten können. Häufig ist Ausfluss aus der Urethra, der mit den Symptomen einer Zystitis kombiniert sein kann.

Diagnose

Im Urin finden sich dann die bekannten Entzündungszeichen. Bei der Untersuchung ist zunächst nur der Nebenhoden geschwollen, in späteren Stadien kommt es zu einer diffusen Schwellung des ganzen Skrotums.

Orchitis

Hoden können durch eine hämatogene Aussaat von Bakterien infiziert werden und sich entzünden. Eine Orchitis kann bei jeder Infektionskrankheit vorkommen, bes. bei Mumps. Auch eine Infektion des Nebenhodens kann sich auf den Hoden ausbreiten.

Symptome

Plötzlicher Beginn mit starken Schmerzen und Schwellung des Hodens. Gewöhnlich finden sich im Harntrakt keine Entzündungszeichen. Das Fieber kann bis auf 40 °C ansteigen.

Diagnose

Bei der Palpation ist eine Vergrößerung eines oder beider Hoden festzustellen. Der Nebenhoden kann gewöhnlich nicht vom Hoden abgegrenzt werden. Oft findet man eine anderweitige Erkrankung, die als Ausgangspunkt der Orchitis anzusehen ist (z. B. Mumps).

Hodentumoren

Am häufigsten entwickeln sich Hodentumoren im Alter von 18–35 Jahren. Es können jedoch auch Kinder betroffen sein, hauptsächlich im Laufe des ersten Lebensjahres.

! Merke Jede schmerzlose Hodenschwellung ist so lange als maligner Tumor zu betrachten, bis das Gegenteil bewiesen ist.

Diagnostik

Anamnese

- Schmerzanamnese: Beginn akut, subakut, langsam oder schmerzlos? Schmerzqualität?
- auslösende Faktoren: Infektionskrankheit (Mumps), Katheterisierung, Trauma
- Fieber
- Brechreiz
- Dysurie

Klinische Untersuchung

- Inspektion und Palpation des Hodens: Rötung, Schwellung, Druckschmerzhaftigkeit
- Schmerzänderung bei Hochlagerung des Hodens (Schmerz nimmt bei Hodentorsion zu, bei Epididymitis ab)
- Untersuchung des Abdomens: Abwehrspannung und Hodenhochstand bei torquiertem Hoden

Labor

- Leukozyten im Blut
- Urinanalyse

Weiterführende Untersuchungen

- Sonografie, Doppler
- CT

H

! Merke Bei der Hodentorsion stellt sich evtl. die Differenzialdiagnose zur akuten Appendizitis. Wegen der Organerhaltung ist unverzügliches Handeln erforderlich.

Hörstörungen

Definitionen

Störungen im Bereich der Schallleitung oder der Schallempfindung, wobei sich Erstere als Mittelohrschwerhörigkeit, Letztere als periphere oder zentrale Innenohrschwerhörigkeit manifestieren. Auch Ohrgeräusche können im weiteren Sinne zu den Hörstörungen gerechnet werden.

Für das menschliche Gehör wahrnehmbare Schallschwingungen **(Hörbereich)** liegen zwischen 128 und 20.000 Hz. Das Feld des normalen Hörens **(Hörfeld)** liegt zwischen 1.000 und 4.000 Hz, wird von der Hör- und der Schmerzschwelle begrenzt und im Audiogramm bestimmt.

Schwerhörigkeit: Eingeschränktes Hörvermögen.

Taubheit: Fehlen des Hörvermögens.

Hörsturz: Plötzliche, meist einseitig auftretende Hörminderung bis zum Hörverlust. Oft von Geräuschempfindungen begleitet. Ursachen s. u.; oft auch ohne erkennbaren Anlass.

Tinnitus
Endogene Schallempfindungen, die als störendes Ohrensausen oder Ohrgeräusch wahrgenommen werden.

Ursachen

Schallleitungsschwerhörigkeit (Mittelohrschwerhörigkeit)

Gehörgangsverschluss
- Cerumen
- Fremdkörper
- Tumoren, bes. Gehörgangsosteome und Ohrpolypen
- Exostosen
- Otitis externa mit starker Schuppen- und Sekretbildung

Mittelohrerkrankung
- akute oder chronische Otitis media

Akuter Tubenkatarrh

Defekte an Trommelfell oder Gehörknöchelchen
- Narben, Verwachsungen
- Frakturen, Luxationen

Otosklerose
- knöcherne Fixierung der Steigbügelplatte

Verletzung des Ohrs
- im Rahmen eines Schädeltraumas

Schallempfindungsschwerhörigkeit (Innenohr-, Labyrinth-, Nervenschwerhörigkeit)

Entzündungen
- Herpes zoster
- meningogene Labyrinthentzündung
- akute Meningitis (insbes. durch Mumpsvirus)
- schwere Infektionskrankheiten
- akute Akustikusneuritis

Medikamentös-toxisch
- Streptomycin, Neomycin
- Chinin, Salizylate in hoher Dosis
- Gewerbegifte wie Blei, Quecksilber, Kohlenwasserstoffe, Kohlenmonoxid

Traumatisch
- z. B. Zerreißung des VIII. Hirnnervs bei Pyramidenquerfrakturen

Vaskulär
- M. Menière (▶ Schwindel)
- Apoplexia cochleae durch Störungen im Bereich der A. labyrinthi

> **Praxistipp**
> Lärmschwerhörigkeit ist eine der häufigsten Berufskrankheiten. Wichtig ist die Prävention durch Aufklärung und die Überwachung der entsprechenden Tätigkeiten.

Lärmschaden	• akute Knallexposition • lang dauernde Lärmexposition über 100 dB
Tumoren	• Akustikusneurinom (einseitige progressive Innenohrschwerhörigkeit in Verbindung mit Kopfschmerzen und Gangunsicherheit) • andere Tumoren der Schädelbasis oder des Kleinhirnbrückenwinkels
Akuter Hörsturz	• oft kein erkennbarer Anlass • Hypotonie • Virusinfekte • Hypothyreose • diabetische Angiopathie, Arteriosklerose und alle arteriellen Verschlusskrankheiten • toxisch-allergische Faktoren
Altersschwerhörigkeit	Physiologische Verminderung der Wahrnehmung hoher Töne im Alter
Hereditäre Innenohrschwerhörigkeit	Rezessiv erblich, bereits beim Kind auftretend, selten vergesellschaftet mit Retinitis pigmentosa, Vestibularisstörungen oder Schwachsinn.
Dominant erbliche progressive Innenohrschwerhörigkeit	Häufig leicht beginnend, erst im höheren Alter zunehmend (kann bis zur Taubheit führen).
Systemerkrankungen	Stoffwechselkrankheiten (Refsum, Nieman-Pick u. a.)
Multiple Sklerose	Der Beginn mit plötzlicher Ertaubung ist selten.

Ohrgeräusche

Toxische Innenohrschädigung	Tinnitus tritt bei fast jeder toxischen Innenohrschädigung als Begleitsymptom auf.
Akute Otitis media	Schmerzhaft klopfendes, pulssynchrones Ohrrauschen.
Kreislaufstörungen	Pulssynchrones Klopfen ohne Rauschen.
Otosklerose	Tiefes Rauschen (wie bei einem Wasserfall).
Innenohrprozess	Hohes Zischen, Pfeifen, Summen.
Cerumen, Exsudate	Dunkles Brummen, Rauschen.
Tumoren	Die Ohrgeräusche gehen der Ertaubung oft lange voraus.
Trauma	Sausen.
M. Menière	Rauschen, das sich im Anfall steigert.

Sonstige Ursachen

Sausen, Rauschen und Singen hören Patienten mit
- Anämie, Blutdruckanomalien, Arteriosklerose
- krankhaften Veränderungen im Bereich der Halswirbelsäule
- besonders großen eingewachsenen Gaumenmandeln oder Halslymphknoten
- im Klimakterium

Diagnoseweisende Begleitsymptome

- einseitiges Ohrgeräusch, progrediente Hörminderung (Hochtonbereich) oder Hörsturz, Gleichgewichtsstörungen, später Hirnnervensymptome: **Akustikusneurinom**
- Trigeminusneuralgie, Abduzensparese, Pyramidenbahnzeichen: **Tumor der Schädelbasis**
- vorübergehende Hörstörung, Schwindel, Doppelbilder, Sprach- und Schluckstörungen: **TIA** im vertebrobasilären System
- Kopfschmerzen, Ataxie, Schwindel, Gesichtsfeldausfälle: **Basilarismigräne**
- uncharakteristische rheumatische Beschwerden, Episkleritis, Neuritis, Purpura: **Vaskulitis** der kleinen Gefäße
- eingeschränkte Wahrnehmung insbes. von hohen Tönen und Differenzierung der Tonhöhen: **Presbyakusis (Altersschwerhörigkeit)**
- pulssynchroner Tinnitus bei funktionieredem Hörorgan: **Gefäßanomalie** oder **-stenose**, **Aneurysma**, **gefäßreicher Tumor**

Diagnostik

Anamnese

- genaue Beschreibung der Hörstörung: einseitig oder doppelseitig; Geräusch oder vermindertes Hören?
- Zeitpunkt und Umstände des Auftretens
- akut/vorübergehend oder chronisch/dauerhaft
- weitere Ohrsymptome: Schmerzen, Ausfluss, häufige Infektionen
- Vorliegen weiterer neurologischer oder Allgemeinsymptome: Gleichgewichtsstörungen, Hirnnervenstörungen, rheumatische Beschwerden, Herz-Kreislauf-Probleme
- Vorerkrankungen
- Medikamentenanamnese

H

Praxistipp
Häufige Anzeichen für eine Hörminderung sind Lauterstellen von Radio- oder Fernsehapparat sowie eine Hinwendung des gesunden Ohrs zur Schallquelle. Flüstern, Vogelzwitschern oder Grillenzirpen werden schlecht oder nicht gehört, Missverständnisse bei Gesprächen häufen sich, insbesondere bei starken Umgebungsgeräuschen.

Klinische Untersuchung

- Inspektion des Ohrs
- allgemeine internistische und neurologische Untersuchung
- Hörprüfungen (▶ Tab. 29)

Objektivierung der Hörstörung

Hörweitenprüfung

- **Prinzip:** Geprüft wird das Hören von Flüster- und Umgangssprache aus verschiedenen Entfernungen (1–9 m) unter Verwendung von Zahlwörtern.
- **Durchführung:** Die Prüfung jedes Ohrs erfolgt einzeln. Das andere Ohr wird von der Schallquelle abgewandt und durch den Finger bzw. einen Kopfhörer abgedichtet. Bei der Prüfung eines schwerhörigen Ohrs Vertäuben des guthörigen Ohrs mit einer Lärmtrommel.
- **Auswertung** (für Umgangssprache):
  - normales Hörvermögen 6–8 m
  - leichtgradige Schwerhörigkeit 4 m
  - mittelgradige Schwerhörigkeit 1–4 m
  - hochgradige Schwerhörigkeit 0,25–1 m
  - an Taubheit grenzend 0,25 m

Schallleitungsschwerhörigkeit

- Zahlwörter mit tiefen Frequenzen werden schlecht gehört (z. B. 99, 55)
- Differenz der Hörweite von Flüster- und Umgangssprache gering
- akustische Information insgesamt abgeschwächt

Schallempfindungsschwerhörigkeit

- Zahlwörter mit hohen Frequenzen werden schlecht gehört (77, 44)
- Differenz der Hörweite von Flüster- und Umgangssprache groß
- akustische Information insgesamt verstümmelt

Stimmgabelversuche

Rinne-Test (Vergleich von Luft- und Knochenleitung) und Weber-Test (Prüfung der Knochenleitung) ermöglichen eine Differenzierung von:

- Schallleitungsschwerhörigkeit bzw. Schallempfindungsschwerhörigkeit
- erkranktem und gesundem Ohr

Weiterführende Untersuchungen

- spezielle ohrenärztliche Diagnostik (z. B. Audiometrie)
- ▶ Schwindel

Tab. 29 Hörstörungen: Differenzialdiagnostik bei Schwerhörigkeit [9]

	Normal	Innenohrschwerhörigkeit	Mittelohrschwerhörigkeit
Umgangssprache	› 8 m	7 m	1½ m
Flüstersprache	› 8 m	½ m	½ m
Knochenleitung	normal	verkürzt	verlängert
Rinne-Versuch	positiv	positiv	negativ
Weber-Versuch	keine Lateralisation	zur gesunden Seite	zur kranken Seite

! Merke Häufigste Ursachen der permanenten Schwerhörigkeit sind Alter, chronische Otitis media und Lärm.

Husten

Definition

Husten ist ein Reflex, der durch die Reizung efferenter Fasern des N. glossopharyngeus und N. vagus entsteht. Seine Aufgabe besteht darin, die Atemwege frei zu halten. Husten kann ausgelöst werden von Veränderungen in Rachen, Kehlkopf, Trachea und Bronchien, an der Pleura, am Hustenzentrum oder durch Reizung des äußeren Gehörgangs.

Vgl. auch ▶ Heiserkeit, ▶ Auswurf, ▶ Hämoptoe.

Ursachen

HNO-Bereich

- Sinusitis
- Adenoide, Tonsillitis
- Infekte der oberen Luftwege, Laryngitis
- Larynxkarzinom

Atemwege, Lungen

Nichtinfektiös

- Fremdkörper

- Bronchialadenom oder -karzinom
- Asthma bronchiale
- Lungenfibrose
- Lungenembolie
- Pneumothorax
- Herzinsuffizienz
- Raucherhusten

Infektiös

- Tracheitis, Bronchitis, Pneumonie
- Keuchhusten, Grippe, Masern
- Bronchiektasien
- Lungenabszess, Tuberkulose

Mediastinal

- Mediastinaltumor
- Aortenaneurysma
- Ösophagusdivertikel, Hiatushernie

Diagnoseweisende Begleitsymptome

Hustentyp

Oft weist die Art des Hustens auf die Ursache hin:

Pharyngealer Husten

Wegen seiner Schwäche auch als Hüsteln oder Räuspern bezeichnet. Ausgelöst durch Schleim am Kehlkopfeingang oder Trockenheit der Rachenschleimhaut. Bei akuter oder chronischer **Pharyngitis,** leichter **Bronchitis** und als ticartig fixierte Angewohnheit.

Einfacher, feuchter Husten

Lockerer, mittellauter Husten, durch den Bronchialschleim gefördert wird. Bei **Bronchitis** und **Bronchiektasien.**

Einfacher, trockener Husten

Reizhusten, bei dem kein Schleim gefördert wird. Tritt bei Gesunden auf beim Übergang aus kühler Luft in einen warmen Raum und bei erregungsbedingter Steigerung der Atmung. Als Krankheitszeichen im Frühstadium einer **Bronchitis,** bei **Laryngitis** und **Laryngotracheitis,** bei **Fremdkörperaspiration** sowie bei **Pleuritis.**

Unterbrochener, unterdrückter (kupierter) Husten

Infolge einer Schmerzempfindung oder Luftnot wird der Hustenablauf plötzlich abgebrochen. Bei **Pleuropneumonie, Pleuritis sicca, Frakturen** der Rippen oder Wirbelsäulengelenke, **Entzündungskrankheiten im Oberbauch.**

Krupp-Husten
Heftiger bellender Husten mit inspirator. Stridor. Typisch für **Erkrankungen des Kehlkopfs, Diphtherie.**
Pseudokrupp (Laryngitis subglottica)
Plötzlich einsetzender nächtlicher Husten mit Erstickungserscheinungen, z. B. bei **Grippe, Scharlach, Masern, Keuchhusten.** Wahrscheinlich liegt eine lokale und allgemeine Disposition vor.
Krampfhusten
Es kommt anfallsweise zu einer Serie von Hustenstößen. Bei **Keuchhusten, Mukoviszidose,** schwerer eitriger **Bronchitis, Bronchiektasien.**

Dauer des Hustens

Auch die Dauer des Hustens gibt diagnostische Hinweise:
- akut (bis zu 3 Wochen): **Infekt, Lungenembolie, Aspiration, Herzinsuffizienz**
- chronisch: **Herzinsuffizienz mit Stauungslunge, chronische Bronchitis**

Schmerzen

- atemabhängige Schmerzen, Dyspnoe: **Lungenembolie**
- kurzfristiger Brustschmerz, Dyspnoe: **Pneumothorax**

Sputum

- gelblich-grünes Sputum, vor allem morgens nach dem Aufstehen, Atemnot, Zyanose, Polyglobulie: **chronische Bronchitis**

> **! Merke** Wichtig ist bei der häufigen Diagnose „akuter Husten" das frühzeitige Erkennen potenziell schwerer Verläufe und gefährdeter Patienten. Darauf weisen ein reduzierter Allgemeinzustand, hohes Fieber, Dyspnoe, Tachypnoe, Bluthusten sowie weitere vorliegende Erkrankungen hin.

Diagnostik

Anamnese

- inhalative Noxen: Rauchen, Allergenexposition
- Medikamentenanamnese
- Vorerkrankungen

Hustentyp

- Dauer
- Zeitpunkt des Auftretens? Nachts (Herzinsuffizienz) oder tagsüber, periodisch (Asthma), jahreszeitlich abhängig (Bronchitis)?
- Auswurf, Aussehen des Sputums?

Begleitsymptome

- Gewichtsverlust, Nachtschweiß

H

- Fieber (Infekt)
- ▶ Heiserkeit
- ▶ Stridor
- Schmerzen: atemabhängig bei Lungenembolie, kurzfristiger Brustschmerz bei Pneumothorax
- ▶ Dyspnoe

Klinische Untersuchung

Inspektion

- Thoraxform (Fassthorax), Einsatz der Atemhilfsmuskulatur
- Mund- und Rachenraum
- Zeichen der Rechtsherzinsuffizienz wie Zyanose, obere ▶ Einflussstauung

Palpation

- Lymphknoten

Auskultation

- Auskultation und Perkussion der Lungen

H

Labor

- Blutbild
- CRP/BSG

Weiterführende Untersuchungen

- Röntgen/CT-Thorax
- Nasennebenhöhlen
- EKG (Rechtsherzbelastung), ECHO
- Sputum (vgl. ▶ Auswurf, ▶ Tab. 7), Tine-Test
- Lungenfunktionsprüfung, Bronchoskopie
- Allergentestung, Ösophago-Gastroskopie, Blutgase

Hyperhidrosis ▶ Schwitzen

Hyperkalzämie

Definition

Bei Werten bis 3 mmol/l bleibt die Hyperkalzämie meist asymptomatisch. Die charakteristischen Symptome und Befunde des Hyperkalzämiesyndroms (s. u.) können sich bei Ca-Werten ab 3,5 mmol/l zur hyperkalzämischen Krise steigern.

Normalwerte

Ionisiertes Ca

1,0–1,2 mmol/l = 4,0–4,9 mg/dl

Gesamt-Ca
2,3–2,7 mmol/l = 9,2–10,8 mg/dl

> **Merke** Der Gesamt-Ca-Wert hängt stark von der Höhe des Serumeiweißwertes ab, weshalb er von vielen Untersuchern auf normale Gesamteiweißwerte von 7,4–7,6 g/dl korrigiert wird.

Ursachen

Maligne Tumoren
- multiple Skelettmetastasen (z. B. bei Mamma-, Bronchus-, Nieren-, Schilddrüsen-, Prostata-, Uterus-Ca.)
- Knochendestruktion bei Plasmozytom und Leukämie
- paraneoplastisches Syndrom infolge ektoper Parathormonproduktion bzw. Produktion anderer eine Hyperkalzämie bewirkender Substanzen durch den Tumor
- selten bei primären Knochentumoren

Primärer Hyperparathyreoidismus
- Epithelkörperchen-Überfunktion mit vermehrter Parathormonsekretion

Vitamin-D-Überdosierung
- z. B. Komplikation bei der Therapie von Rachitis oder Hypoparathyreoidismus

Milch-Alkali-Syndrom
- z. B. bei lang dauernder Ulkustherapie mit Milch und/oder Kalziumkarbonat

Seltenere Ursachen
- Hyperthyreose
- Sarkoidose
- M. Addison
- Vitamin-A-Intoxikation
- Therapie mit Thiaziddiuretika bei Patienten mit primärem Hyperparathyreoidismus

> **Merke** Hyperkalzämien beruhen meist auf einer verstärkten Ca-Mobilisation aus den Knochen. Bei ungeklärter Hyperkalzämie ist stets an Knochendestruktion durch maligne Tumoren zu denken!

Allgemeine Begleitsymptome

Folgende Kombination verschiedener Symptome, die jedes für sich eher uncharakteristisch sind, wird als das typische Hyperkalzämiesyndrom bezeichnet (▶ Tab. 30).

Tab. 30 Hyperkalzämie: Klinik beim Hyperkalzämiesyndrom	
Organsystem	**Symptome**
Allgemeinsymptome	Asthenie, Abgeschlagenheit
Gastrointestinaltrakt	Anorexie, Nausea, Erbrechen, Durst, Obstipation, abdominale Schmerzzustände, Duodenalgeschwür, Pankreatitis
Harntrakt	Polyurie, Steinbildung, Nephrokalzinose, Niereninsuffizienz
Herzkreislaufsystem	Extrasystolie, QT-Verkürzung im EKG, erhöhte Digitalisempfindlichkeit, Hypertonie
Gewebe	Kalzinose der Arterien, Gelenke, Kornea etc.
neuromuskulär	Müdigkeit, Muskelschwäche, Muskelkrämpfe
neurologisch/psychisch	Verwirrtheit, Apathie

Diagnoseweisende Begleitsymptome

- Gewichtsverlust, Leistungsknick, Knochenschmerzen, relativ kurze Anamnese: **Malignom**
- lange Dauer des Hyperkalzämiesyndroms, Nephrolithiasis mit Hämaturie, Neigung zu Pyelonephritis, evtl. Nephrokalzinose, im Spätstadium Niereninsuffizienz. Knochenzysten besonders im Bereich des Schädels und des Handskeletts; gelegentlich generalisierte schwere Osteoporose. Fehlen der Lamina dura an den Zahnwurzeln, Resorption subperiostaler Knochensubstanz an den Endphalangen. Sog. „braune" Tumoren durch Blutungen in das fibröse Knochengewebe: **Hyperparathyreoidismus**
- Herzrhythmusstörungen bis zum Herzstillstand, Oligurie bis Anurie, Koma: **hyperkalzämische Krise**

Diagnostik

Anamnese

- Frage nach typischen Symptomen der Hyperkalzämie (s. o.) und der Dauer der Beschwerden
- Knochenschmerzen
- Arzneimittel
- Ernährungsgewohnheiten
- Vorgeschichte von Immobilisierung

Klinische Untersuchung

- Vor allem auf Zeichen eines malignen Tumors achten!
- Zeichen der Exsikkose
- Lymphknotenstatus

Labor

- Zur Beurteilung von Serumkalziumwerten außerhalb des Normbereichs sollten zusätzlich folgende Parameter bestimmt werden:
  - anorganisches Phosphat
  - Serumeiweiß
  - alkalische Phosphatase
  - Kalziumausscheidung
  - Phosphat-Clearance
  - evtl. Parathormon.
- daneben CRP, Blutbild

Praxistipp

Typische Laborbefunde bei **Hyperparathyreoidismus:**

- Hyperkalzämie
- Hypophosphatämie
- Erhöhung der alkalischen Phosphatase bei Skelettbeteiligung
- Hyperkalziurie (bei kalziumfreier Kost über 300 mg/24 Std.)
- erhöhte Phosphat-Clearance (über 15 ml/min)
- erhöhte Parathormonkonzentration im Blut

Weiterführende Untersuchungen

- EKG
- Röntgen/CT-Thorax
- Sonografie
- weitere Nierendiagnostik
- Skeletröntgen
- Tumorsuche

Hypertonus

Definition

Syn.: (arterielle) Hypertonie

Blutdruckwerte von über 140/90 mmHg bei mehrfacher Messung (WHO). Eine eindeutige Trennlinie zwischen normalen und pathologischen Blutdruckwerten gibt es nicht, sodass die Trennung von Normotonie und Hypertonie willkürlich ist. Man hat mittlerweile festgestellt, dass die von der WHO ursprünglich festgelegte Definition des Hochdrucks von 160/95 eher zu hoch angesetzt ist, da in Langzeitstudien auch bei Patienten mit etwas niedrigeren Werten bereits mehr Komplikationen auftreten, als bei einem Kollektiv mit deutlich niedrigeren

Blutdruckwerten. Bei den Grenzwerten werden häufig auch Unterschiede gemacht zwischen jüngeren und älteren (ab dem 65. Lebensjahr) Menschen. Üblich ist derzeit z. B. folgende Einteilung (nach WHO, ▶ Tab. 31):

Normotonus: Blutdruckwerte unter 140/90 mmHg.

Grenzwert: Blutdruckwerte von 140/90–160/95 mmHg.

Hypertonus: Blutdruckwerte über 160/95 mmHg.

Labiler Hochdruck: Der Blutdruck ist zeitweise normal, zeitweise erhöht.

Stabiler Hochdruck: Der Blutdruck liegt bei allen Messungen über 160/95 mmHg.

Maligner Hochdruck: Der diastolische Blutdruck liegt stets über 120–130 mmHg, und am Augenhintergrund finden sich Exsudate, Blutungen und/oder Papillenödem.

Hypertensive Krise: Anfallsweise auftretende, (lebens)bedrohliche Blutdrucksteigerung.

H

Tab. 31 Hypertonus: Klassifikation von Blutdruckbereichen (WHO/ISH Guidelines Subcommitee, 1999). Wenn systolischer und diastolischer Blutdruck bei einem Patienten in unterschiedliche Klassen fallen, sollte die höhere Klasse Anwendung finden [3]

Klassifikation	Systolisch (mmHg)	Diastolisch (mmHg)
optimal	< 120	< 80
normal	< 130	< 85
„noch" normal	130–139	85–89
milde Hypertonie (Schweregrad 1) Untergruppe Grenzwerthypertonie	140–159 140–149	90–99 90–94
mittelschwere Hypertonie (Schweregrad 2)	160–179	100–109
schwere Hypertonie (Schweregrad 3)	> 180	> 110
isolierte systolische Hypertonie Untergruppe systolische Grenzwerthypertonie	> 140 140–149	< 90 < 90

Ursachen

Essenzieller Hochdruck

90 bis 95 % der Patienten. In der BRD ist ca. die Hälfte der älteren Generation betroffen. Die mittlere Prävalenz liegt bei 20 %. Zu einer genetischen Prädisposition kommen als auslösende Faktoren hinzu:

- Risikofaktoren
- Übergewicht
- Bewegungsmangel
- Alkohol
- hohe Salzzufuhr (> 4 g/d)
- Alter

Sekundäre Hochdruckformen

Renaler Hochdruck	Häufigste Ursache einer sekundären Hypertonie. • **angeborene Nierenleiden** wie Zystennieren, Nierenarterienstenose • **entzündliche Nierenerkrankungen** wie Glomerulonephritis, Pyelonephritis, Nierensteine mit sek. Entzündung, Nierentuberkulose • diabetische Glomerulosklerose, Amyloidose, Nierengefäßerkrankungen als **lokalisierter Prozess** oder als Teilerscheinung eines **generalisierten** Gefäßleidens
Hormonaler Hochdruck	• Phäochromozytom (permanente art. Hypertonie oder labiler Hypertonus mit Blutdruckkrisen) • Morbus Conn • Morbus Cushing • Akromegalie • primärer Hyperparathyreoidismus
Vaskulär bedingter Hochdruck	• Aortenisthmusstenose • vergrößertes kardiales Auswurfvolumen, evtl. kombiniert mit verminderter Windkesselfunktion (z. B. Aorteninsuffizienz) • arteriovenöse Fisteln
Neurogener Hochdruck	• Hirndruck, z. B. durch Hirntumoren • Guillain-Barré-Syndrom
Schwangerschaftshochdruck	• Präeklampsie • Eklampsie
Hochdruck bei Blutkrankheiten	• Polycythaemia vera
Medikamentös bedingter Hochdruck	• Ovulationshemmer • Steroide • Glyzyrrhinsäure (Lakritze, Carbenoxolon)
Hochdruck bei Schlafapnoesyndrom	

Allgemeine Begleitsymptome

- Kopfschmerzen
- Ohrensausen
- Schwindel
- Nasenbluten

> **! Merke** Der Hypertonus als solcher ist zunächst meist asymptomatisch und deshalb oft ein Zufallsbefund bei der Allgemeinuntersuchung. Nach Jahren treten vaskuläre Komplikationen auf, die durch eine frühe antihypertensive Therapie verhindert werden sollen. Deshalb ist routinemäßige Blutdruckmessung als Screeningmaßnahme von so großer Bedeutung.

Diagnoseweisende Begleitsymptome

- nächtlicher Atemstillstand, Schnarchen, Müdigkeit: **Schlaf-Apnoe-Syndrom**
- Hypertoniebeginn vor dem 30. Lebensjahr, Therapieresistenz: **renovaskuläre Hypertonie**
- abdominales Strömungsgeräusch: **Nierenarterienstenose, Bauchaortenaneurysma**
- Hypokaliämie: **primärer Aldosteronismus, Saluretika, Laxanzienabusus**
- Tachykardie, Gewichtsverlust, Schwitzen, Tremor: **Phäochromozytom, Hyperthyreose**
- Übergewicht, Stammfettsucht, Akne, Striae: **Cushing-Syndrom**
- Auftreten von **Komplikationen:**
  - neurologisch: **TIA/Schlaganfall**
  - kardiovaskulär: **Angina pectoris/Herzinfarkt, akutes Lungenödem**
  - renal: **Niereninsuffizienz**
  - okulär: **Fundus hypertonicus** (Arterienverengung, Blutungen, Degeneration, Papillenödem)

Diagnostik

Anamnese

- Beschwerden des Patienten?
- Vorliegen einer Herz- oder Nierenerkrankung?
- Schwangerschaftskomplikationen?
- Medikamentenanamnese: Ovulationshemmer
- Familienanamnese bezüglich Nierenkrankheiten, Hochdruck, Herzinfarkt, Schlaganfall

H

- Frage nach hypertoniebedingten Organschäden wie Angina pectoris, Dyspnoe, Asthma cardiale, Ödeme, Sehstörungen, TIAs, Claudicatio
- sofern keine Erstdiagnose: Dauer der Hypertonie, bisherige Medikation, deren Erfolg und Nebenwirkungen
- weitere Risikofaktoren wie Rauchen, Diabetes mellitus, Hypercholesterinämie
- Alkoholabusus

Klinische Untersuchung

- mehrfache Blutdruckmessungen an 3 verschiedenen Tagen (sitzend bzw. liegend, an beiden Oberarmen, nach einer Ruhepause von mindestens 3 Min.), beim Erstkontakt auch an den Beinen
- Gewicht, körperlicher Aspekt (M. Cushing)
- Herzauskultation, Pulstastung an Arm/Leiste/Fuß (Aortenisthmusstenose), Strömungsgeräusche der Gefäße
- Palpation der Nierenlager
- Augenhintergrund

! Merke Nikotin, Koffein, Kälte, Erregung (auch Sprechen) erhöhen den Blutdruck.

Labor

Urin
- Protein, Glukose
- Sediment

Blut
- Kreatinin
- Kalium, Kalzium
- Glukose
- Harnsäure
- Blutfette
- TSH basal

Weiterführende Untersuchungen

- EKG, Echokardiografie
- Röntgen/CT-Thorax
- Nierensonografie

Praxistipp
In folgenden Fällen sollte die Hypertonie weiter abgeklärt werden, weil Verdacht auf eine sekundäre oder maligne Hypertonie besteht:
- Hypertoniebeginn vor dem 30. bzw. nach dem 60. Lebensjahr
- Hypertoniewerte > 180/110 mmHg

H

- Therapieresistenz
- abdominales Strömungsgeräusch
- klinische und laborchemische Hinweise auf das Vorliegen einer endokrinen Hypertonie
- schwere Organschäden

! **Merke** Wichtigstes Ziel der Hypertonieabklärung ist der Ausschluss einer kausal therapierbaren und somit potenziell heilbaren Ursache der Hypertonie. Durch ein schrittweises Vorgehen kann eine Verdachtsdiagnose meist im Rahmen des obigen Basisprogramms erfolgen.

Hyperventilation

Definition

Über den Bedarf hinaus gesteigerte Lungenbelüftung, die durch eine Senkung des CO_2-Partialdrucks in den Alveolen und im Blut und durch eine Zunahme des pH-Werts im arteriellen Blut gekennzeichnet ist.

Ursachen

Psychogen

Hyperventilationssyndrom (Hyperventilationstetanie)	Alveoläre Hyperventilation ohne organische Ursache, die zu einem Anstieg des pH über 7,4 und einem Abfall des pCO_2 sowie des ionisierten Serumkalziums führt. Über die Hypokapnie kommt es zu einer Abnahme des peripheren Blutdrucks sowie der koronaren und zerebralen Durchblutung.
Effort-Syndrom (Pseudoangina pectoris)	Vor allem bei jungen Männern. Oft liegt eine unökonomische Totraumhyperventilation vor. Es fehlen im Gegensatz zum Hyperventilationssyndrom mit alveolärer Hyperventilation die typischen Hyperventilationszeichen.

Organisch

Kompensatorische Hyperventilation	• Gewebshypoxie infolge pulmonaler oder kardialer Störungen, Anämie, großer Höhe • Azidose infolge metabolischer Störungen, Pharmaka
Direkte Stimulation des Atemzentrums	• Pharmaka • Coma hepaticum • lokale Prozesse

Organisch mit psychogener Komponente

Zum Beispiel Herzinfarkt, Asthma bronchiale.

Allgemeine Begleitsymptome (▶ Tab. 32)

Tab. 32 Hyperventilation: typische Klinik bei psychogenen Ursachen

Syndrom	Symptome
Hyperventilationssyndrom	Dyspnoe, Globusgefühl, Zwang zum Durchatmen, Reifen über der Brust Parästhesien, vorwiegend perioral und an den Händen Tachykardie, Kollapsneigung, Beklemmungen bis zu pektanginösen Beschwerden, Herzstechen Angst, Panik, Zwangsweinen, Schwindel, Benommenheit Steifigkeit der Finger, Pfötchenstellung, gelegentlich Tetanien der Arm- und Beinmuskulatur
Effort-Syndrom	Im Vordergrund stehen: anfallsartige stundenlange Schmerzen, evtl. sekundenlang anhaltende Stiche in Herzgegend und linkem Arm, Engegefühl in der Brust bei tiefer Inspiration Dyspnoe Die Symptome werden von den Patienten mit großer Emphase geschildert. Daneben sind häufig: Depressionen Tachykardie Unruhe, Schweißausbrüche, Tremor Durchfälle, Polyurie

Diagnoseweisende Begleitsymptome

- Parästhesien, Pfötchenstellung: **Hyperventilationssyndrom**
- körperliche Leistungsminderung, pektanginöse Beschwerden: **Effort-Syndrom**
- Blässe der Schleimhäute und Konjunktiven: **Anämie**

Diagnostik

- **Hyperventilationsversuch:** Auftreten lokaler oder generalisierter Krampferscheinungen nach forcierter Hyperventilation
- Blutgasanalyse (arteriell und venös).
- vgl. auch Diagnostik ▶ Dyspnoe

H

Hypokaliämie

Definition

Serumkalium unter 3,5 mval/l bzw. mmol/l.

Mehr als 80 % des Kaliumbestands des Organismus befinden sich in den Körperzellen. Normalerweise werden täglich zwischen 50 und 100 mval Kalium ausgeschieden. Bei kaliumarmer Diät übersteigt die renale Kaliumausscheidung anfänglich die Kaliumzufuhr, sodass die Kaliumbilanz negativ wird und im Verlauf von Tagen und Wochen mehrere 100 mval Kalium verloren werden können, bis die Urinausscheidung auf Werte um 3–5 mval/Tag abfällt. Eine derart ausgeprägte Erniedrigung der renalen Kaliumausscheidung weist also bei intakter glomerulärer Funktion auf einen schweren, länger bestehenden Kaliummangel hin.

Ursachen

Unzureichende Kaliumzufuhr

Ist selten einzige Ursache einer Hypokaliämie. Zugrunde liegen können:
- Hunger, Anorexia nervosa
- chronischer Alkoholismus
- stenosierende Prozesse des oberen Magen-Darm-Trakts
- länger dauernde Infusionstherapie mit kaliumfreien Lösungen

Vermehrte Kaliumverluste

Renal

- **primäre renale Verluste:** bei chronischer Pyelonephritis, Glomerulonephritis, Polyurie nach akutem Nierenversagen
- **sekundäre renale Verluste:** primärer Hyperaldosteronismus (M. Conn, M. Cushing), sekundärer Hyperaldosteronismus (Herzinsuffizienz, dekompensierte Leberzirrhose, nephrotisches Syndrom, maligner Hypertonus), Lakritzenabusus

Enteral

- chronische Durchfälle, z. B. bei Malabsorption, Sprue, Colitis ulcerosa
- Erbrechen
- Drainagen und Sonden
- Fisteln
- Laxanzienabusus

Verlagerung von Kalium in die Zellen

- Alkalose (metabolisch oder respiratorisch)
- Insulin (Therapie des diabetischen Komas)
- familiäre paroxysmale Muskellähmung (anfallsweise Kaliumeinstrom ins Zellinnere)

Allgemeine Begleitsymptome

! Merke Die Schwere der klinischen Erscheinungen entspricht oft nicht dem Ausmaß des Kaliummangels. Als Regel kann jedoch gelten, dass die Symptomatik umso ausgeprägter ist, je schneller der Kaliumverlust erfolgt.

Allgemeinsymptome	Müdigkeit, Apathie, Adynamie.
Neuromuskulär	Muskelschwäche, Abschwächung der Eigen- und Fremdreflexe, Parästhesien, Tonusverlust, schlaffe Lähmung.
Kardiovaskulär	Hypotonie, Tachykardie, Extrasystolie, EKG-Veränderungen (erhöhte P-Amplitude, ST-Senkung, T-Abflachung, U-Wellen, TU-Verschmelzung), gesteigerte Digitalisempfindlichkeit.
Gastrointestinal	Anorexie, Nausea, Magen-Darm-Atonie mit Obstipation.
Renal	Kaliopenische Nephropathie mit Störung der Harnkonzentrierung (Polydipsie, Polyurie).

Diagnostik

Anamnese

- Ernährungsgewohnheiten
- Frage nach Symptomen der Hypokaliämie wie reduzierte Leistungsfähigkeit, Obstipation, Muskelschwäche, Herzstolpern etc.
- Frage nach Ursachen einer Hypokaliämie wie Laxanzieneinnahme, Durchfälle, häufiges Erbrechen
- Miktionsfrequenz
- Medikamenteneinnahme, insbes. Diuretika

Klinische Untersuchung

- Blutdruckmessung
- Inspektion: Ödeme, Zeichen kardialer, renaler oder hepatischer Störungen als Ursache eines sekundären Hyperaldosteronismus
- besondere Beachtung von Reflexstatus, Muskeltonus, Herzrhythmik

Labor

- Hb, HK
- Serumeiweiß, Elektrolyte, Kreatinin
- Kaliumausscheidung im Urin

! Merke Die Serum-Kalium-Konzentration ist nicht immer ein zuverlässiges Maß für den Kaliumbestand des Körpers. pH-Änderungen von 0,1 haben reziproke Änderungen des Serum-Kaliums von 0,4–1,2 mval/l zur Folge.

Azidose

Bei Azidose ist das Serum-Kalium durch K^+-Übertritt aus dem Zellinneren erhöht, was einen Kaliummangel verschleiern kann.

Alkalose

Umgekehrt erniedrigt eine Alkalose durch Kaliumverschiebung in die Zellen die extrazelluläre Kaliumkonzentration, sodass ein zu hohes Kaliumdefizit vorgetäuscht wird.

Kaliumausscheidung im Urin

Eine Kaliumexkretion von mehr als 20 mval/l spricht für renalen, eine Kaliumexkretion von weniger als 20 mval/l für extrarenalen Kaliumverlust.

H

Weiterführende Untersuchungen

- EKG: erhöhte P-Amplitude, ST-Senkung, T-Abflachung, U-Wellen, TU-Verschmelzung
- Röntgen/CT-Thorax

Praxistipp

EKG bei Hypokaliämie

Bei akuten Kaliumverlusten nimmt zuerst das Kalium der Extrazellulärflüssigkeit ab, erst später wird auch der intrazelluläre Kaliumbestand vermindert. Bei akuter Hypokaliämie sind daher EKG-Veränderungen in der Regel weniger ausgeprägt als bei chronischer Hypokaliämie.

Hypotonus

Definition

Eine Hypotonie liegt vor bei Blutdruckwerten unter 105/60 mmHg. Eine Hypotonie kann entweder asymptomatisch verlaufen oder zu Symptomen führen und chronisch oder intermittierend auftreten. Nur bei Vorliegen einer Symptomatik sollte die Diagnose einer Hypotonie als Krankheit gestellt werden.

Davon abzugrenzen ist die **akute Hypotonie,** ein plötzlich auftretender Blutdruckabfall. ▶ Koma, ▶ Synkope, ▶ Schock.

> **! Merke** Analog zur Hypertonie unterscheidet man nach der Ätiologie **essenzielle** und **sekundäre Formen.**
> Die Diagnose einer essenziellen (konstitutionellen) Hypotonie kann erst nach Ausschluss einer symptomatischen Hypotonie gestellt werden.

Außerdem lassen sich beim Aufstehen/Stehen je nach klinischer Ausprägung unterscheiden:

Sympathikotone Form

Gekennzeichnet durch
- Herzfrequenzanstieg
- systolischen Blutdruckabfall im Stehen
- Als pathogenetischer Mechanismus wird eine Verminderung des Herzzeitvolumens infolge ungenügender Tonisierung der Venen vermutet.

Asympathikotone Form

Gekennzeichnet durch
- systolischen und diastolischen Blutdruckabfall
- nahezu unveränderte Herzfrequenz

Vasovagale Form

Gekennzeichnet durch
- Blutdruckabfall
- Herzfrequenzabfall

Ursachen

Hypotone Kreislaufeinstellung bei sonst gesunden Individuen

Sportler, Vagotoniker (keine Beschwerden!).

Hypotone Regulationsstörungen

Essenzielle Hypotonie

Sympathikotone Form
Häufigste primäre hypotone Regulationsstörung.
Asympathikotone Form
Primäres Vorkommen sehr selten. Beruht auf einer Erkrankung des Zentralnervensystems (Shy-Drager-Syndrom), des peripheren sympathischen Neurons (Bradbury-Eggleston-Syndrom) bzw. auf einer Kombination beider Formen (Reeley-Day-Syndrom).
Vasovagale Form
Die Genese ist unklar. Vorkommen
- als akute Synkope beim Stehen
- durch Schreck, Angst, Schmerz etc.

Vgl. auch ▶ Synkope.

Sekundäre Hypotonie

Hypotonie als Begleitsymptom bei
- Herz- und Gefäßerkrankungen
- Herzinsuffizienz
- Herzinfarkt
- Myokarditis

- Pericarditis constrictiva
- Aortenstenose, Mitralstenose
- Karotissinussyndrom

Endokrine Hypotonie
- Nebennierenrindeninsuffizienz
- adrenogenitales Syndrom
- Hypothyreose

Neurogene Hypotonie
- Positionshypotonie

Infektiös-toxische Hypotonie
- Infektionskrankheiten
- Intoxikationen

Hypervolämische Hypotonien
- Blut-, Plasma-, Flüssigkeitsverluste
- Kachexie
- endokrine Störungen

Praxistipp

Je nach klinischer Ausprägung können folgende Ursachen zugrunde liegen:

Sympathikotone Form
- Varikose
- Schwangerschaft
- Bettruhe
- postinfektiös
- Nitrate, Neuroleptika

Asympathikotone Form
- Diabetes mellitus, Amyloidose, Porphyrie, Perniziosa
- Syringomyelie, multiple Sklerose

Allgemeine Begleitsymptome

- Schwäche, Müdigkeit, Herzklopfen nach geringer Belastung
- Schwindel, Gefühl der Leere im Kopf, Kopfschmerzen, Ohrensausen, Flimmerskotom
- Schweißausbruch, Blässe, Gähnen oder Kältegefühl, Akrozyanose
- Schwarzwerden vor den Augen, im Extremfall Synkopen

Diagnostik

Anamnese

- Symptome des orthostatischen Syndroms (s. o.), die typischerweise bei Lagewechsel auftreten, sich im Liegen bessern und morgens stärker sind als abends

- Medikamentenanamnese: Diuretika, Antihypertensiva, Antidepressiva, Sedativa, Insulin
- Alkoholkonsum
- Vorerkrankungen

Klinische Untersuchung

- Hydratationszustand
- Zeichen einer vegetativen Fehlregulation: Hyperhidrosis, Händezittern
- gründliche kardiovaskuläre Untersuchung
- Venenstatus
- Zeichen einer endokrinologischen Störung: Pigmentierung, Struma, Hautzustand
- neurologische Untersuchung

Praxistipp
Die wichtigste diagnostische Maßnahme zum Nachweis einer orthostatischen Hypotonie ist der **Schellong-Test:**
Messung von Puls und Blutdruck zunächst im Liegen, dann unmittelbar nach dem Aufstehen sowie während der nächsten 5–10 Minuten in kurzen Abständen.

Labor

- Blutzucker
- Elektrolyte
- Blutbild

Weiterführende Untersuchungen

- EKG
- Röntgen/CT-Thorax
- Echokardiografie

Ikterus

Definition

Gelbfärbung von Haut, Skleren und Schleimhäuten infolge von Bilirubinablagerung im Gewebe. Dabei liegt das Serumbilirubin meist über 2 mg/dl.

Ein Ikterus kann durch gesteigerten Blutabbau **(prähepatischer Ikterus),** verminderte Aufnahme von Bilirubin in die Leberzellen bzw. gestörte Konjugation in der Leber **(hepatischer = hepatozellulärer Ikterus)** oder durch verminderte Ausscheidung von Bilirubin durch eine Gallenabflussstörung **(posthepatischer = cholestatischer Ikterus)** entstehen.

Pseudoikterus — Gelbfärbung der Haut bei exzessivem Karottengenuss, medikamentös bedingt z. B. durch Pikrinsäure. Skleren und Schleimhäute sind hierbei nicht verfärbt und der Urin bleibt hell.

Ursachen

Hämolytischer Ikterus

Bilirubinämie entsteht durch gesteigerten Blutabbau und damit vermehrtem Anfall von Hämoglobin.

Hereditär
- Thalassämie, familiäre Sphärozytose, Sichelzellanämie

Erworben
- infektiös
- Malaria
- Sepsis
- toxisch
- Medikamente
- Gifte
- Immunreaktion
- Transfusionszwischenfall
- autoimmunhämolytische Anämie
- massiver Blutabbau
- Hämatom
- Lungeninfarkt

Hepatozellulärer Ikterus

Entsteht durch Leberzellschädigung oder konstitutionsgebundene Funktionsanomalien des Bilirubinstoffwechsels.

Infektiös
- Hepatitis A–E, Non-A–E
- infektiöse Mononukleose
- Begleithepatitis verschiedener Genese
- chronisch-aggressive Hepatitis

Toxisch-metabolisch-medikamentös
- Alkohol, Phosphor, Tannin, Chloroform, Tetrachlorkohlenstoff
- Amanita phalloides (grüner Knollenblätterpilz)
- Zytostatika, Tuberkulostatika, Halothan

Stauungsleber
- Rechtsherzinsuffizienz, Pericarditis constrictiva
- Lebervenenthrombose

Leberzirrhose

Tumor
- Leberkarzinom

Familiäre Hyperbilirubinämien	• M. Crigler-Najjar • M. Meulengracht • Dubin-Johnson-Syndrom • Rotor-Syndrom

Cholestatischer Ikterus

Intrahepatische Cholestase	• cholestatischer Verlauf bei Hepatitis • medikamentös • primäre biliäre Zirrhose, biliäre Atresie • familiäre benigne Cholestase • Schwangerschaftsikterus
Extrahepatische Cholestase	• Gallenstein, Striktur des Ductus choledochus oder Sphincter oddi, Karzinom (peripapillär), Karzinom der Gallenwege • Pankreatitis, Pankreaskopfkarzinom

Allgemeine Begleitsymptome

- Juckreiz
- dunkler Urin
- heller, entfärbter Stuhl

Diagnoseweisende Begleitsymptome

- Konjunktivenikterus, leichte Hepatosplenomegalie: **Hämolyse**
- Gefäßspinnen (Spider naevi), Palmarerythem: **chronische Lebererkrankung**
- Weißfleckung, bes. an den Armen, Dupuytren, Feminisierung: **alkoholbedingte Lebererkrankung**
- Belastungsdyspnoe, Appetitlosigkeit, Druckgefühl Lebergegend: **Rechtsherzinsuffizienz**
- Durchfall, Hepatomegalie: **Amöbenhepatitis**
- Splenomegalie, Lymphknotenschwellung, Anämie: **Lymphom, Leukose**
- Gewichtsabnahme, palpable Knoten: **Metastasenleber**
- starker Juckreiz, Xanthome: **primär-biliäre Zirrhose**
- rezidivierende Koliken: **Cholelithiasis**
- Alkoholabusus, Medikamentenanamnese: **toxische Hepatitis**

Diagnostik

Anamnese

Ansteckungsmöglichkeiten	Berufliche Exposition durch Arbeit im medizinischen Bereich, Kontakt zu Patienten mit Gelbsucht, Reise in letzter Zeit, Genuss von rohem Fisch, Austern, Muscheln?

Medikamente, Drogen, Injektionen	Orale Kontrazeptiva, Methyltestosteron, Halothan, Sulfonylharnstoffe, Oxyphenisaton (Laxanzien), Bluttransfusion, Rauschgift?
Alkoholkonsum	Besonders gefährdet sind bestimmte Berufsgruppen wie Gastwirte, Maurer, Brauereiarbeiter.
Vorerkrankungen	Leber- und Gallenerkrankungen, Diabetes mellitus, Blutkrankheiten, Herzleiden etc.
Familienanamnese	Hepatitis, Blutkrankheiten, kongenitale Störungen des Bilirubinstoffwechsels, Gallenwegserkrankungen etc.
Allgemeinsymptome	Unspezifische Beschwerden wie bei einem fiebrigen grippalen Infekt sprechen für Hepatitis.
Juckreiz	Typisches Zeichen des Verschlussikterus.
Gewichtsabnahme	Spricht zusammen mit langsam einsetzendem Ikterus, Appetitlosigkeit, reduziertem Allgemeinzustand für Tumor.

Klinische Untersuchung

- Schmerzen
- Courvoisier-Zeichen
- Fieber

Tab. 33 Ikterus: Symptome und typische Ursachen

Symptome	Ursachen
Schmerzen	• kolikartige Schmerzen im rechten und mittleren Oberbauch mit Ausstrahlung in Schulter und Rücken, Erbrechen und Fieber sprechen für Cholelithiasis • Schmerzen im Bereich der Leber kommen bei nahezu allen intrahepatischen Erkrankungen, fast nie beim hämolytischen Ikterus vor. Sie können bisweilen in ihrem Charakter der Gallenkolik durchaus ähneln
schmerzloser Ikterus	bei Tumorverschluss, insbesondere beim Pankreaskopfkarzinom, während beim Korpus- und Schwanzkarzinom der typische Pankreasschmerz auftritt
Courvoisier-Zeichen	unter dem Leberrand ist die Gallenblase vergrößert, mäßig derb, nicht druckdolent tastbar; spricht für Tumorverschluss, meist Pankreaskopfkarzinom
Fieber	bei den infektiösen Ikterusformen; manchmal bei Drogenikterus; intermittierende Temperatursteigerungen bei Cholangitis, in geringem Ausmaß auch bei Zirrhose
Hautfarbe	Rubinikterus bei kürzer bestehender, Verdinikterus bei länger bestehender (mehrere Wochen) Gelbsucht

Tab. 33 Ikterus: Symptome und typische Ursachen *(Forts.)*	
Symptome	**Ursachen**
Hautzeichen	Zeichen der Leberzirrhose; ausführlich unter ▶ Hepatomegalie
Leberpalpation	Eine große, knotige, derbe Leber spricht für Tumor, starke Druckdolenz findet sich bei Hepatitis, extrahepatischem Verschluss, Stauungsleber, Leberabszess.
Milzgröße	Beim entzündlich oder durch Stauung bedingten Ikterus ist die Milz oft palpabel, ebenso beim hämolytischen Ikterus.
Aszites	nicht bei hämolytischem Ikterus
venöser Kollateralkreislauf	bei Zirrhose, subakut-nekrotisierender Hepatitis

- Hautfarbe und -veränderungen
- Palpation von Leber und Milz
- Aszites
- sichtbare Kollateralkreisläufe (▶ Tab. 33)

Labor

Die Laborparameter variieren je nach Form des Ikterus (▶ Tab. 34).

Tab. 34 Ikterus: Laborparameter der verschiedenen Ikterusformen im Vergleich			
	Hämolytischer I.	**Hepatozellulärer I.**	**Cholestatischer I.**
Serum			
LDH	++	Ø	Ø
Retikulozyten	++	Ø	Ø
Hämoglobin	evtl.	Ø	Ø
Bilirubin	indirektes +++ selten > 5 mg/dl	direktes u. indirektes +++	direktes +++
SGOT	Ø	+++	später +
SGPT	Ø	+++	später +
alk. Phosphatase	Ø	Ø oder + bei cholestat. Einschlag	+++
LAP	Ø	Ø oder + bei cholestat. Einschlag	+++
γ-GT	Ø	+	+++
Urin			
Bilirubin	keine Bilirubinurie	++	++
Urobilinogen	Urobilinogenurie	++	zuerst Ø, dann +
Stuhl			
Gallenfarbstoffe		acholisch, vermindert oder Ø	acholisch
Ø = Werte nicht im pathologischen Bereich			

Tab. 35 Ikterus: Empfehlungen für ein Untersuchungsprogramm bei Erkrankungen von Leber und Gallenwegen

Erkrankung	**Laborparameter**
Ikterus	
	Bilirubin GOT/AST, GPT/ALT alkalische Phosphatase Urobilinogen, Bilirubin im Urin
Leberparenchymerkrankungen	
akute Virushepatitis	Bilirubin GOT/AST, GPT/ALT Hepatitisserologie
alkohol-toxische Hepatitis	GOT/AST, GPT/ALT, γ-GT Immunglobuline
chronisch-inaktive Hepatitis	Serumeiweiß-Elektrophorese GOT/AST Hepatitisserologie
chronisch-aktive Hepatitis	GOT/AST Immunglobuline fakultativ: • Hepatitis-core-Antigen im Lebergewebe • antinukleäre Faktoren • Lebermembranautoantikörper • antimitochondriale Antikörper
Leberzirrhose	Serumeiweiß-Elektrophorese Immunglobuline GOT/AST Thromboplastinzeit (Quick-Test), Cholinesterase fakultativ: • γ-GT • antimitochondriale Antikörper (AMA) • Serum-Cu, Coeruloplasmin, Serum-Fe, Ferritin
Lebertumor, Lebermetastasen	γ-GT LDH, GPT/ALT α_1-Fetoprotein
Leberinsuffizienz	Serumeiweiß-Elektrophorese Thromboplastinzeit (Quick-Test) Ammoniak
Stauungsleber bei kardialer Insuffizienz	GPT/ALT LDH

I

Tab. 35 Ikterus: Empfehlungen für ein Untersuchungsprogramm bei Erkrankungen von Leber und Gallenwegen *(Forts.)*

Erkrankung	Laborparameter
Leberparenchymerkrankungen	
toxische Hepatosen (z. B. Pilzvergiftung, Thiophosphatinsektizide, Medikamente wie Methyltestosteron, Antirheumatika, Zytostatika, Laxanzien)	GPT/ALT γ-GT Cholinesterase Glutamatdehydrogenase GOT/AST Thromboplastinzeit (Quick-Test)
Gallenwegs- und biliäre Erkrankungen	
akute Cholezystitis und/oder Cholangitis	GPT/ALT alkalische Phosphatase, Bilirubin Serumeiweiß-Elektrophorese
chronische, nichteitrige, destruierende Cholangitis	GPT/ALT Bilirubin, antimitochondriale Antikörper
Verschlussikterus	Bilirubin, GPT/ALT alkalische Phosphatase Glutamatdehydrogenase

Je nach Verdachtsdiagnose können verschiedene Laborparameter bestimmt werden (▶ Tab. 35).

Weiterführende Untersuchungen

- Sonografie, Endosonografie
- CT
- Endoskopie
- Leberpunktion und -histologie

Juckreiz ▶ Pruritus

Kachexie ▶ Untergewicht

Knochenschmerzen

Definitionen

Solange die statische Funktion des Skeletts nicht beeinträchtigt ist, machen Veränderungen der Feinstruktur des Knochens, z. B. bei generalisierten metabolischen Knochenerkrankungen, nur wenig Symptome. Eine Schlüsselstellung bei der Schmerzauslösung kommt dem Periost mit seiner reichlichen sensiblen Innervation zu.

Osteolyse	Auflösung und Abbau von Knochensubstanz.
Osteomalazie	Mineralisationsstörung des Knochens.
Ostitis	Entzündung von Knochengewebe.
Osteomyelitis	Vom Knochenmarkraum ausgehende Entzündung, die auf Knochengewebe und Periost übergreift.
Osteom	Gutartiger Tumor des Knochengewebes.

! Merke Schmerzen im Bereich des Bewegungsapparats gehen nur selten von den Knochen, meist von Nerven oder Gelenken aus.

Vgl. auch ▶ Rückenschmerzen, ▶ Gelenkbeschwerden.

Ursachen

Lokalisierte Knochenveränderungen

Fraktur

Knochenmetastasen
- insbes. bei Bronchus-, Magen-, Nieren-, Prostata-, Schilddrüsen- und Mammakarzinom

Primäre Knochentumoren
- von **Knorpelzellen** ausgehend: kartilaginäre Exostosen, Enchondrome, Chondroblastom, Chondrosarkom
- von **Knochenzellen** ausgehend: Osteoid-Osteom, Osteoblastom, osteogenes Sarkom
- vom **Bindegewebe** ausgehend: nichtossifizierendes Fibrom, Riesenzelltumor, Ewing-Sarkom, Retikulosarkom
- von den **Knochengefäßen** ausgehend: Hämangiome, maligne Hämangioendotheliome
- vom **hämatopoetischen Gewebe** ausgehend: Plasmozytom, chronisch-myeloische Leukämie, akute Leukämie, malignes Lymphom, M. Hodgkin

Knochenzysten
- solitäre Knochenzysten
- aneurysmatische Knochenzysten
- fibröse Dysplasie

Knochennekrosen
- M. Perthes (Femurkopf), Femurkopfnekrose bei Steroidtherapie
- M. Köhler I (Os naviculare), M. Köhler II (Metatarsalköpfchen II)
- M. Kienböck (Os lunatum)
- M. Osgood-Schlatter (Tibiaapophyse)
- M. Scheuermann

Sudeck-Knochenatrophie

K

Entzündliche Knochenerkrankungen	• Osteomyelitis • Brodie-Abszess • Knochentuberkulose, Knochenlues, Aktinomykose • infektiöse Spondylitis
M. Paget	
Speicherkrankheiten	• Histiozytose (eosinophiles Granulom), M. Hand-Schüller-Christian, M. Abt-Letterer-Siwe • M. Gaucher
Wirbelveränderungen	▶ Rückenschmerzen.

Generalisierte Knochenveränderungen

- Osteoporose
- Osteomalazie
- Hyperparathyreoidismus (Osteodystrophie)
- Skelettkarzinomatose

Diagnoseweisende Begleitsymptome

- lokale Schwellung, Knochenschmerzen, Fieber, Krankheitsgefühl bei Kindern: **Ewing-Sarkom, Osteomyelitis**
- ziehende Schmerzen in der Tibia, Klopfschmerz und evtl. Rötung: **Brodie-Abszess**
- v. a. bei Jungen Schmerzen in Knie- und Hüftgelenk, Hinken: **Perthes-Krankheit**
- Knochenschmerzen an einer oder mehreren Stellen, Verkrümmung Gewicht tragender Körperteile, Abnahme der Körpergröße: **Morbus Paget, Osteoporose**
- Schmerzen im Rücken und in den Oberschenkeln, paravertebraler Hartspann, Thoraxschmerzen beim Husten und Niesen: **Osteomalazie**
- Rückenschmerzen, (Wirbel-)Frakturen, neurologische Symptomatik (z. B. Lähmungen), Tumorleiden: **Knochenmetastasen** (am häufigsten in der Wirbelsäule)

Hintergrund

Im Folgenden wichtige Krankheiten, die Knochenschmerzen verursachen können, im Überblick:

Ewing-Sarkom

Sehr zellreiches, unreifes Rundzellensarkom. Betrifft vor allem Kinder vor dem 15. Lebensjahr, dritthäufigster maligner Knochentumor.

K

Klinik
Die Symptome und Röntgenzeichen lassen an eine Osteomyelitis denken:
- örtliche Knochenschmerzen und Schwellung, Fieber
- Abgeschlagenheit
- mottenfraßähnliche Knochenzerstörung, geringfügige Periostabhebung

Osteomyelitis
Bei Kindern und Jugendlichen handelt es sich fast immer um eine akute, hämatogen entstandene Osteomyelitis. Als Primärherd kommen Hauteiterung, Angina, Pneumonie etc. in Frage. Selten ist die fortgeleitete (z. B. bei Sinusitis) oder direkte Infektion (bei komplizierter Fraktur). Nach einem vorangegangenen Trauma besteht erhöhte Disposition.
Klinik
Die akute Osteomyelitis beginnt mit hohem Fieber, Schüttelfrost und erheblichem Krankheitsgefühl. Im Lauf weniger Stunden treten starke Schmerzen auf, und die befallenen Extremitäten schwellen an. Es kommt zu Rötung und regionaler Lymphknotenschwellung. Es kann sich ein subperiostaler Abszess bilden und entweder in das Gelenk oder nach außen durchbrechen.
Diagnose
Starke Leukozytose mit Linksverschiebung, erhöhte CRP/BSG. Erregeranzüchtung aus Blutkultur oder Eiter. Röntgenveränderungen werden erst nach 8–14 Tagen sichtbar. Man findet dann Periostabhebung, unscharfe Bälkchenzeichnung und Aufhellungen im Metaphysenbereich, bei verspätetem Behandlungsbeginn evtl. Knocheneinschmelzungen mit Abszesshöhlen, Sequester und Spontanfrakturen.

Brodie-Abszess
Blande Osteomyelitis durch Erreger herabgesetzter Virulenz (z. B. Staphylococcus albus), die vorwiegend in der Tibia auftritt. Abszessbildung und Osteolyse bleiben lokal und machen sich klinisch durch ziehende Schmerzen, Klopfschmerz und evtl. Rötung röntgenologisch als umschriebene Aufhellung bemerkbar.

Perthes-Krankheit
Osteochondrosis deformans coxae juvenilis. Auftreten vor allem bei Knaben zwischen dem 3. und 12. Lebensjahr. Schmerzen in Knie- und Hüftgelenk sowie Hinken sind Erstsymptome, später sind vor allem Innenrotation und Abduktion im Hüftgelenk erheblich eingeschränkt.

Morbus Paget
Knochenbau mit Hyperostosen und statischer Insuffizienz (Ostitis deformans). Auftreten nach dem 40. Lebensjahr. Familiäre Häufung. Beide Geschlechter gleich stark betroffen. Gekennzeichnet durch Knochenumbau mit gesteigerter Vaskularisierung, Knochenabbau und Ersatz der ursprünglichen Knochensubstanz durch bindegewebige Strukturen. Entsprechend Abnahme der Festigkeit des Knochens.

Klinik

Bevorzugt befallen sind

- lange Röhrenknochen (Säbelscheidentibia)
- Wirbelsäule, Becken
- Schädel („Mann mit dem zu kleinen Hut“)

Der Befall kann uni- oder multilokulär sein. Die Patienten klagen über Schmerzen in den betroffenen Knochen, Gewicht tragende Körperteile sind verkrümmt, Spontanfrakturen der Wirbel führen zu Abnahme der Körpergröße.

Diagnose

Bei ausgedehnten Veränderungen ist die alkalische Phosphatase, gelegentlich auch das Serum- und Urinkalzium erhöht. Im Röntgenbild sind typisch scharf begrenzte osteolytische Herde und sklerotische Randzonen durch Knochenneubildung.

Osteomalazie

Fehlende Knochenverkalkung bei normaler Knochensubstanz infolge Mineralstoffwechselstörung.

Ursachen

- Vitamin-D-Mangel infolge Vitamin-D-armer Kost, ungenügender Resorption von Vit. D bei Malabsorptionssyndrom, unzureichender Sonnenbestrahlung
- Vitamin-D-resistente Osteomalazie unklarer Genese
- renale Osteomalazie bei Niereninsuffizienz und tubulären Störungen

Klinik

- vorzeitige Ermüdung
- Schmerzen im Rücken und in den Oberschenkeln, insbes. bei Belastung
- paravertebraler Hartspann
- Thoraxschmerzen beim Husten und Niesen
- Skelettverbiegungen (Coxa vara, O-Beine, Kyphose etc.)

Diagnostik

- **Ca, P:** erniedrigt oder normal, Kalziumausscheidung im Urin vermindert
- alkalische Phosphatase: erhöht
- **Röntgenbefunde:** Entkalkung des Skeletts, Verbiegungen des Skeletts, Looser-Umbauzonen an mechanisch stark beanspruchten Stellen

Osteoporose

Verminderung der Knochenmasse unter die altersentsprechende Norm. Dabei kann es sich um einen systemischen oder lokalisierten Schwund von Knochengewebe handeln. Hauptkennzeichen ist ein verminderter Anbau von Knochensubstanz mit fortschreitendem Schwund der Spongiosa, wodurch die Markräume porös werden. Eine Osteoporose entsteht als Folge ätiologisch und pathogenetisch verschiedener Einwirkungen auf das Knochengewebe.

Ursachen

Primäre Osteoporose:

Häufigste Form. Abhängig vom Zeitpunkt der Manifestation werden unterschieden juvenile, präsenile, senile, präklimakterische, postklimakterische Osteoporose.

Sekundäre Osteoporose:

- endokrine Erkrankungen (Cushing-Syndrom, Hyperthyreose)
- längere Zufuhr von Kortisolderivaten
- gastrointestinale Erkrankungen (z. B. Sprue, chronische Pankreatitis)
- chronischer Hunger
- Stoffwechselerkrankungen (z. B. Diabetes mellitus)
- Nierenerkrankungen (z. B. chronische Niereninsuffizienz)
- genetische Erkrankungen (z. B. Klinefelter-Syndrom, Gonadendysgenesie)
- Immobilisation

Klinik

Die Patienten klagen, abgesehen von den Beschwerden der Grundkrankheit, über schnelle Ermüdung bei Arbeit und längerem Sitzen, nicht selten findet man ziehende Schmerzen im Rücken. Meist kommt es im Lauf der Zeit zu einer deutlich kyphotischen Brust- und Lendenwirbelhaltung. Akute Wirbelkörperzusammenbrüche erzeugen heftige Schmerzreaktionen.

Diagnostik

Röntgen: durch Abnahme der Knochendichte vermehrte Strahlentransparenz. Anfangs deutliche Zeichnung der Knochenkonturen, vor allem der Wirbelkörper von LWS und BWS; im weiteren Verlauf Deckplatteneinbrüche, Fisch- und Keilwirbelbildung.

! Merke Bei reiner Osteoporose sind Kalzium- und Phosphatwerte sowie alkalische Phosphatase normal.

Diagnostik

Anamnese

- Akuter Beginn oder allmähliche Entwicklung?
- Dauerschmerz oder Belastungsschmerz?
- Welche Skelettanteile sind betroffen?
- Tageszeitliche Schwankungen, nächtlicher oder Morgenschmerz?
- Abnahme der Körpergröße
- körperliche Leistungsfähigkeit, Gewichtsverlust
- Fieber, Infektionszeichen
- Zeitpunkt des Eintretens der Menopause
- Medikamentenanamnese
- Symptome der ▶ Hyperkalzämie
- Vorerkrankungen, Unfälle, Operationen, körperliche oder sportliche Belastung

Klinische Untersuchung

- Blutdruck, Allgemeinzustand, Lymphknotenstatus, Entzündungszeichen der Haut, Hämatome
- Inspektion und Funktionsprüfung des Skeletts: Deformitäten, Achsenabweichungen, Druck- und Klopfschmerzhaftigkeit, Gelenkschwellungen oder -ergüsse, Muskelatrophien

Labor

- CRP, Blutbild
- Ca, P, alkalische Phosphatase, Kreatinin
- Elektrophorese
- Urinstatus

Weiterführende Untersuchungen

- Röntgen/CT der schmerzhaften Skelettteile, Schädel, Thorax
- Skelettszintigrafie
- MRT
- Kombination unterschiedlicher bildgebender Verfahren

Praxistipp
In der täglichen Praxis bei der Abklärung von Knochenschmerzen spielt die Röntgenuntersuchung die wichtigste Rolle, wobei die Interpretation der radiologischen Befunde durch spezifische (▶ Tab. 36), aber auch unspezifische (CRP, Blutbild etc.) Laborparameter erleichtert werden kann.

K

Tab. 36 Knochenschmerzen: laborchemische Befunde bei Knochenerkrankungen

	Kalzium im Serum	Phosphat im Serum	Alkal. Phosphatase	Kalziumausscheidung im Urin	Hydroxyprolinausscheidung im Urin
Osteoporose	n, selten ↑	n	n	n, gering ↑	n, gering ↑
Osteomalazie	↓	↓, n	↑ (n)	↓ Resorptionsstörung ↑ renale Störung	↑
prim. Hyperparathyreoidismus	↑	↓, n	↑, n	↑, n	↑
sek. Hyperparathyreoidismus	↓, n	↑	↑, n	↓	↑
Morbus Paget	n	n	↑	n, ↑	↑, n

Tab. 36 Knochenschmerzen: laborchemische Befunde bei Knochenerkrankungen *(Forts.)*					
	Kalzium im Serum	**Phosphat im Serum**	**Alkal. Phos-phatase**	**Kalziumaus-scheidung im Urin**	**Hydroxy-prolinaus-scheidung im Urin**
Myelom	n, ↑	n (selten ↑ oder ↓)	n	n, ↑	↑, n
Knochen-metastasen	n, ↑	n (selten ↓)	↑ (n)	n, ↑ bzw. ↓	↑
n = normal					

Koma

Definition

Völlige Bewusstlosigkeit während längerer Zeit (vgl. auch ▶ Bewusstseinsstörungen).

Zur Beurteilung des Schweregrads hat sich der Glasgow-Coma-Scale durchgesetzt (▶ Tab. 37).

Tab. 37 Koma: Eine Gesamtpunktzahl von weniger als 8 Punkten in der Glasgow-Coma-Scale (GCS) entspricht einer schweren Bewusstseinsstörung [19]	
	Punktezahl
Beste verbale Antwort	
keine	1
unverständliche Laute	2
einzelne Wörter, inadäquate Worte	3
unkoordiniertes Gespräch	4
orientiert, koordiniert	5
Augenöffnen	
kein Augenöffnen	1
auf Schmerzreize	2
auf akustische Stimuli	3
spontan	4
Beste motorische Reaktion	
keine	1
abnormes Strecken	2
abnormes Beugen	3
zieht zurück (Fluchtbewegung)	4
lokalisiert Stimulus (wehrt gezielt ab)	5
befolgt Aufforderungen	6

Ursachen

Die Auflistung erfolgt in der Reihenfolge der Häufigkeit, wie sie auf Intensivstationen beobachtet wird (nach Koller und Mitarb.):

Intoxikation

Drogen, Sedativa, Psychopharmaka, Analgetika, Antipyretika.

Medikamentenintoxikation

In suizidaler Absicht werden am häufigsten Schlaf- und Beruhigungsmittel sowie Analgetika verwendet. In weitem Abstand folgen Antidepressiva und Neuroleptika sowie Opiate und Heroin. Meist handelt es sich um Mischpräparate.

Symptome

Bis auf die Benzodiazepine führen alle einschlägigen Medikamente, beginnend etwa bei der 15-fachen Einzeldosis, zu Koma, Atemdepression und Kreislaufversagen.

Barbitursäurepräparate
Koma ohne motorische Unruhe, Reflexe je nach Komatiefe noch auslösbar oder schon erloschen.

Bromcarbamide
Herzrhythmusstörungen.

Methaqualon
Hyperthermie, Krämpfe.

Glutethimid
Krämpfe.

Diphenhydramin
Krämpfe.

Diagnostik

Die äußeren Umstände bei der Auffindung des Patienten, ggf. eine Vorgeschichte von Depression und Suizidversuchen weisen auf die Diagnose hin, die durch den chemischen Nachweis der Substanz(en) aus Urin, Erbrochenem oder Magensaft gesichert wird.

! Merke Alkohol wird öfter zusammen mit den Medikamenten genommen, jedoch kaum allein als Suizidmittel. Alkoholgeruch darf nicht von der wirklichen Diagnose ablenken.

Alkoholintoxikation

Koma ist selten. Differenzialdiagnostisch ist stets an ein Hirntrauma oder einen apoplektischen Insult zu denken.

Opiumintoxikation

Leitsymptom ist die extreme Miosis, zusätzlich findet man Areflexie, Bradykardie, oft Cheyne-Stokes-Atmung.

Diagnostik

Einen Hinweis geben die Einstichstellen, die man am ganzen Körper suchen muss. Der chemische Nachweis erfolgt aus dem Urin.

Diagnostisch vertretbar: Naloxongabe (vorsichtig!).

Kohlenmonoxidintoxikation

Durch die Umwandlung von Hb in Carboxy-Hb wird der O_2-Transport im Blut blockiert. Die Vergiftungen erfolgen teils akzidentell (Aufenthalt in ungelüfteten Räumen bei unvollständiger Verbrennung), teils in suizidaler Absicht.

Prodromi

Zunächst treten Kopfschmerzen, Übelkeit, Schwindel und Sehstörungen auf, später Bewusstseinseinschränkung. Die schwere Intoxikation (mehr als 50 % CO-Hb) ist gekennzeichnet durch:
- Muskelkrämpfe aller vier Extremitäten
- Mydriasis
- Störung der zentralen Atem- und Kreislaufregulation (meist Tachykardie, Cheyne-Stokes-Atmung, Hypoventilation)
- Hautkolorit

! Merke Das zunächst typische rosige Aussehen kann später tief zyanotisch werden.

Diagnostik

Nachweis von CO-Hb.

Koma durch Intoxikation mit Gewerbegiften

Hier sind insbesondere organische Lösungsmittel anzuführen wie Benzin, Benzol, Chlorkohlenwasserstoffe etc. Die Vergiftung lässt sich oft durch den intensiven Geruch des Patienten nach der entsprechenden Substanz vermuten.

Zerebrovaskuläre Störungen

▶ Bewusstseinsstörungen, ▶ Tab. 14.

Diabetische Komplikationen

Diabetisches Koma

Man unterscheidet folgende Komaformen:
- ketoazidotisches Koma
- hyperosmolares Koma
- Laktatazidose (vor allem unter Biguanidtherapie)

Prodromi

Zeichen eines entgleisten Diabetes mellitus sind
- Polyurie und Polydipsie
- Adynamie

- Gewichtsverlust
- Übelkeit und Erbrechen
- Appetitlosigkeit

> **! Merke** Bei einer abdominalen Symptomatik besteht die Gefahr der Fehldiagnose als chirurgischer Notfall.

Symptome

Das Koma ist gekennzeichnet durch
- Exsikkose
- weiche Bulbi
- Acetongeruch
- Kußmaul-Atmung
- Tachykardie mit flachem Puls und eher niedrigem Blutdruck
- schlaffen Muskeltonus
- abgeschwächte Reflextätigkeit

Diagnose

Die Diagnose eines diabetischen Komas muss noch vom einweisenden Arzt gestellt werden! Einfache Hilfsmittel sind
- Nachweis der Hyperglykämie mittels Teststreifen
- Nachweis der Glukosurie und Acetonurie mittels Teststreifen

Hypoglykämisches Koma

Ursachen

Häufigste Ursache eines hypoglykämischen Komas ist der insulinbehandelte Diabetes mellitus. Daneben kommen organischer Hyperinsulinismus (meist infolge von Inselzelladenomen), symptomatische Hypoglykämien (z. B. bei Leberparenchymerkrankungen, chronischer Pankreatitis, Prädiabetes, angeborenen Störungen des Kohlenhydratstoffwechsels, renaler Glukosurie u. a.) sowie exogene Hypoglykämien (durch verschiedene Medikamente wie Salizylate, Aminophenazon, Phenylbutazon, Hydralazin, Guanethidin, Dicumarol, Langzeitsulfonamide, Sulfonylharnstoffe im Rahmen der oralen Diabetestherapie, insbes. bei Niereninsuffizienz, Alkohol, gar nicht so selten auch durch Selbstinjektion von Insulin bei Psychopathen) als Ursachen eines hypoglykämischen Komas in Betracht.

Prodromi

Die Symptomatik setzt sehr plötzlich ein mit
- Heißhunger
- Kopfschmerzen
- Verwirrtheit und Unruhe
- Somnolenz

Symptome

Charakteristika des hypoglykämischen Komas sind

- vermehrte Schweißabsonderung, Mydriasis
- warme Haut (Sympathikuserregung)
- regelmäßige Atmung
- erhöhter Muskeltonus
- Hyperreflexie
- gelegentliche Krämpfe (**DD:** Epilepsie)

Diagnose

Die Diagnose sowie die Differenzialdiagnose zum diabetischen Koma ergeben sich durch den Blutzuckerspiegel! Der Urinzucker ist nicht verwertbar, da er aus der vorkomatösen Phase noch Glukose enthalten kann.

Entzündliche Hirnaffektionen

Insbes. Meningitis, Enzephalitis (▶ Bewusstseinsstörungen).

Epilepsie

▶ Synkope.

Stoffwechselstörungen

Hintergrund

Im Folgenden stoffwechselbedingte Komaformen im Überblick:

Hepatisches Koma

Formen

Leberzerfallskoma (endogenes Leberkoma)

Entsteht nach akuter Virushepatitis sowie bei toxisch bedingter Lebernekrose. Die im Darm gebildeten toxischen Substanzen (Ammoniak, Phenol) können von der Leber nicht mehr entgiftet werden und gelangen zusammen mit den beim Leberzerfall frei werdenden Stoffen in die Blutbahn.

Leberausfallskoma (exogenes Leberkoma)

Entsteht durch Leberausfall in der Endphase chronischer Leberparenchymerkrankungen (Zirrhose, Hepatom, Metastasenleber), am häufigsten durch eine gastrointestinale Blutung und die dadurch bewirkte bakterielle Bildung toxischer Proteinabbauprodukte. Andere Ursachen sind reichliche Eiweißaufnahme, Infektionen, chirurgische Eingriffe, Niereninsuffizienz mit Harnstoffretention, Alkoholabusus, verschiedene Medikamente (Sedativa, Narkotika, Opiate, Barbiturate, Tetrazykline u. a.).

Prodromi

Somatische Symptome

Beim Leberzerfallskoma findet man die Symptomatik einer schweren Hepatitis mit starker Transaminasenerhöhung, Ikterus, stark verlängerter Prothrombinzeit, vergrößerter bzw. nicht mehr palpabler Leber (Dystrophie);

K

beim exogenen Leberkoma die Symptome der chronischen Hepatopathie mit Spider-Nävi, harter, vergrößerter, evtl. knotiger Leber, Aszites, dagegen nur geringer Transaminasenerhöhung und Verlängerung der Prothrombinzeit.

Neurologisch-psychische Symptome

Die neurologisch-psychischen Veränderungen sind beiden Komaformen gemeinsam:

- intellektueller Abbau, Verlangsamung der Sprache, Persönlichkeitswandel, Euphorie, Verlust des Verantwortungsgefühls
- „Flapping Tremor“ (Schriftprobe!), Reflexsteigerung, Apraxie

Präkoma

Schlafrhythmusstörungen, anfänglich übermäßiges Schlafbedürfnis, Apathie, verlangsamte Reaktionen, Desorientiertheit.

Koma

Delirium, Bewusstlosigkeit, Foetor hepaticus.

Differenzialdiagnose

Endogene Psychose, Alkoholintoxikation, subdurales Hämatom, Elektrolytkoma.

Urämisches Koma

Die Urämie ist definiert als klinisches Intoxikationssyndrom bei fortgeschrittener Niereninsuffizienz. Sie ist – trotz des Namens – nicht allein auf die Harnstofferhöhung zurückzuführen, sondern Folge einer Kombination von Störungen wie Verschiebungen im Elektrolyt-, Wasser- und Säure-Basen-Haushalt, Zirkulationsstörungen, Anämie u. a. Das urämische Koma tritt allmählich auf.

Symptome

- urinöser Geruch der Exspirationsluft
- Hyperreflexie, fibrilläre Muskelzuckungen
- gelegentlich Harnstoffkristalle auf der Haut sichtbar
- gelegentliche Krämpfe
- Miosis
- Kußmaul- oder Cheyne-Stokes-Atmung
- Perikarditis
- Blässe (aufgrund der urämischen Anämie)
- Hypertonus, Augenhintergrundveränderungen

Diagnostik

Reststickstoff im Blut (in der Regel über 100 mg%), Kreatinin.

Nebennierenkoma

Zu komatösen Zuständen kann es entweder durch akute Überforderung der Nebenniere im Rahmen eines M. Addison oder infolge episodisch auftretender Hypoglykämien kommen.

Symptome

Häufiges Erbrechen, hypovolämischer Kreislaufkollaps, abdominale Symptomatik, Oligurie, Azotämie, Delirium.

Addison-Krise
Leitsymptome sind Koma, Hypoglykämie, Hyponatriämie, Hyperkaliämie.

Basedow-Koma
Kann spontan auftreten oder nach plötzlichem Abbruch einer thyreostatischen Behandlung sowie postoperativ nach Resektion ungenügend vorbehandelter hyperthyreoter Strumen. Vgl. ▶ Hyperthyreose.

Sympto
Zunächst kommt es zur **Basedow-Krise,** die gekennzeichnet ist durch
- starke Erregung
- Exsikkose bei heißer Haut
- Hyperthermie
- Tachykardie
- Durchfälle
- spätere Adynamie und Bewusstseinstrübung

Unbehandelt endet die Basedow-Krise im **Koma** mit:
- Herzinsuffizienz
- Herzrhythmusstörungen
- Kreislaufversagen

Diagnostik
Die Schwere des Krankheitsbilds lässt eine spezifische Schilddrüsenfunktionsdiagnostik nicht zu, sodass die klinischen Zeichen der Hyperthyreose (Exophthalmus, Glanzaugen, Struma) und die Vorgeschichte die Aufmerksamkeit in die richtige Richtung lenken müssen.

Myxödemkoma
Von einer bis zum Koma führenden Dekompensation sind vor allem Frauen ab der mittleren Altersstufe betroffen. Meist treten die Komata in der kalten Jahreszeit auf. Vgl. auch ▶ Schilddrüsenvergrößerung.

Symptome
- verminderte Atemtiefe und -frequenz
- Bradykardie
- erniedrigte Körpertemperatur (23–35 °C)
- Hypotonie

Klinisch kann das Koma als Scheintod imponieren. Infektiöse Komplikationen wie z. B. Pneumonie sind häufig, dann ist die Körpertemperatur entsprechend höher.

Diagnostik
Die typischen Symptome und Befunde bei Hypothyreose (Aspekt, nackte Trachea, Reflexverlangsamung, EKG, erniedrigte Schilddrüsenwerte, Hypercholesterinämie etc.) weisen auf die Diagnose hin.

Hypophysäres Koma
Meist nach Hypophysenvorderlappennekrose, seltener infolge eines Tumors. Die Ursache, meist eine postpartale Blutung (Sheehan-Syndrom) kann Jahre, sogar Jahrzehnte zurückliegen. Das Koma ist durch TSH- und ACTH-Mangel bedingt und weist deshalb sowohl Charakteristika des Myxödemkomas als auch des Nebennierenkomas auf.

Symptome

Prodromi

Übelkeit, Appetitlosigkeit, Erbrechen, Verwirrtheitszustände, evtl. Zuckungen oder generalisierte Krämpfe.

Koma

- Bradykardie mit flachem, kaum fühlbarem Puls
- Hypothermie
- verminderte Atemtiefe und -frequenz
- oft Hypotonie
- Hypoglykämie

Diagnostik

Blutzucker, Zeichen des Hypopituitarismus (Blässe, Verlust der Genital- und Achselbehaarung, Myxödem), Vorgeschichte einer postpartalen Blutung mit sekundärer Amenorrhö.

Hyperkalzämisches Koma

Lebensbedrohliche Komplikation aller Erkrankungen, die mit einer Erhöhung des Serumkalziums einhergehen. Beim Hyperparathyreoidismus wird das Koma manchmal durch schwere körperliche Anstrengung oder interkurrente Infekte ausgelöst.

Häufigste Ursache sind Plasmozytom, osteolytische Skelettkarzinome, Vitamin-D-Überdosierung sowie primärer Hyperparathyreoidismus.

Symptome

- Psychose, Somnolenz, Koma
- Exsikkose
- Erbrechen, Obstipation, Leibschmerzen
- Tachykardie
- Hyperkalzämie meist über 15 mg%

Koma bei schweren Allgemeinerkrankungen

Final tritt bei vielen schweren Allgemeinerkrankungen wie z. B. Tumoren, Septikämie, Infektionen ein komatöser Zustand auf. Auch eine schwere Malaria kann mit einem Koma einhergehen.

Diagnoseweisende Begleitsymptome

- Auffindungssituation: **Intoxikation**
- neurologische fokale Zeichen: **organische Parenchymschädigung**
- Meningismus, Fieber: **entzündliche Ursache**
- Fehlen neurologischer fokaler Zeichen: **Stoffwechselstörung** oder **Intoxikation**
- weitere Symptome ▶ Tab. 38

K

Tab. 38 Koma: Bewusstseinsverlust bei Stoffwechselentgleisung – wegweisende Begleitsymptome und Befunde

profuser Schweiß Tachykardie, ungestörte Atmung, Diabetesanamnese	hypoglykämischer Schock
Acetongeruch Kußmaul-Atmung Hyperglykämie Glukosurie, Acetonurie Diabetesanamnese	hyperglykämisches Koma
Ikterus Foetor hepaticus	Coma hepaticum
urämischer Foetor; Azidoseatmung Hautkolorit, Anämie Hyperkaliämie, Hyperkalzämie, Azidose	Coma uraemicum
Müdigkeit Übelkeit, Erbrechen Kussmaul-Atmung, Azidose keine Exsikkose, keine Hyperglykämie	Laktatazidose
Nebensymptome fehlen nicht selten! sonst: Polyurie, Polydipsie; Übelkeit; Erbrechen; Abdominalschmerzen; Ulkusleiden; Steinleiden; maligne Erkrankungen; granulomatöse Entzündungen; Immobilisation	hyperkalzämische Krise
Tetanie vorausgegangene Schilddrüsen- oder Nebenschilddrüsenoperation Zeichen der Maldigestion und Malassimilation; Rachitis Niereninsuffizienz Pankreatitis	hyperkalzämische Tetanie
verminderter Muskeltonus (eventuell Paresen!) Obstipation QT-Verlängerung im EKG eventuell Hypertonie	hypokaliämische Tetanie (Koma)
Kopfschmerzen Hörstörungen; Sehstörungen Krampfanfälle bei multiplem Myelom oder Makroglobulinämie	hyperproteinämisches Koma
Braunpigmentation Unruhe, Gereiztheit, Adynamie Hypotonie Hypoglykämie; Hyperkaliämie	Addison-Krise
Unruhe Hyperthermie Tachykardie; Herzrhythmusstörungen	hyperthyreote Krise

Tab. 38 Koma: Bewusstseinsverlust bei Stoffwechselentgleisung – wegweisende Begleitsymptome und Befunde *(Forts.)*	
übersteigerte Müdigkeit Kälteintoleranz; Hypothermie Hypotonie; Bradykardie; Hypoventilation Areflexie	Myxödemkoma

Diagnostik

Anamnese, klinische Untersuchung, Labor und weiterführende Diagnostik: ▶ Bewusstseinsstörungen.

Kopfschmerz

Definitionen

Kephalgie — Schmerzen im Kopf- bzw. Kopfnervenbereich. Leit- oder Begleitsymptom zahlreicher Erkrankungen.

Neuralgie — Schmerz im Ausbreitungsgebiet eines Nervs.

Gesichtsschmerz — Wird von manchen Autoren unter den Kopfschmerz im weiteren Sinn gerechnet.

! Merke Nur bestimmte anatomische Strukturen im Kopfbereich sind schmerzempfindlich: die Dura der Schädelbasis, die venösen Sinus- und sinusnahen Venen, die Arterien von Hirnbasis und Dura, die Nerven mit sensiblen Anteilen (V, IX, X) sowie die außerhalb des Gehirnschädels gelegenen Anteile. Schmerzen kommen also prinzipiell durch Zug oder Druck an diesen Strukturen zustande. Das Hirnparenchym und das Ventrikelependym sind nicht schmerzempfindlich.

Ursachen

Primäre (= idiopathische) Kopfschmerzen

- paroxysmale vaskuläre Kopfschmerzen inkl. Migräne
- chronische vaskuläre und Spannungskopfschmerzen
- Konversionskopfschmerz ohne fassbare somatische Grundlage
- Hirnnervenneuralgien

Symptomatische Kopfschmerzen

Intrakraniell
- intrakranielle Raumforderung (Tumor, Abszess, intra- und extrazerebrale Blutungen, Granulome)
- Gefäßanomalien mit oder ohne Subarachnoidalblutung

K

	• Liquordruckveränderung (Liquorzirkulationsstörungen, generalisiertes Hirnödem, Pseudotumor cerebri, postpunktionelles oder primäres Liquorunterdrucksyndrom) • Meningoenzephalitis (bakteriell, viral), Hypoxiekopfschmerz bei zerebralen Insulten • posttraumatische Kopfschmerzen • Epilepsien • Reizung intrazerebraler Schmerzbahnen
Extrakraniell	• Schädelprozesse (Schädelbasistumor, Osteomyelitis, M. Paget) • Erkrankungen der extrakraniellen Gefäße (Arteriitis temporalis) • Augen-, Nebenhöhlen-, Ohr-, Zahn-, Kiefererkrankungen • degenerative und traumatische Veränderungen der oberen HWS

Hintergrund

Differenzialdiagnose wichtiger symptomatischer Kopfschmerzursachen

Hirntumoren

Kopfschmerzen treten in ca. dreiviertel der Fälle auf. Sie beginnen in der Regel allmählich und nehmen mit der Zeit an Intensität zu. Gelegentlich können sich Tumorkopfschmerzen auch als Migräne oder Neuralgie äußern.

Hirnabszess

Die Symptomatik ist ähnlich der beim Neoplasma, der Verlauf jedoch kürzer.

Commotio, Contusio cerebri

In ca. 30–50 % der Fälle treten nach einem Kopftrauma chronische Kopfschmerzen auf. Meist sind sie diffus oder werden im Traumabereich lokalisiert. Meist handelt es sich um Spannungs- oder vasomotorische Kopfschmerzen. Nach Kontusionen sind manchmal Narben und Verwachsungen zusätzlich für die Schmerzen verantwortlich. Jedoch wird man ein posttraumatisches Syndrom eher annehmen, wenn die Patienten über gesteigerte Reizbarkeit, Alkoholunverträglichkeit, leichte Ermüdbarkeit klagen oder ihre Umgebung eine Wesensänderung feststellt.

Epilepsie

Die Schmerzen können nach dem Anfall, aber auch anfallsunabhängig auftreten.

Hustenkopfschmerz

Nach Husten, Lachen, Pressen etc. können Sekunden bis Minuten anhaltende, heftige beidseitige Kopfschmerzen auftreten. Sie sind meist gutartig, jedoch ist ein intrakranieller Tumor oder eine Schädelbasisanomalie auszuschließen.

Arteriitis temporalis (M. Horton, Riesenzellarteriitis)
Typisch sind heftigste uni- oder bilaterale Schläfenkopfschmerzen bei älteren Leuten. Die Temporalarterie ist geschlängelt, verhärtet und druckschmerzhaft. Die BSG ist in der ersten Stunde meist auf über 100 erhöht. **Cave:** Erblindungsgefahr!

Erkrankungen der HWS
Vom Nacken ausgehende Kopfschmerzen werden entweder meist in den Hinterkopf, gelegentlich auch frontal lokalisiert. Hauptursachen sind

- verspannte Nackenmuskulatur
- Arthrose, Spondylosis deformans der HWS oder degenerative Erkrankungen der zervikalen Bandscheiben

Kopfschmerzen bei kardiovaskulären und Allgemeinerkrankungen

- maligner Hypertonus, hypertone Krise
- Polyglobulie
- kreislaufbedingte Hypoxie, Anämie
- Hypoglykämie
- endogene und exogene Intoxikationen (Hypnotika, Alkohol, Nikotin, CO, Vasodilatatoren)
- Drogenentzug
- Urämie
- Hepatopathie
- Hypo- und Hyperkalzämie
- M. Addison
- Allgemeininfektion mit Fieber
- Allergie u. a.

K

! Merke Die Schlüsselfrage bei der Abklärung von Kopfschmerzen ist die Feststellung, ob es sich um symptomatische oder idiopathische Kopfschmerzen handelt.

Allgemeine Begleitsymptome

Hintergrund

Differenzialdiagnose häufiger Kopfschmerzursachen

Spannungskopfschmerz, Muskelspannungskopfschmerz
Kopfschmerzen unterschiedlicher Lokalisation infolge chronischer Anspannung der Muskeln des Halses, des Gesichts oder des Kauapparats. Die Anspannung kann organisch (Zervikalsyndrom, extrapyramidale Fehlhaltung) oder psychisch (chronische emotionale Belastung, fehlende Möglichkeiten der Entspannung) bedingt sein.

Schmerzcharakter
Die Schmerzen sind meist symmetrisch, aber auch einseitig, wobei die Lokalisation von den betroffenen Muskelgruppen abhängt. Zervikale Verspannungen können nach frontal projiziert werden. Die Schmerzbeschreibungen sind sehr variabel, vom „Reifen um den Kopf" bis zu Nackenschmerzen. Oft lassen die Beschwerden am Wochenende oder im Urlaub nach.

Einfacher vaskulärer Kopfschmerz
Tritt meist periodisch, seltener chronisch auf, oft in Zusammenhang mit emotionalen Spannungen, klimatischen Veränderungen, Menstruation, körperlicher Belastung.
Schmerzcharakter
Die Intensität ist sehr unterschiedlich, jedoch sind die Schmerzen nicht von Übelkeit und Erbrechen begleitet.

Migräne
Episodisch auftretender, durch eine Gefäßregulationsstörung der größeren Hirnarterien verursachter Kopfschmerz. Meist, jedoch nicht obligat, einseitig. Geht häufig mit vegetativen, gelegentlich mit neurologischen Symptomen einher. Die Ursache ist unbekannt, jedoch wird familiäre Häufigkeit beobachtet. Auslösend können körperliche und seelische Belastungen, optische Reize, Menstruation etc. wirken, jedoch gibt es keine Gesetzmäßigkeiten. Frauen sind häufiger betroffen als Männer. Häufig treten erste Anfälle schon vor dem 15. Lebensjahr auf, während ein Beginn nach dem 40. Lebensjahr selten ist.
Schmerzcharakter
Die Schmerzen werden als drückend, bohrend, stechend, oft pulssynchron beschrieben. Sie steigern sich in wenigen Stunden bis zum Maximum. Der Kopfschmerz ist häufigstes, aber nicht obligates Symptom. Er tritt nur bei etwa zwei Drittel der Betroffenen einseitig auf, kann von frontal bis tief okzipital oder auch wechselnd an verschiedenen Punkten lokalisiert sein. Typisch ist das anfallsartige Auftreten aus dem Schlaf oder aus bestem Wohlbefinden heraus. Die meisten Patienten klagen über vegetative Begleitsymptome wie Übelkeit, Erbrechen, Schwitzen, Frieren, Herzjagen, Durst, Polyurie.

Cluster-Kopfschmerz (Horton-Neuralgie, Erythroprosopalgie)
Vorwiegend bei Männern um das 50. Lebensjahr anfallsweise auftretende, heftige Schläfenkopfschmerzen mit Ausstrahlung in Stirn, Augenhöhle und Wange. Es ist stets dieselbe Seite betroffen. Die Schmerzen können mit Rötung, Schwellung, einseitigem Tränenfluss sowie einseitiger Nasensekretion und einem Horner-Syndrom einhergehen.
Schmerzcharakter
Bohrend, stechend. Die Kopfschmerzen treten oft für 3–6 Wochen bis zu dreimal täglich auf, die erste Attacke meist frühmorgens. Binnen 30 Minuten

steigern sich die Schmerzen zu größter Intensität und klingen im Lauf der nächsten Stunden allmählich wieder ab. Differenzialdiagnostisch ist eine Trigeminusneuralgie auszuschließen (▶ Neuralgie).

Warnzeichen

- schlagartig auftretender, heftiger Schmerz
- Dauerschmerz mit zunehmender Intensität
- Therapieresistenz
- Erbrechen
- neurologische Symptome, Bewusstseinsstörungen
- Stauungspapille

Diagnoseweisende Begleitsymptome

Schmerzcharakter und Schmerzbeginn

Für die Praxis hilfreich kann die Einteilung des Kopfschmerzes nach dem Schmerzcharakter und Zeitmuster sein (▶ Tab. 39):

Tab. 39 Kopfschmerz: klinische Einteilung nach dem Schmerzcharakter und Zeitmuster

Zeitmuster	Schmerzcharakter	Ursache
wiederholte, anfallsartige, akute Kopfschmerzen	• intensiv, gelegentlich ans Unerträgliche grenzend • unterschiedlich lange Schmerzepisoden werden durch schmerzfreie Intervalle abgelöst	• Migräne • Horton-Neuralgie • Hochdruckkrise • Phäochromozytom • Arteriitis temporalis
wiederholte, anfallsartige und sehr intensive Gesichtsschmerzen	• oft nur wenige Sekunden dauernde, sehr intensive, konstant lokalisierte Schmerzen • werden manchmal durch das Berühren sog. Trigger-Punkte oder durch Kauen, Schlucken, Sprechen etc. ausgelöst	• idiopathische Trigeminusneuralgie • Auriculotemporalis-Neuralgie • Nasociliaris-Neuralgie • Glossopharyngeusneuralgie • Neuralgie des Ganglion geniculi • atypische Gesichtsneuralgien (Sympathalgien)
schlagartig auftretende Kopfschmerzen	• „Blitz aus heiterem Himmel"	• akute Subarachnoidalblutung • akute subkortikale Blutung • ischämischer Insult • Hustenkopfschmerz

Tab. 39 Kopfschmerz: klinische Einteilung nach dem Schmerzcharakter und Zeitmuster *(Forts.)*

Zeitmuster	Schmerzcharakter	Ursache
chronische, meist diffuse Kopfschmerzen	• Schmerzen diffus, oft schon morgens beim Erwachen • auch ausgelöst durch Alkohol, Schlafmangel, Wetterwechsel etc. • Stunden oder Tage anhaltend	• psychogener Spannungskopfschmerz • zerebrale Zirkulationsstörungen • Hypertonus, Arteriosklerose • raumfordernde intrakranielle Prozesse • posttraumatisch • chronische Allgemein- und Stoffwechselerkrankungen • Polyzythämie, Leukämie • Urämie, Hepatopathie, Hypoglykämie • Intoxikation (Blei, CO) • Pharmaka (Ovulationshemmer, Brom)

Schmerzbeginn

Sekunden bis Minuten
Subarachnoidalblutung
Dissektion
intrazerebrale Blutung/Insult
hypertensive Krise
Thunderclap Headache
Trigeminusneuralgie

Minuten bis Stunden
Meningitis, Enzephalitis, Abszess
Sinusitis
akutes Glaukom
zervikozephales Syndrom
intrazerebrale Blutung
Migräne, Cluster-Kopfschmerz

Schmerzbeginn schleichend
Refraktionsanomalien
Subduralhämatom
Sinus- und Hirnvenenthrombosen
Hirndruck/Pseudotumor
Riesenzellarteriitis
chronische Sinusitis
Spannungskopfschmerzen
Kiefergelenksaffektionen

Schmerzhäufigkeit	• neu auftretende oder völlig andere Kopfschmerzen: Hinweis auf **organischen Prozess**
Augensymptomatik	• steinhartes, rotes Auge, Visusminderung, Erbrechen: **Glaukomanfall**

! **Merke** Typische Begleitbefunde und Alarmzeichen sind:
- Bewusstseinstrübung
- Meningismus
- Horner-Syndrom
- Stauungspapillen/retinale Blutung
- Hirnnerven- und andere fokale Ausfälle
- Hypertonie
- Druckdolenzen (Sinus, Schläfe etc.)
- pathologische Geräusche (Hals, Kopf, Augen)
- Mydriasis

Diagnostik

Anamnese

- Neuerkrankung oder chronisches Leiden?
- **Lokalisation:** einseitig, frontal, okzipital?
- **Auftreten:** akut, subakut, periodisch, Tageszeit?
- **Dauer** der Schmerzanfälle?
- **Begleitumstände:** zu bestimmten Zeiten des Menstruationszyklus?
- **auslösende Faktoren:** z. B. Wetter, emotionale Belastung?
- **Begleiterscheinungen:** z. B. Übelkeit, Erbrechen, Schwindel, Schweißausbruch, Sehstörungen?
- familiäres Auftreten?

Klinische Untersuchung

- Blutdruckmessung!
- gründliche internistische Untersuchung mit besonderem Gewicht auf Kreislauf- und Nierenfunktion sowie neurologischen Status
- evtl. augenärztliche, HNO- und zahnärztliche Untersuchung

Labor

- CRP
- Blutbild
- Blutzucker, Harnstoff, Kreatinin
- Urinstatus
- evtl. Liquor

Weiterführende Untersuchungen

- Röntgen/CT/MRT: HWS, Nasennebenhöhlen, Sella, Felsenbeine, Schädel
- Augenhintergrund-, Visusprüfung, Augendruckmessung
- Karotis- oder Vertebralisangiografie
- EEG

Krampfanfälle

Definition

Krämpfe sind eine Hirnfunktionsstörung mannigfaltiger Ätiologie mit anfallsweisen Spontanentladungen zerebraler Neurone, bei der es zu krisenhaft auftretenden Bewusstseinstrübungen oder zur Bewusstlosigkeit kommt. Die Bewusstseinstrübung wird oft von motorischen Phänomenen begleitet. Erst wenn Krampfanfälle wiederholt auftreten, spricht man von Epilepsie oder zerebralem Anfallsleiden. Davon abzugrenzen sind die Gelegenheitskrämpfe, die nur unter spezieller Belastung auftreten (z. B. Fieberkrämpfe).

Pathophysiologie

Bei der Entstehung eines zerebralen Anfalls wirken im Wesentlichen zwei Faktoren zusammen: Krampfbereitschaft und Krampfreiz. Die Krampfbereitschaft ist im Kindesalter höher als später, da die inhibitorischen Apparate gegen hypersynchrone Entladungen noch nicht voll entwickelt sind. Das kindliche Gehirn ist stoffwechsellabiler als das des Erwachsenen, und zudem sind manche Krampfreize spezifisch für das Kindesalter.

! Merke 5 % aller Menschen erleiden einmal in ihrem Leben Krampfanfälle, die überwiegende Mehrzahl während der Kindheit. Nur 0,5 % der Menschheit leidet jedoch an Epilepsie.

Klassifikation

Für die Einteilung der Epilepsien werden Faktoren wie Anfallstyp, Ätiologie, Anatomie, auslösende Faktoren, Erkrankungsalter, Schweregrad, Chronizität, Beziehung zum Tagesrhythmus und Prognose berücksichtigt. Eines der derzeit gebräuchlichen Klassifikationssysteme unterscheidet drei Grundformen, die je nach Klinik weiter unterteilt werden:

- **generalisierte Anfälle,** bei denen initial beide Gehirnhälften betroffen sind
- **fokale Anfälle,** bei denen das Krampfgeschehen initial örtlich begrenzt ist
- **Sonderformen** wie den Status epilepticus

Ursachen

Raumfordernder intrakranieller Prozess	• Tumor • Hämatom • Abszess
Hirnnarbe	• nach frühkindlichem Hirnschaden • nach Meningoenzephalitis • nach Schädel-Hirn-Trauma (meist offenes SHT) • nach Schlaganfall
Gefäßfehlbildung	• Aneurysma, Angiom etc.
Gehirnmissbildungen, Speicherkrankheiten, Entmarkungskrankheiten	
Stoffwechselstörungen	• Hypoglykämie • Hypokalzämie • Vitamin-B_6-Mangel • Alkoholenzephalopathie
Infektkrämpfe	
Genetisch bedingte Epilepsie	
Idiopathische Epilepsie	

Hintergrund

Überblick über häufige Ursachen bzw. Formen von Krampfanfällen:

Grand-Mal-Epilepsie

Der Anfall beginnt plötzlich mit Bewusstseinsverlust, Hinstürzen, generalisierten tonischen Krämpfen (10–30 s), denen klonische Zuckungen folgen. Nach anfänglicher Blässe kommt es während des Anfalls zu Atemunregelmäßigkeiten, Zyanose, lichtstarren dilatierten Pupillen, Zungenbiss, Speichelfluss, Schaumbildung vor dem Mund, Verdrehen der Augen, Urin- und (seltener) Stuhlentleerung. Der Anfall dauert meist nur

K

wenige Minuten und ist gefolgt von Erbrechen, anschließend postkonvulsivem Schlaf oder Schläfrigkeit und manchmal flüchtigen Paresen. Es besteht eine retrograde Amnesie. Die Anfälle können sich ohne bestimmte Regel in Abständen von Tagen bis Monaten wiederholen.

EEG

Das EEG ist in über 50 % der Fälle auch im Intervall pathologisch.

Fokale Anfälle

Anfälle, bei denen das Krampfgeschehen von einem bestimmten Bezirk der Hirnrinde ausgeht, also zunächst örtlich begrenzt ist, sich aber zu einem generalisierten Anfall ausweiten kann. Das Bewusstsein kann erhalten oder gestört sein. Es können motorische, sensible, sensorische, vegetative oder psychische Begleitsymptome auftreten.

Einfach-fokale Anfälle

Bei diesen Formen ist das Bewusstsein erhalten. Sie können idiopathisch oder symptomatisch auftreten und begleitet sein von:

- motorischen Symptomen
- sensiblen oder sensorischen Symptomen
- vegetativen Symptomen
- psychischen Symptomen (Aphasie, dysmnestische Symptome, kognitive Störungen, affektive Symptomatik, Illusion, strukturierte Halluzination).

Komplex-fokale Anfälle

Bei dieser Form (Synonym: psychomotorischer Anfall) ist die Vigilanz herabgesetzt, und zwar entweder von Anfang an oder erst im Verlauf.

Sekundär-generalisierte Anfälle

- einfach-fokal mit Entwicklung zum generalisierten Anfall
- komplex-fokal mit Entwicklung zum generalisierten Anfall

K

BNS-Krämpfe (West-Syndrom)

Für das frühe Kindesalter typisch sind die BNS-(Blitz-, Nick-, Salaam-) Anfälle, auch Propulsiv-Petit-Mal genannt. Sie sind eine generalisierte Epilepsiemanifestation und treten am häufigsten zwischen dem 3. und 8. Lebensmonat auf. Meist liegt ein organischer Hirnschaden zugrunde.

Formen und Klinik

Drei verschiedene Anfallstypen können isoliert oder alternierend auftreten:

- **Blitzkrämpfe:** Der ganze Körper oder einzelne Körperabschnitte fahren blitzartig zusammen.
- **Nickkrämpfe:** Der Kopf wird gebeugt, keine Beteiligung der Extremitäten.
- **Salaam-(Gruß-)Krämpfe:** wiederholtes Beugen von Kopf und Rumpf und Zusammenführen der Arme vor der Brust.

Das Gesicht ist während des Krampfs stark gerötet, die Kinder jammern und vergießen oft Tränen. Die Krämpfe treten meist in Serien auf (bis zu 50 Krämpfe), gelegentlich auch isoliert. Sie können sich täglich viele Male wiederholen.

EEG
Das EEG zeigt Allgemeinveränderungen stärksten Grades, die den Grundrhythmus völlig überlagern, und massenhaft latente, auch im Schlaf andauernde Krampfentladungen mit stets wechselndem Fokus.

Infektkrämpfe
Im Kleinkindalter häufig. Altersgipfel 1.–4. Lebensjahr (in dieser Altersstufe ereignen sich 80 % aller Infektkrämpfe). Da ihnen gewöhnlich ein steiler Fieberanstieg vorangeht, werden sie auch als Fieberkrämpfe bezeichnet. In manchen Familien treten Infektkrämpfe über mehrere Generationen hinweg auf. Man nimmt deshalb eine autosomal-dominante Vererbung mit geringer Penetranz an. Knaben sind häufiger betroffen.

! Merke Vom Anfallstyp her ist der Infektkrampf (meist generalisierter Anfall, tonisch-klonisch, keine Aura) vom echten epileptischen Anfall nicht zu unterscheiden. Von einer Epilepsie sollte man jedoch erst sprechen, wenn bei mindestens 3 Anfällen keine Ursache erkennbar war.

Diagnoseweisende Begleitsymptome

- wiederholter Bewusstseinsverlust, tiefer Nachschlaf, Einnässen, Zungen-, Wangen- oder Lippenbiss, Verletzungen durch den Sturz, Erschöpfung, Kopfschmerzen nach dem Anfall: **Grand-Mal-Anfall**
- Taubheitsgefühl und Parästhesien an umschriebener Stelle: **sensibler Herdanfall**
- Zuckungen beginnen an einem umschriebenen Abschnitt (häufig Gesicht, Hand oder Fuß, da diese von einem relativ großen Feld der Hirnrinde versorgt werden) und breiten sich dann aus; Bewusstsein erhalten: **Jackson-Anfall (motorischer Herdanfall)**
- auditive Empfindungen (Herd im Gyrus temporalis superior), Geruchsempfindungen (Herd im Hippocampus), optische Phänomene oder Geschmacksempfindungen: **sensorischer Herdanfall**
- paroxysmale tonische Blick-, Kopf- und evtl. Rumpfwendung zur herdabgewandten Seite; Bewusstsein erhalten: **Adversivkrampf**
- Aura (unbestimmtes Angstgefühl, Bauch-, Herz- oder Brustschmerzen, Schwindel, Mikropsie, Makropsie, Geschmacks- oder Geruchsempfindungen), Bewusstseinstrübung oder ein völliger Bewusstseinsverlust von kurzer Dauer (Sekunden bis Minuten), orale Automatismen, ziellose Bewegungen und vegetative Symptome wie

K

Erröten oder Erblassen, Speichelfluss, Tachykardie; das Erleben ausgestalteter Szenen, Begehen sinnloser Handlungen: **psychomotorische Anfälle**
- intrakranielle Drucksteigerung als Zeichen der Einklemmung des Hirnstamms: **Streckkrämpfe**
- ängstliche Unruhe, Kribbelparästhesien, Atemnot; anschließend schmerzhafte Verkrampfungen der Muskulatur: **tetanische Krämpfe**
- Auftreten unter neuroleptischer Therapie; Atembehinderung und Dyskinesien der Halsmuskulatur: **Schluck-, Mund- und Zungenkrämpfe**

! Merke Wichtig ist zum einen die Unterscheidung zwischen Gelegenheitskrämpfen und Epilepsie, zum anderen aber auch die zwischen zerebralen Krampfanfällen und (Muskel-)Krämpfen infolge anderer Ursachen.

Diagnostik

Anamnese

- **Fremdanamnese:** Da der Arzt den Anfall in den seltensten Fällen selbst beobachten kann, muss er sich um eine möglichst genaue Anfallsbeschreibung bemühen, die von den Angehörigen erfragt werden muss, da der Patient ja für die Zeit des Anfalls eine vollständige Amnesie hat. Wichtig ist die Frage nach den **Leitsymptomen.**
- tageszeitliches Auftreten, auslösende Faktoren
- Medikamentenanamnese
- Vorerkrankungen, Traumata, Infektionen

Klinische Untersuchung

- Narben eines Zungenbisses?
- Reflexstatus
- Chvostek-Phänomen: Beklopfen des Fazialisstammes und Fibularisköpfchens führen zu Zuckungen der abhängigen Muskulatur

Labor

- Elektrolyte
- Liquor

Weiterführende Untersuchungen

- EKG
- EEG
- EMG

Merke Die Diagnose wird durch den Facharzt gestellt, wobei sich auch für den Spezialisten oft große diagnostische Probleme ergeben, die selbst durch Computertomografie, NMR und Angiografie nicht geklärt werden können. Da 25% der Anfallskranken ein normales EEG haben, schließt dies die Diagnose Epilepsie keineswegs aus.

Vgl. auch ▶ Synkope.

Kreuzschmerzen ▶ Rückenschmerzen

Lähmungen

Definition

Herabgesetzte Fähigkeit, die Muskulatur willentlich zu aktivieren.

Parese — Inkomplette Lähmung.

Paralyse/Plegie — Totale Lähmung.

Paraplegie — Lähmung beider Beine oder beider Arme.

Tetraplegie — Lähmung aller vier Extremitäten.

Ursachen

Lähmungen entstehen bei Unterbrechung der entsprechenden Funktionsketten (▶ Tab. 40):

Zentrale Lähmung
- motorische Großhirnrinde
- Pyramidenbahn
- Vorderhornzelle

Periphere Lähmung
- periphere motorische Nervenfaser
- motorische Endplatte
- Muskelfaser

Muskuläre Lähmung
- durch primäre Muskelschwäche bei Myopathien (▶ Muskelatrophie)

Merke Die häufigste periphere Nervenlähmung ist die ▶ Fazialisparese. Sie zeigt meist keine fassbare Ursache, ist jedoch Begleitsymptom einer Vielzahl von neurologischen, internistischen und HNO-Erkrankungen.

Tab. 40 Lähmungen: Lokalisation und Ausprägung der motorischen Störungen geben Hinweise auf die Lähmungsursache

Symptome	Ursachen
Halbseitensymptomatik evtl. zusätzlich Hirnnervenlähmung (zentrale Fazialisparese)	Prozess in der gegenseitigen Hirnhemisphäre
gegenseitige Halbseitensymptomatik + gleichseitige Hirnnervenstörung	Hirnstammprozess
spastische Tetraplegie meist zusätzlich Blasen-Darm-Störung	Halsmarkprozess
spastische Paraplegie der Beine häufig zusätzlich Blasen-Darm-Störung	Prozess im thorakalen, seltener im zervikalen Rückenmark
schlaffe Tetraplegie Blasen-Darm-Funktion meist intakt	diffuse Erkrankung der peripheren Nerven oder Vorderhornzellen bzw. diffuse Muskelerkrankung
schlaffe Paraplegie der Beine	diffuse Erkrankung von Nerven oder Muskulatur (wie Tetraplegie) Kaudasyndrom bei Kompression der Wurzeln L3–S5
segmentäre Lähmung	Vorderhornläsionen: Der motorische Ausfall entspricht den von dem erkrankten Vorderhornareal innervierten Muskeln.

Diagnoseweisende Begleitsymptome

L

- Kopfschmerzen, Bewusstseinsstörung, Persönlichkeitsveränderung, Aphasie, Gesichtsfeldausfälle: **intrakranieller Prozess**
- Fieber, Meningismus, Benommenheit, Hirnnervenausfälle: **Enzephalitis**
- Parästhesien, Sehstörungen, Doppelbilder, Tremor, Gangschwierigkeiten: **multiple Sklerose**
- Rückenschmerzen: intraspinaler Prozess
- Sensibilitätsstörungen: **periphere Nervenläsion**
- Infekt, Parästhesien an Füßen, später an Händen, motorische Schwäche bis zur Tetraplegie: **Guillain-Barré-Syndrom**
- Muskelatrophie, zunehmende Muskelschwäche: **motorische Systemerkrankung,** z. B. **spinale Muskelatrophie**
- Trauma, zunehmende Kopfschmerzen, Bewusstseinsstörungen: **subdurales Hämatom**
- mechanische Beeinträchtigung, straffer Verband: **Druckschädigung**

- Reithosenanästhesie, schlaffe doppelseitige motorische und sensible Störungen, Mastdarm- und Erektionsstörungen: **Tumor oder Diskushernie im LWS-Bereich (Cauda-Syndrom)**
- Exposition zu Lösungsmitteln, Blei: **toxische Schädigung**
- familiäres, periodisches Auftreten der Lähmungserscheinungen, Unruhe, Nervosität, Parästhesien, Muskelschwäche: **Kaliumstoffwechselstörung**
- Auftreten der Lähmungen zuerst im Gesicht, Ptosis, eher in der zweiten Tageshälfte, Rückbildung über Nacht: **Myasthenia gravis**
- Lähmung an bestimmte Tätigkeit gebunden (Schreiben, Musikinstrument): **psychische Ursache**

Diagnostik

Bei Anamnese und körperlicher Untersuchung sind Hinweise wichtig, um zwischen zentraler und peripherer Lähmung zu unterscheiden (▶ Tab. 41).

Auch die **Verlaufsdynamik** der Lähmungserscheinungen liefert wichtige Hinweise auf die zugrunde liegende Ursache und sollte deshalb anamnestisch genau eruiert werden.

Perakut auftretend

- Trauma
- Durchblutungsstörung

Sich über wenige Stunden entwickelnd

- protrahiert verlaufende Durchblutungsstörungen
- rasch progrediente, raumfordernde Prozesse wie Diskusprolaps, Hämatom

Sich über einige Tage entwickelnd

- protrahiert verlaufende Durchblutungsstörungen
- rasch progrediente raumfordernde Prozesse
- entzündliche Erkrankungen

Chronisch

- Tumoren
- metabolisch-toxische Erkrankungen
- entzündliche Erkrankungen mit chronisch-progredientem Verlauf
- Systemerkrankungen (z. B. multiple Sklerose)
- anhaltend komprimierende Prozesse (z. B. vertebragen)

Rezidivierend

- TIA
- Epilepsie
- multiple Sklerose

L

Tab. 41 Lähmungen: Unterscheidung von zentraler und peripherer Lähmung

Form	Symptome
zentrale Lähmung vgl. ▶ Spastik	Muskelatrophie tritt nur sekundär durch verminderten Gebrauch auf akute zentrale Lähmung: anfänglich schlaff, mit herabgesetzten oder aufgehobenen Muskeleigenreflexen im Lauf von Tagen geht die schlaffe Parese in eine spastische Parese über die Lähmung kann alle Schweregrade, von der kaum merkbaren Parese bis zur vollständigen Paralyse, erreichen • v.a. die feinen differenzierten Bewegungen sind gestört, weniger die Bewegungen in den großen Gelenken • an den Armen ist die Kraft für das Beugen, an den Beinen die Kraft für das Strecken besser erhalten • Versuche des Patienten, z.B. die Finger der gelähmten Hand zu beugen, führen oft zu gleichzeitigem Beugen im Ellenbogengelenk (Beugesynergie). Analoges gilt für das Strecken (Strecksynergie) sowie für die untere Extremität • manchmal treten ungewollte Mitbewegungen auf, z.B. Strecksynergie des gelähmten Arms beim Gähnen etc.
periphere Lähmung	schlaffe Lähmung infolge Unterbrechung des Reflexbogens Muskelhypotonie herabgesetzter Widerstand gegen passive Bewegungen Muskelatrophie fehlende oder verminderte Eigenreflexe keine pathologischen Reflexe (Babinski normal, Bauchhautreflexe vorhanden) keine unwillkürlichen Mitbewegungen fibrilläre Zuckungen erniedrigte elektrische Erregbarkeit trophische Hautveränderungen

- Myasthenia gravis
- Stoffwechsel- oder Elektrolytstörung

Anamnese

- Begleitsymptome: Kopfschmerzen, Fieber, Krampfanfälle etc.
- Vorerkrankungen, Traumata
- Familienanamnese
- Medikamentenanamnese

Klinische Untersuchung

- Sensibilitätsprüfung
- Reflexstatus

Weiterführende Untersuchungen

Die weitere Diagnostik erfolgt je nach Verdachtsdiagnose:

Bei klinisch-spinalem Prozess
- Röntgen/CT des entsprechenden Wirbelsäulenabschnitts: Knochendestruktionen, Frakturen?
- MRT des Rückenmarks: Tumor, Bandscheibenvorfall?
- Lumbalpunktion: Entzündung, Tumorzellen?
- Kontrastmittel-CT: genaue Lokalisation und Lagebeziehung von spinalen Raumforderungen

Bei klinisch-peripherer Parese
- Liquorpunktion
- EMG
- Röntgen/MRT

Bei klinisch-myogenen Ursachen der Parese
- EMG
- Muskel-Nerv-Biopsie
- genetische Untersuchungen

Bei Verdacht auf zerebrale Ursache
- CCT/MRT: Infarkt, Blutung, Tumor?
- Doppler-/Duplexsonografie der hirnversorgenden Gefäße
- kardiale Diagnostik: Ausschluss kardiale Emboliequelle (am häufigsten absolute Arrhythmie)
- MR-Angiografie: intrazerebraler Gefäßverschluss? Stenose?

Leukopenie ▸ Veränderungen des weißen Blutbilds

Leukozytose ▸ Veränderungen des weißen Blutbilds

Libido- und Potenzverlust

Definitionen

Libido

Im engeren Sinn versteht man unter Libido den einfachen dynamischen Trieb zur Entspannung des Sexualdrangs. In einer viel weiter gehenden Definition setzt Jung den Begriff gleich mit psychischer Energie und allgemeiner psychischer Triebkraft.

Potentia coeundi	Beischlaffähigkeit.
Potentia generandi	Zeugungsfähigkeit.
Impotentia generandi	Sterilität des Mannes bei erhaltener Potentia coeundi.
Primäre Impotenz	Eine Sexualausübung war nie möglich.
Sekundäre Impotenz	Im späteren Verlauf des Sexuallebens zur Entwicklung gekommene Störung.

Ursachen

Direkte Voraussetzungen der Beischlaffähigkeit sind

- Libido
- Erektion
- Ejakulation
- Sexuelle Impotenz kann auf der Störung eines oder (meist) mehrerer dieser Faktoren beruhen.

> **! Merke** Während beim Mann die Erektion die labilste Funktion des Kohabitationsvorgangs ist, ist bei der Frau die orgastische Potenz am leichtesten störbar und behindert, während Sekretion, genitale Blutstauung und Klitoriserektion weniger störbar sind. Bei einem spontanen Verkehr ist also der stabilste Punkt des einen Geschlechtspartners dort, wo bei dem anderen der labilste liegt.

Störungen der Libido

Psychogen

Fehlendes sexuelles Verlangen:

- aufgrund äußerer Umstände
- bei falscher Partnerin/falschem Partner
- aus innerem Unvermögen, z. B. wegen falscher oder fehlender Aufklärung über den Geschlechtsverkehr, aus Versagensangst, bei Neurosen und Psychosen

Organisch

- bei Allgemeinerkrankungen, insbes. lange bestehenden Leiden, z. B.
  - Hypophysenvorderlappeninsuffizienz
  - Hypothyreose
  - Cushing-Syndrom
  - Nebennierenrindeninsuffizienz (M. Addison)
  - Diabetes mellitus
  - Stein-Leventhal-Syndrom
  - Ovarialtumor

  - Hodentumor
  - endogener Depression
- Medikamente
- Drogenabusus
- Adipositas
- Gravidität

Störungen der Erektionsfähigkeit

- grobe Missbildungen am Penis
- Verletzungs- oder Verwundungsfolgen mit Narbenzügen am Penis
- Induratio penis plastica
- den nervösen Reflexbogen schädigende Krankheiten wie multiple Sklerose, Tabes dorsalis, Verletzungs- oder Operationsfolgen (z. B. Rektumresektion, Sympathektomie)
- organische Leiden wie Diabetes mellitus, Leberzirrhose, Arteriosklerose, Herzkrankheiten, Hyper- und Hypotonus, Akromegalie
- hormonelle Störungen wie Hypopituitarismus, Schilddrüsenerkrankungen, M. Addison u. a.
- Alkohol-, Nikotin-, Tablettenabusus, Rauschgiftsucht
- Medikamente wie Psychopharmaka (Reserpin, Propranolol), Zytostatika, Diuretika, Cimetidin u. a.
- körperliche oder geistige Überanstrengung, Fehlernährung
- höheres Lebensalter

L

Dauererektion (Priapismus)

- idiopathisch (ca. ⅔ der Fälle)
- medikamentös
- traumatisch
- entzündliche oder maligne Erkrankung des Urogenitalsystems
- thrombotische, hämatologische, neurologische, infektiöse Erkrankungen

Impotentia generandi

Entzündung

- Orchitis (nach Mumps)
- Prostatitis
- Epidymitis
- Spermatozystitis

Endokrine Ursachen

Spermaanomalien

Trauma

Weitere Ursachen
- Klinefelter-Syndrom (XXY)
- Röntgenbestrahlung
- exogene Testosteronzufuhr
- höheres Lebensalter
- Kryptorchismus

Diagnoseweisende Begleitsymptome

- schmerzhafte Dauererektion ohne sexuelle Erregung, die Dimension des Glieds übertrifft die der normalen Erektion: **Priapismus**
- Obstipation, Appetitlosigkeit, Gewichtsabnahme, Antriebsminderung, Interesselosigkeit, traurige Grundstimmung, besonders morgens: **endogene Depression**
- Antriebsarmut, Verlangsamung, Abnahme der Schweiß- und Talgsekretion, Myxödem, struppiges Haar: **Hypothyreose**
- Polyurie, Polydipsie, Neuritis, Müdigkeit, Juckreiz: **Diabetes mellitus**
- Genitalatrophie, Adynamie und Interesselosigkeit, Pigmentmangel: **Hypophysenvorderlappeninsuffizienz**
- Stammfettsucht mit grazilen Gliedmaßen, Striae, Vollmondgesicht: **Cushing-Syndrom**
- Gewichtsverlust, orthostatische Regulationsstörungen, Adynamie, Hyperpigmentation, Hypotonie der Muskeln: **M. Addison**
- jüngerer Mann; vergrößerter, nicht schmerzhafter Hoden, evtl. Gynäkomastie: **Hodentumor**
- Amenorrhö oder dysfunktionelle Blutungen, Sterilität, Genitalhypoplasie, Hirsutismus: **Stein-Leventhal-Syndrom**
- Druck- und Völlegefühl im Unterleib; Anämie, Aszites, Regelstörungen: **Ovarialtumor**
- Ausfall der Regel, positiver Schwangerschaftstest, livide Scheide und Portio; Auflockerung und Vergrößerung des Uterus: **Schwangerschaft**
- Miosis, Wesensveränderung, Antriebslosigkeit: **Drogenabusus**

Diagnostik

Anamnese

Genaue Klärung, wie die Beischlaffähigkeit gestört ist

- Masturbation mit Erektion bis zum Orgasmus möglich?
- Vorzeitige Erschlaffung des Penis ohne Ejakulation?
- ausbleibende oder unvollständige Erektion **(Impotentia coeundi)**?
- (vorzeitige) Erschlaffung des Penis nach zu früher Ejakulation **(Ejaculatio praecox)**, z. B. bei Berührung des weiblichen Genitals, bei der Immissio penis oder nach wenigen Friktionen?
- Erigierter Penis ist krumm oder abgeknickt **(Deviatio penis)**, der Koitus dadurch schmerzhaft oder unmöglich (Induratio penis plastica)?
- Priapismus?

Fragen nach begleitender Situation

- Stresssituationen: Beziehungen mit Partner/in gestört? Berufliche Überlastung?
- Medikamente?
- Alkohol, Nikotin, andere Drogen?
- Krankheit, z. B. Hypotonie, Hyperthyreose, Diabetes mellitus?

Klinische Untersuchung

- Allgemeinuntersuchung
- Lokalbefund der Genitale
- digital-rektale Palpation
- neurologische Untersuchung

Labor

- Harnstoff, Kreatinin, Elektrolyte, Gesamteiweiß, Blutzucker
- Blutbild
- Blutgasanalyse
- Urinstatus

Weiterführende Untersuchungen

In Abhängigkeit von der Verdachtsdiagnose, vgl. auch ▶ Amenorrhö.

! Merke Bei der Diagnose einer somatisch bedingten Potenzstörung muss das Symptom durch die Art der Grundkrankheit befriedigend erklärt sein und die Störung muss unabhängig von Situation und Partner auftreten. Die Wertung der Bedeutung verschiedener Einzelfaktoren für das Zustandekommen einer Libido- und/oder Potenzstörung kann nur individuell für jeden Patienten vorgenommen werden.

Liquorrhö

Definition

Länger dauernde oder in Intervallen erfolgende Entleerung von Liquor aus Nase und Ohr.

! Merke Kann als Komplikation einer eitrigen Meningitis auftreten. Differenzialdiagnostisch sollte an eine Rhinitis vasomotorica bzw. allergica gedacht werden.

Ursachen

- Zustand nach Schädeltrauma oder Schädeloperation
- spontan: intranasale Meningozele, Enzephalomeningozele

Diagnostik

Anamnese

- Trauma? Lag dabei ein Brillenhämatom vor?
- Infektionen des Nasen-Rachen-Raums?
- Meningitis, Nackensteife?
- Anzeichen für Vorliegen einer Otoliquorrhö?
- Weiteres Vorgehen ▶ Meningismus, ▶ Krampfanfälle

Lymphknotenschwellung

Definition

Synonym: Lymphadenose

Oberbegriff für Lymphknotenvergrößerung unterschiedlicher Ursache. Außer in den Leisten sind normal große Lymphknoten nicht tastbar. Normal große Lymphknoten sind auch sonografisch nicht darstellbar.

! Merke Abgeklärt gehören tastbare Lymphknoten, vor allem wenn sie neu entstanden sind, sowie sonografisch darstellbare Lymphknoten über 1 cm Größe.

Ursachen

Isolierte Schwellung einzelner oder benachbarter Lymphknoten

Entzündlich-reaktiv
- akute bakterielle Infektion im zugehörigen Abflussgebiet, Abszess, Furunkel, Erysipel, Streptokokkenangina, Scharlach, Diphtherie
- Tuberkulose, Lues (Primärstadium)
- Aktinomykose
- Lymphogranuloma inguinale
- Katzenkratzkrankheit
- Brucellose, Tularämie

Neoplastisch
- regionäre Metastasierung

Zunächst isolierte Lymphknotenschwellung mit späterer Ausbreitung

Entzündlich-reaktiv
- andere Viruserkrankungen, LAS bei HIV-Infektion
- Röteln, Masern, infektiöse Mononukleose
- Tuberkulose, Brucellose, Listeriose
- Mykosen
- Sarkoidose

Neoplastisch
- maligne Lymphome, insbes. M. Hodgkin
- Metastasen

Generalisierte Lymphknotenschwellung

Von generalisierter Lymphknotenschwellung spricht man, wenn zwei oder mehrere nicht miteinander in Beziehung stehender LK-Gruppen befallen sind.

Entzündlich-reaktiv
- Toxoplasmose, Zytomegalie, Lues, HIV
- chronische Polyarthritis, Felty-Syndrom, Still-Syndrom
- Medikamente, z. B. Hydantoine

Speicherung
- M. Gaucher, M. Niemann-Pick

Neoplastisch
- chronisch-lymphatische Leukämie
- akute Leukosen

Allgemeine Begleitsymptome

- Fieber
- Schwäche
- Gewichtsverlust

! Merke Zahlreiche fieberhafte Erkrankungen sind von einer Lymphknotenschwellung begleitet, die durch die typischen weiteren Krankheitssymptome sowie durch den akuten Verlauf erklärt ist. Bei schweren und chronisch-entzündlich verlaufenden Krankheiten bestehen jedoch ebenso wie bei malignen Erkrankungen die Allgemeinsymptome einer konsumierenden Erkrankung wie Gewichtsverlust, Leistungsknick, Schwäche und Nachtschweiß.

Tab. 42 Lymphknotenschwellungen

Lokalisation der LK	Drainagegebiet	Erkrankungen
okzipital	Hinterhaupt	Pyodermie der Kopfhaut, Furunkulose, oft bei Röteln
retroaurikulär	äußerer Gehörgang, Ohrmuschel, Temporalregion	Mastoiditis
angulär	Tonsillen, hinterer Teil der Zunge, Pharynx	Tonsillitis, Pharyngitis, Zungenkarzinom, Mononukleose
submandibulär, submaxillär, submental	Speicheldrüsen, laterale und vordere Zungenabschnitte, Nase, Gesichtshaut, Lippen, Zähne	Erkrankungen des Zahnapparats, Karzinome von Rachen, Zunge, Mundboden
oberer seitlicher Hals	Kopfgebiet, Gaumen, LK des Kopfes	Karzinome im Kopfbereich
unterer seitlicher Hals	Hinterhaupt, Axilla, Arm, Pektoralisregion, darüber liegende LK	Infektionen und Karzinome im Kopf-, Arm- und Brustbereich, supraklavikuläre Metastasen bei Lungen- und Ösophagus-Ca., isolierte linksseitige LK-Schwellung (Virchow-Drüse) bei Karzinomen des Magens
axillär	Arm, hintere und vordere Thoraxwand einschl. Mammae	Mamma-Ca., Infektionen bes. im Handbereich
inguinal	Abdominalwand, Bein, Genital- und Armregion	venerische Erkrankungen, Infektionen bes. der Füße (Mykosen), Karzinome im Bereich des Drainagegebiets

Diagnoseweisende Begleitsymptome

Die Lokalisation der Lymphknotenschwellungen gibt häufig bereits Hinweise auf die zugrunde liegende Erkrankung (▶ Tab. 42).

Hintergrund

Wichtige Krankheiten, die generalisierte Lymphknotenschwellungen verursachen können, und ihre Symptome im Folgenden:

Chronisch-lymphatische Leukämie

Symptome

Beschwerden können lange Zeit fehlen. In fortgeschritteneren Stadien ist das Allgemeinbefinden vor allem durch die Anämie beeinträchtigt. Erstes Krankheitszeichen ist meist eine symmetrische Vergrößerung der Halslymphknoten, die jahrelang auf bestimmte Lymphknotengruppen beschränkt bleiben kann. Auch die Leukozytenvermehrung kann jahrelang gering bleiben und die Milz wird oft erst spät tastbar. Das voll ausgeprägte Krankheitsbild ist gekennzeichnet durch:

- symmetrische Lymphome im Bereich von Hals, Axilla und Leiste
- Hepato- und Splenomegalie (mittelgroß, mäßig derb, indolent)
- Anämie
- leukämische Hautinfiltrate (Facies leontina), die zwar seltener vorkommen, aber sehr typisch sind.

Diagnose

Oft Zufallsbefund anlässlich einer Blutkontrolle.

Blutbild

Normo- bis hypochrome Anämie, Leukozytose meist unter 100.000/mm^3, fast ausschließlich kleine, gleichförmige Leukozyten mit runden, grob strukturierten Kernen. Gumprecht-Kernschatten.

Knochenmark

Voll von Lymphozyten, die denen im peripheren Blut gleichen. Dazwischen unreife lymphatische Zellen und Fibrosklerose.

Immunglobuline

Hypogammaglobulinämie, Verminderung der Antikörper bis hin zum vollständigen Antikörpermangelsyndrom. Hämolysierende und kälteagglutinierende Autoantikörper.

Hodgkin-Krankheit

Oft mit Fieberschüben einhergehende, maligne Erkrankung des lymphatischen Gewebes, für die mehrkernige Sternberg-Reed-Riesenzellen oder einkernige Hodgkin-Zellen typisch sind. Betrifft vor allem Jugendliche und Patienten im mittleren Lebensalter, Männer häufiger als Frauen.

Symptome

- Lymphknotenschwellungen, beginnend meist am Hals
- Fieber
- Hautjucken
- Alkoholschmerz
- Gewichtsverlust

- im Spätstadium: Milztumor, Knochenherde (Wirbelsäule, Becken, Rippen), Infiltration der Lunge, seltener des Magen-Darm-Trakts, der Haut und des ZNS

Diagnose

Blutbild

Unterschiedlich stark ausgeprägte Lymphopenie, Eosinophilie, Monozytose und Anämie.

Knochenmark

Im Stanzpräparat gelegentlich Nachweis von Sternberg-Zellen.

BSG

Erhöht.

Lymphknotenbiopsie

Stadieneinteilung erfolgt nach dem Grad der Ausdehnung. Alle Stadien werden untergliedert in:

- **A:** keine Allgemeinsymptome
- **B:** Allgemeinsymptome wie Gewichtsverlust, Fieber, Nachtschweiß

HIV-Infektion, AIDS

Stadieneinteilung

Asymptomatische HIV-Infektion

Evtl. nach akuter HIV-Krankheit.

Lymphadenopathiesyndrom (LAS)

Schmerzlose, vergrößerte LK, über mehr als 3 Monate persistierend. Die LK-Vergrößerung verschwindet mit zunehmendem Immundefekt.

AIDS-related Complex

Auftreten klinischer Symptome und pathologischer Laborbefunde.

Vollbild AIDS

Manifestes Immunmangelleiden.

Häufige Symptome

- Kopfschmerzen
- Sehstörungen
- Mundulzerationen
- Schluckstörungen
- Husten
- Diarrhö
- unklares Fieber

Diagnostik (▶ Abb. 8)

Anamnese

Alter

Kindesalter

Typisch ist eine starke lymphatische Reaktion auf Infekte. Charakteristische Erkrankungen dieser Altersstufe sind Infektionen mit lymphotropen Erregern sowie akute Leukosen.

Jüngeres Erwachsenenalter
Charakteristische Erkrankungen dieser Altersstufe sind Sarkoidose, M. Hodgkin, Infektionen mit lymphotropen Viren (Pfeiffer-Drüsenfieber, HIV).
Ältere Patienten
Es kommt zu einer zunehmenden Involution des lymphatischen Systems. Typische Erkrankungen sind chronisch-lymphatische Leukämie, Karzinommetastasen.

Infektionsmöglichkeiten	• ähnliche Erkrankungen in der Umgebung • Kontakt mit Tieren (Brucellose, Toxoplasmose, Tularämie), Aktinomykose bei Landwirten • Sexualkontakte? I. v. Drogen? Bluttransfusionen?
Fieber	Bei infektiösen, aber auch bei neoplastischen Lymphknotenschwellungen wie M. Hodgkin, akuten Hämoblastosen.
Pruritus	Bei M. Hodgkin, chronisch-lymphatischer Leukämie.
Alkoholschmerz	Bei M. Hodgkin und Sarkoidose kann Genuss von Alkohol Schmerzen in den befallenen Lymphknoten provozieren.
Allgemeinzustand	Für ein Neoplasma sprechen z. B.: • Gewichtsverlust, Inappetenz • nachlassende Leistungsfähigkeit • Nachtschweiß etc.
Medikamenteneinnahme	Hydantoine können ein Krankheitsbild mit Lymphknotenschwellung, Hautausschlägen und Gelenkbeteiligung hervorrufen.

L

Klinische Untersuchung

LK-Palpation

Anzahl
Größe
Konsistenz
Vermehrte Konsistenz findet sich vor allem bei Karzinommetastasen und Sarkomen, weniger bei malignen Lymphomen. Sehr weiche oder fluktuierende Lymphknoten weisen auf Einschmelzung hin (z. B. bei Tbc, bakterieller Infektion).
Verschieblichkeit
Bei entzündlicher LK-Schwellung bleibt die Verschieblichkeit meist erhalten, allerdings können chronisch entzündete Lymphknoten wie z. B. bei Aktinomykose oder Tuberkulose fest mit der Umgebung ver-

backen sein. Ansonsten deutet schlechte Verschieblichkeit auf ein Neoplasma hin.

Schmerzhaftigkeit

Reaktive LK-Schwellungen sind meist schmerzhaft, durch maligne Erkrankungen oder HIV-Infektion verursachte sind eher nicht schmerzhaft.

Inspektion der Haut

- lokale Rötung und Überwärmung: **akute Lymphadenitis**
- Exanthem: Röteln, infektiöse Mononukleose
- Erythema nodosum: **Tbc, Sarkoidose**
- Herpes zoster: **Malignom**
- neoplastische Hautinfiltrate: vor allem bei **malignen Lymphomen**
- generalisierte Dermatose, oft schuppend: **chronisch-lymphatische Leukämie**

Inspektion der Gelenke

- Veränderungen: **chronische Polyarthritis**
- Schmerzen und Schwellung vor allem der Sprunggelenke: evtl. bei **Sarkoidose**

Inspektion der Tonsillen

Palpation von Milz und Leber

Bei vielen Krankheiten sind Milz und Lymphknoten gleichzeitig vergrößert, manchmal besteht auch eine Hepatomegalie. Vgl. hierzu ▶ Splenomegalie, ▶ Hepatomegalie.

Labor

Blutbild

Spezifische Veränderungen bei infektiöser Mononukleose, Leukämie.

Infektionsnachweis

- Serologie
- Bakteriologie
- Tuberkulintest
- HIV-Test

Weiterführende Untersuchungen

Lymphknoten-Sonografie

Röntgen/CT-Thorax

Bei Verdacht auf Hiluslymphknoten.

Knochenmark

Insbesondere bei Verdacht auf Hämoblastose.

Lymphknotenbiopsie

Muss bei jeder nicht einwandfrei geklärten Lymphknotenschwellung vorgenommen werden.

L

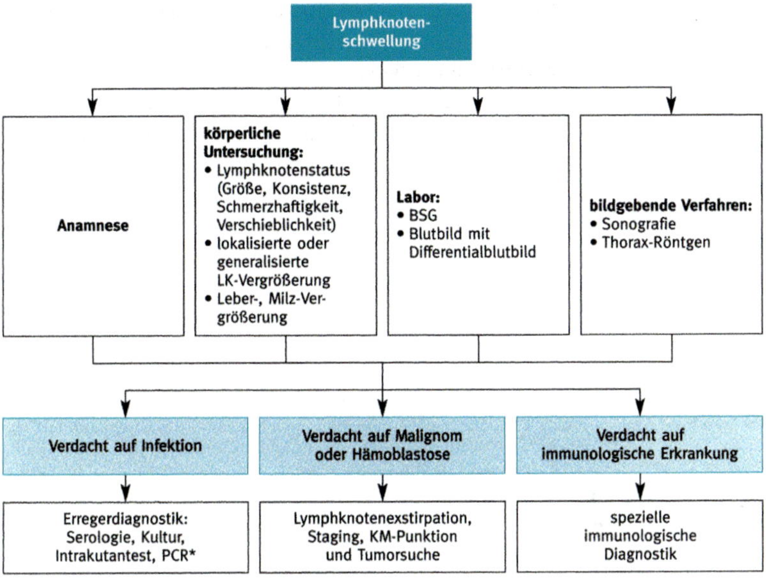

Abb. 8 Lymphknotenschwellung: diagnostisches Vorgehen. * Polymerasekettenreaktion. [C184]

Mammaveränderungen

Definition

Als Mamma (im engeren Sinn) wird die Brust der Frau bezeichnet. Sekundäres Geschlechtsmerkmal, bestehend aus Drüsenkörper, Fett- und Bindegewebe sowie Brustwarze (Mamille) einschließlich Warzenhof. Mamma masculina oder virilis: rudimentäre Brust des Mannes.

Ursachen

Fehlbildungen der Mammae

Aplasie — Nur die Mamille ist vorhanden.

Amastie — Auch die Brustwarze ist nicht angelegt. Geht immer mit anderen Defekten der Thoraxwand einher, insbesondere mit Fehlen des M. pectoralis major.

Polythelie — Überzahl an Brustwarzen.

Polymastie — Überzahl an Brustdrüsen.

Mammae aberratae — Versprengte Brustdrüsenanteile, auf denen sich bevorzugt benigne oder maligne Tumoren entwickeln. Liegen hauptsächlich in der Axilla, während überzäh-

	lige Brustwarzen bzw. -drüsen auf einer der embryonalen Milchleiste entsprechenden Linie liegen.
Inversion der Brustwarzen	Häufigste Brustwarzenfehlbildung.
Fissuren der Brustwarzen	Seltener. Meist ebenso wie die Inversion bilateral. Gefahr der Verwechslung mit sekundären Veränderungen.

Mammahypertrophie

Pubertätshypertrophie	Tritt in der Zeit der Menarche auf. Es kommt ganz allmählich zur mehr oder weniger symmetrischen Vergrößerung der Brüste, die beträchtliche Ausmaße erreichen kann. Die Ursache konnte bisher nicht genau erforscht werden. Eine Tendenz zur Rückbildung besteht nicht. Bei der Palpation lassen sich größere knollige Drüsenpartien fühlen.
Graviditätshypertrophie	Meist bereits während der ersten Schwangerschaftswochen auftretende, weit über das physiologische Maß hinausgehende Brustdrüsenvergrößerung, die sich nach der Schwangerschaft in der Regel zurückbildet.
Hängebrust	Auch Mastoptose oder Mamma pendulans genannt. Entsteht durch reichlichen Fettansatz, Abmagerung, Hypertrophie oder Atrophie des Drüsengewebes. Eine übergewichtige Brustdrüse kann erhebliche Schmerzen in Schulter und BWS verursachen.
Gynäkomastie	Beim Mann besteht sowohl eine Brustwarze als auch eine Brustdrüsenanlage, die jedoch im Normalfall nicht zur Entwicklung kommt. Andernfalls spricht man von einer Gynäkomastie. Diese kann doppel- oder einseitig und in allen Altersstufen, am häufigsten in der Pubertät, auftreten. Als Ursachen kommen in Betracht: • Unterfunktion der Hoden bzw. pathologischer Prozess (z. B. Tumor), der diese verursacht hat • Erkrankungen anderer endokriner Drüsen wie Hypophysen- oder Nebennierentumoren • Spironolacton oder östrogen wirksame Substanzen (z. B. Prostatakarzinomtherapie) Besonders in der Pubertät ist meist kein Anlass erkennbar.

Entzündungen

Akute pyogene Mastitis	Tritt fast nur während der Laktation auf. Hauptursachen sind Rhagaden und invertierte Warzen. Als Erreger findet man in der Regel Staphylococcus aureus.

M

Chronischer Abszess	Meist nicht erkannter akuter Abszess, der im Laufe der Zeit von einer dicken Kapsel umgeben wurde. Wird häufig mit einem Tumor verwechselt.
Chronisch-spezifische Mastitis	Zum Beispiel tuberkulöse Mastitis, posttyphöse Mastitis, aktinomykotische Mastitis.
Traumatische Fettnekrose	Häufig nach chirurgischer Exzision eines Mammatumors. Längere Zeit nach der traumatischen Schädigung der Brust kommt es zur Nekrose des subkutanen Fettgewebes, die als bis zu eigroße, schmerzlose, sehr harte, umschriebene Geschwulst imponiert. Durch Verseifung und ölige Umwandlung können daraus auch Pseudozysten entstehen. Die Diagnose ist klinisch nicht mit Sicherheit möglich, sodass man zum Karzinomausschluss stets zur Exstirpation gezwungen ist.

Zysten

Einfache Mammazysten	Gut abgegrenzt, treten einzeln auf, werden manchmal mit Traumen in Verbindung gebracht (s. o.). Die Konsistenz ist nicht immer gegen die eines soliden Tumors abgrenzbar, weshalb eine Probepunktion erforderlich ist.
Mastopathia fibrosa cystica	Häufigste Erkrankung der weiblichen Brust. Gekennzeichnet durch Epithel- und Bindegewebshyperplasie. Über die Ursachen ist nur wenig bekannt. Fast alle Frauen leiden zu irgendeiner Zeit ihres Lebens unter dieser Erkrankung, die mit Schmerzen, Spannungsgefühl und gelegentlich Sekretion aus der Mamille einhergeht. Ist diese blutig verfärbt, so liegt meist ein Milchgangspapillom, evtl. ein daraus hervorgegangenes Karzinom vor. Die ganze Mamma kann knotig durchsetzt sein, wobei der Palpationsbefund mit dem Menstruationszyklus wechseln kann. Da oft auch die Mammografie nicht klärt, ob noch eine Mastopathie oder schon ein sich entwickelnder maligner Tumor vorliegt, ist häufig eine Gewebsentnahme nötig. Während manche Autoren eine überdurchschnittliche Häufung von Karzinomen bei Mastopathia cystica finden, können andere diese Beobachtung nicht bestätigen.

Tumoren

Gutartige Tumoren	**Fibroadenome** Man unterscheidet die derben perikanalikulären, besonders zwischen Pubertät und 25. Lebensjahr auftretenden Fibroadenome von den weichen intrakanalikulären, meist nach dem 35. Lebensjahr auftretenden Fibroadenomen.

Blutende Mamma
Bei einseitigem Auftreten handelt es sich meist um ein intrakanalikuläres Papillom oder eine Mastopathia cystica, bei doppelseitiger Blutung um eine bilaterale Mastopathia cystica oder um eine während der Menstruationstage ohne organische Grundlage auftretende Blutung. Bei hysterektomierten Frauen treten Blutungen aus der Mamma manchmal als sog. vikariierende Menstruation auf.

Mammakarzinom

Häufigster maligner Tumor der Frau, der in der Mehrzahl der Fälle zwischen dem 45. und 60. Lebensjahr auftritt. Jede 8. bis 10. Frau in Westeuropa muss im Lauf ihres Lebens mit einer Brustkrebserkrankung rechnen. Ca. 2 % aller Mammakarzinome treten bei Männern auf.

! **Merke** Jeder Tumor der Brust ist bis zum Beweis des Gegenteils als Mamma-Ca. anzusehen.

Karzinomverdächtige Symptome

- jeder neu aufgetretene oder bemerkte Knoten
- unterschiedliche Größe der Mammae
- starke Verschiedenheit der Höhe der Mamillen
- Apfelsinenhaut (Ödem der Haut, wobei die Haarfollikel leicht eingezogen sind; die Haut erscheint dann wie bei einer Apfelsine gepunktet)
- Plateaubildung (durch den Tumor werden die Bindegewebsstrukturen der Brust verkürzt, sodass in der Kontur der Oberfläche eine flache Einziehung entsteht und keine Hautfalte mehr abgehoben werden kann)
- einseitige Venenerweiterung
- Sekretion, z. B. blutiges, seröses Sekret
- gerötete Erosionen
- Laktation (ohne vorhergehende Schwangerschaft)
- Verhärtung des Drüsenkörpers bzw. derber Knoten
- Lymphknotenvergrößerung

Diagnostik

Anamnese

- Zeitpunkt des Auftretens
- kontinuierliches Wachstum
- Größenzu- oder -abnahme in Abhängigkeit vom Zyklus

- Absonderungen aus den Brustwarzen
- Tumor schmerzhaft oder schmerzlos
- Zyklusverlauf
- vorausgegangene Mammaoperationen
- Hormonbehandlungen (als Risikofaktor kontrovers diskutiert)
- Strahlenexposition
- frühere Schwangerschaften und Stillperioden (Schwangerschaften, vor allem in jungem Alter, reduzieren das Brustkrebsrisiko)
- frühe Menarche und/oder späte Menopause (erhöht durch verlängerte Östrogenexposition das Risiko)
- familiäre Belastung

Klinische Untersuchung

Inspektion — Inspektion der Mammae bei entkleidetem Oberkörper: Seitenvergleich, Symmetrie. Auf Orangenhaut, Höhenstand, Einziehung oder Sekretion der Brustwarzen sowie Ekzem im Bereich der Brustwarzen achten.

Palpation — Palpation der Mammae und Axillen.
Lymphödeme an Arm oder Thoraxwand beachten.

Praxistipp
Technik der Mammapalpation
Mit beiden Händen wird kreisförmig von außen nach innen abgetastet. Dabei wird auf Verhärtung, Druckschmerz und Temperaturunterschiede geachtet. Bei tastbarer knotiger Verhärtung (meist solitär und schmerzlos) Prüfung der Verschieblichkeit des Knotens bei angespanntem Brustmuskel. Wenn die Patientin die Arme über den Kopf hebt, sind Einziehungen, Vorwölbungen und eventuelle Verwachsungen mit dem Brustmuskel oft besser zu erkennen.
Palpation der regionalen Lymphknoten (Axillarknoten, infra- und supraklavikuläre Knoten).
Die Palpation lässt nach einiger Übung den Tumor vom normalen Drüsenkörper abgrenzen. Zu Beginn ist er als lokalisierte Verhärtung, im fortgeschrittenen Stadium als solitärer, schmerzloser Knoten von derber Konsistenz zu tasten, der auf der Unterlage nicht verschiebbar ist.

Weiterführende Untersuchungen

- Mammografie, Mammasonografie
- Röntgen/CT Thorax (pulmonale Metastasen)
- histologische Diagnosesicherung

Meningismus

Definition

Als Meningismus wird ein akut auftretender meningitisartiger Symptomenkomplex definiert, der gekennzeichnet ist durch

- Nackensteifigkeit: Widerstand und Schmerz beim Vorbeugen der Nackenmuskulatur. Bei tonischem Krampf der Nackenmuskulatur Geradhaltung bis Deflexion des Kopfes.
- Kopfschmerzen
- geringgradig positives Kernig- und Brudzinski-Zeichen (▶ Meningismus, Kasten Hintergrund)

Ursachen

- akute, hoch fieberhafte Kinderkrankheiten
- Pneumonie
- Typhus
- Grippe
- rheumatisches Fieber
- Meningitis, Enzephalitis
- Meningismus
- Meningitis concomitans bei Erkrankung von Nachbarorganen (Ohr, Nasennebenhöhlen)
- Tetanus
- Tetanie, Stoffwechselintoxikation (Elektrolytstörungen, Urämie, Leberkoma)
- Subarachnoidalblutung
- Enzephalorrhagie mit Ventrikeleinbruch
- chronisches subdurales Hämatom
- Meningeom, Karzinomatose der Meningen
- Hirntumor, Hirnabszess
- Poliomyelitis
- Osteochondrose der Halswirbelsäule
- muskuläre Verspannung
- Hysterie
- Parkinson-Krankheit
- Hitzschlag

Allgemeine Begleitsymptome

- Nackensteifigkeit
- Kopfschmerzen

! Merke Nackensteifigkeit und Kopfschmerzen sind Kardinalsymptome einer meningealen Entzündung!

Diagnoseweisende Begleitsymptome

- plötzlicher Beginn mit blitzartig auftretendem heftigem Kopfschmerz, Schwindel, Erbrechen und Bewusstseinsstörung; der Liquor ist frischblutig oder fleischwasserfarben: **Subarachnoidalblutung**
- Erbrechen, Kopfschmerzen, Krämpfe, Bewusstseinstrübung bis zum Koma, Lähmungen u. a. neurologische Symptome: **Enzephalitis**
- Hitzebelastung, trocken-heiße Haut, Hyperventilation, Dehydratation: **Hitzschlag**
- Beginn mit Erythema chronicum migrans, Arthralgie, Kardialgien, Myalgien: **Lyme-Krankheit**
- Krampfanfälle, Hirnnervenausfälle, Stauungspapille: **Meningeom**
- Ermüdbarkeit, Krampfanfälle, stetige Progredienz der Symptome: **Hirntumor**

Hintergrund

Die wichtigsten Ursachen für Meningismus im Überblick:

Meningitis

Entzündung der Pia und Arachnoidea. Virusmeningitiden sind häufig Teilsymptom einer Enzephalitis oder Enzephalomyelitis. Liegt eine reine Virusmeningitis vor, so ist die klinische Symptomatik oft weniger ausgeprägt als bei einer bakteriellen Meningitis, der Verlauf milder und gutartiger. Das klinische Erscheinungsbild einer Meningitis ist gekennzeichnet durch:

Allgemeinerscheinungen

In der Regel akuter Beginn mit Krankheitsgefühl, Fieber, Erbrechen, Kopfschmerzen, Benommenheit. Diese Symptome können jedoch auch fehlen.

Zerebrale Symptome

Erstes Krankheitszeichen ist manchmal ein zerebraler Krampfanfall (fokal oder generalisiert). Schwere Fälle gehen meist mit einer Bewusstseinstrübung einher. Als Ausdruck einer begleitenden Hirnschädigung kommt es zu Unregelmäßigkeiten von Atmung und Herzfrequenz.

Meningeale Reizsymptome

Um die entzündeten Hirn- und Rückenmarkshäute zu entspannen, werden der Kopf in den Nacken überstreckt, die Wirbelsäule lordotisch gekrümmt **(Ophisthotonus)** und die Beine an den Leib gezogen. Das Zeichen von **Kernig** (Streckung des Beins im Hüftgelenk bei gleichzeitiger Beugung im Kniegelenk) und **Lasègue** (Beugung des Beins im Hüftgelenk bei gleichzeitiger Streckung im Kniegelenk) und **Brudzinski** (bei passiver Beugung des Kopfes werden die vorher gestreckten Beine mitgebeugt) sind positiv. Sie fehlen jedoch, wenn die Schmerzempfindung durch Bewusstseinstrübung aufgehoben ist, was häufig bei Kindern vor dem 3. Lebensjahr der Fall ist.

Erkrankung anderer Organe

Zum Beispiel Pneumonie bei Pneumokokken-Meningitis, Enteritis bei Coli-Meningitis. Man darf durch das Vorliegen dieser Erkrankungen eine Meningitis nicht übersehen.

! Merke Der klinische Verdacht auf Meningitis sollte durch unklares Fieber, Fieberkrämpfe oder Bewusstseinstrübung geweckt werden. Selbst beim Fehlen meningealer Reizsymptome sowie beim gleichzeitigen Vorliegen einer anderen Krankheit (s. o.) muss in diesen Fällen eine Liquoruntersuchung durchgeführt werden.

Hintergrund

Enzephalitis

Man unterscheidet primäre und sekundäre Enzephalitiden. Während die primären Formen durch Erregeransiedlung im Gehirn ausgelöst werden, sind die sekundären (postinfektiösen) wahrscheinlich neuroallergischer Genese, da Erreger bei dieser Form nur selten im Gehirn nachweisbar sind. Die klinische Symptomatik der Enzephalitiden wird weniger durch die Ätiologie als durch die Lokalisation des Entzündungsprozesses und das Alter des Patienten bestimmt.

Symptome

Meist beginnt die Erkrankung akut mit Erbrechen, Kopfschmerzen, Krämpfen, Bewusstseinstrübung bis zum Koma, Lähmungen etc. Häufig ist eine Enzephalitis mit einer Meningitis (Meningoenzephalitis), seltener mit einer Myelitis (Enzephalomyelitis) oder Polyradikulitis kombiniert. Die neurologische Symptomatik der akuten Enzephalitis kann außerordentlich vielfältig sein: spastische Lähmung, Ataxie, Hirnnervenlähmungen, Doppeltsehen, zerebrale Krampfanfälle, myelitische Symptome wie Muskelschwäche, Parästhesien, Sphinkterstörungen etc.

Neurologische Manifestationen bei HIV-Infektion

Unterschieden werden primäre, also direkt durch den Neurotropismus von HIV bedingte, und sekundäre, durch den Immundefekt entstehende Neuromanifestationen.

Primär (durch HIV-Infektion)

Akut:

bei Serokonversion werden bei 1 % der Patienten eine z. T. schwer zuzuordnende, unspezifische Enzephalitis, Meningitis, Myelitis, Polyradikulitis, Myositis gefunden.

Chronisch:
AIDS-Enzephalopathie mit hirnorganischem Leistungsabbau, kognitiven und motorischen Defekten sowie Verhaltensstörungen. Daneben periphere Neuropathien und Myopathien.
Sekundär (durch Immundefekt)
ZNS-Toxoplasmose, ZNS-Kryptokokkose, ZNS-Tuberkulose, Neurolues, progressive multifokale Leukenzephalopathie, Neurolisteriose, Zoster-Radikulitis, ZNS-Tumoren, vaskuläre und metabolische Hirnfunktionsstörungen.

Diagnostik

Anamnese

- Umstände und Zeitdauer der Entwicklung (meist entwickelt sich ein meningealer Reizzustand in kurzer Zeit)
- Begleitsymptome wie Kopfschmerzen, Fieber, Übelkeit, Erbrechen, Schwindel, Bewusstseinsstörungen, Lichtscheu
- Begleiterkrankungen, frühere Erkrankungen, Zeckenbiss

Klinische Untersuchung

- Ausprägung der Nackensteife (kann von einer leichten Beugebehinderung bis zum brettharten Nacken reichen)
- neurologische Untersuchung (s. o.)

Labor

- CRP, Blutbild
- Elektrolyte, Immunglobuline, Leber- und Nierenwerte
- Blutkultur
- Liquoruntersuchungen (Vorsicht mit der Liquorpunktion bei möglicher Einklemmung)
- mikrobiologische und serologische Erregersuche je nach Verdacht

! Merke Im Gegensatz zur Meningitis findet man bei Meningismus im Liquor höchstens eine geringgradige Eiweiß- und Zellvermehrung.

Weiterführende Untersuchungen

- Schädel-CT
- MRT

- Röntgen/CT-Thorax
- Myelografie
- EEG
- Angiografie

Praxistipp
Bei Verdacht auf akute bakterielle Meningitis darf die sofortige empirische Therapie mit Antibiotika nicht durch das Warten auf Untersuchungsresultate verzögert werden!

Meteorismus

Definition

Luft- bzw. Gasansammlung im Darm. Beim vermehrten Abgang von Winden durch den After spricht man von **Flatulenz** (Blähsucht).

Zu Meteorismus kommt es, wenn das Gleichgewicht zwischen Gaszufuhr und intestinaler Gasbildung einerseits und Gasabsorption bzw. -elimination andererseits gestört ist. Als Ursache kommen sowohl organische als auch (häufiger) funktionelle Störungen in Frage.

Ursachen

Organisch bedingt

- Passagebehinderung bei Ileus, Subileus, durch Briden, Verwachsungen
- Pankreasinsuffizienz, Laktoseintoleranz, Sprue
- bakterielle Fehlbesiedelung, Parasiten
- portale Hypertension bei Leberzirrhose, Rechtsherzinsuffizienz

Postoperativ, reflektorisch

- nach Abdominaloperationen
- bei Nierenkolik, Gallensteinkolik

Funktionell

- **Aerophagie:** unbewusste Angewohnheit. Kann Ausdruck eines Konflikts sein, der hinuntergeschluckt wird, kommt aber auch vor bei Patienten, die z. B. versuchen, Schleim, den sie nicht abhusten können, hinunterzuschlucken. Die geschluckte Luft wird nach ca. 45 Minuten als Flatus wieder ausgestoßen

- funktionelles Passagehindernis durch Spastik beim Colon irritabile bzw. beim sog. Syndrom der linken Flexur durch starke Abknickung im Bereich der linken Kolonflexur
- ernährungsbedingt, z. B. blähende Speisen oder Umstellung von Normal- auf Vollwertkost

Allgemeine Begleitsymptome

- Druck, Völlegefühl
- Beklemmung, Unbehagen

Diagnoseweisende Begleitsymptome

- akute Diarrhö, erhöhte Körpertemperatur: **bakterielle Fehlbesiedelung**
- chronischer Durchfall: **Malabsorptionssyndrom**
- akutes Auftreten: **Ileus, Subileus**
- walzenförmiger Strang im Kolonverlauf: **Reizkolon**
- pektanginöse und andere Herzbeschwerden: **portale Hypertension**
- kolikartige oder sonstige Bauchschmerzen: organische Ursachen wie **Ileus, Pankreasinsuffizienz, Laktoseintoleranz**

Diagnostik

Anamnese

- Beginn und Dauer des Meteorismus
- Zusammenhang mit der Aufnahme bestimmter Nahrungsmittel
- Stuhlunregelmäßigkeiten
- Begleitsymptome

Klinische Untersuchung

- **Inspektion** des Abdomens (aufgetriebener Leib), Leberhautzeichen
- **Perkussion** (tympanitischer Klopfschall), Aszites
- **Palpation** auf Resistenzen, Druckschmerz
- **Auskultation:** Prüfung der Darmgeräusche
- rektal-digitale Untersuchung

Labor

- Blutbild
- Bilirubin, γ-GT, GPT/ALT
- Stuhluntersuchung

- Untersuchung auf Laktoseintoleranz (Laktosetoleranztest, H_2-Atemtest)

Weiterführende Untersuchungen

- Röntgen/CT: Abdomenübersicht
- Sonografie des Abdomens
- Magen-Darm-Passage
- Endoskopie

Miktionsstörungen

Definition

Erschwerte, schmerzhafte, verzögerte oder verlangsamte Harnblasenentleerung.

Ursachen

Neurogen

Die neurologische Reaktion der Blase entspricht der der unteren Extremitäten. So verursacht eine Läsion des oberen motorischen Neurons Spastizität, während eine Läsion der unteren motorischen Neurone eine schlaffe Lähmung hervorruft. Es kann sich dabei um vollständige und unvollständige Läsionen handeln.

Spastische neurogene Blase

- Traumen
- Tumoren
- multiple Sklerose

! Merke Eine Sonderform stellt die leicht spastische Blase dar. Sie kommt nach Schlaganfällen oder bei multipler Sklerose vor. Die Läsion liegt dann meist zentral. Da der Reflexbogen intakt ist, ist das Gefühl für die Blasenfüllung erhalten, die Miktion unbehindert und es liegt kein Restharn vor. Es kommt dagegen zu einer deutlichen Verminderung der Blasenkapazität.

Schlaffe (atonische, automatische) neurogene Blase

- Traumata
- Tumoren
- Bandscheibenvorfälle
- kongenitale Defekte (z. B. Myelomeningozelen)
- Tranquilizer und Parasympatholytika

Harnverhaltung

Urologisch

- Urethritis, Prostatitis
- Sphinktersklerose

- Prostataadenom, -karzinom
- Harnröhrenstenose, Phimose
- Fremdkörper, Blasenkonkremente, Polypen
- Retroversio des Uterus, Uterusmyom oder -karzinom

Posttraumatisch, postoperativ

Neurologisch
- z. B. Tabes dorsalis, Hemiplegie

Harnstottern

Unfähigkeit, den Harn glatt zu entleeren bei
- unbemerktem Abgang von Konkrementen oder Papillenspitzen
- Dysuria psychica (Unvermögen, in Gegenwart anderer Harn zu lassen)

Pneumaturie

Entleerung von Gasen mit dem Urin durch
- Blasen-Darm-Fisteln
- Harnwegsinfekte mit gasbildenden Erregern (selten)

Weitere Ursachen

- ▶ Dysurie, ▶ Oligurie, ▶ Anurie
- ▶ Polyurie, ▶ Pollakisurie, ▶ Nykturie
- ▶ Harninkontinenz

Diagnoseweisende Begleitsymptome

- Brennen und Schmerzen beim Wasserlassen, trüber Urin, häufige Entleerung kleiner Harnportionen: **Harnwegsinfekt, Zystitis**
- plötzlicher Urinstopp, chronische Zystitis, gelegentlich Hämaturie: **Blasensteine**
- Frau, Harnabgang bei Husten, Lachen etc.: **Stressinkontinenz, Descensus uteri**
- Mann, erschwerte Miktion, Nachtröpfeln: **Prostatahyperplasie**

Diagnostik

Anamnese

Analyse des Harnstrahls und -abgangs
- Druck beim Wasserlassen geringer als früher
- verzögerter Miktionsbeginn
- stärkeres Pressen bei Miktionsbeginn nötig
- tropfenweises Wasserlassen

- Nachträufeln
- unwillkürlicher Harnabgang

Blut im Urin

Schmerzen
- beim Wasserlassen initial **(Urethritis, Zystitis)**
- beim Wasserlassen terminal **(Reizblase, Prostatitis)**
- im Bereich der Flanken, des Unterbauchs oder der Harnwege

Vorerkrankungen
- Vorerkrankungen der Harnwege, Prostata
- vorhergehende Schwangerschaften, bestehende Schwangerschaft
- neurologische Erkrankungen, Sensibilitätsstörungen

Klinische Untersuchung

- Palpation des Abdomens, Perkussion der Blase, rektale Untersuchung
- gynäkologische und urologische Untersuchung
- evtl. neurologische Untersuchung

Labor

- Urinanalyse mit Sediment und Kultur einschl. Tbc
- bei entsprechendem Verdacht Liquoruntersuchung

Weiterführende Untersuchungen

- Sonografie
- Ausscheidungsurografie
- Zystomanometrie, Urinflow und weitere urologische Spezialuntersuchungen

Minderwuchs

Definition

Primäres oder sekundäres Zurückbleiben des Längenwachstums gegenüber dem geschlechtsbezogenen Altersdurchschnitt einer vergleichbaren Bevölkerung. Daraus resultiert Kleinwuchs **(Mikrosomie)** mit Abweichung des Längenalters um mehr als 40 % (Endgröße 130–150 cm) oder extremer Minderwuchs (**Nanosomie,** früher Zwergwuchs; Endgröße unter 130 cm).

Proportionierter Minderwuchs
Allgemeine Wachstumsstörung. Die altersgemäßen Proportionen bleiben erhalten.

Disproportionierter Minderwuchs	Isolierte Wachstumsstörung in besonders aktiven Wachstumszonen. Die physiologischen Proportionen sind nicht mehr gegeben.

Ursachen

Chromosomale Störungen	• Ullrich-Turner-Syndrom • Down-Syndrom
Störungen des Skelettwachstums	• Achondroplasie • Osteogenesis imperfecta • Mukopolysaccharidosen • Rachitis
Symptomatischer Minderwuchs	• Unzureichende Nahrungsaufnahme • **Fehlernährung:** quantitativ oder qualitativ, weltweit die häufigste Ursache des Minderwuchses • **Kwashiorkor:** Das Kalorienangebot ist zwar insgesamt ausreichend, jedoch nicht der Proteinanteil. Anhaltender Proteinmangel aber ist als entscheidender Faktor für eine Verzögerung des Längenwachstums zu betrachten. • **relative Unterernährung** durch Steigerung des Stoffwechsels, z. B. bei Hyperthyreose • **schwere chronische Infektionen,** die den Appetit herabsetzen und zusätzlich durch Toxine den Stoffwechsel beeinträchtigen: Pyelonephritis, Bronchitis, Sinusitis, chron. Tonsillitis, Tbc, Enteritis, HIV-Infektion • **häufiges Erbrechen:** kann sowohl psychisch als durch Anomalien des Verdauungstrakts bedingt sein (Ösophagus- oder Duodenalstenose, Zwerchfellhernie, Hirschsprung-Krankheit) • **Malabsorptionssyndrome:** Zöliakie, chronische Darmerkrankungen • **psychosozialer Minderwuchs:** Dystrophie als Folge des Hospitalismus. Fehlende Zuneigung, Mangel an Körperpflege, unangemessene Nahrung sowie unregelmäßige Mahlzeiten. Seelisch vernachlässigte Kinder können trotz ausreichender Nahrungszufuhr im Wachstum zurückbleiben. **Unzureichende Nahrungsverwertung** **Störungen der O_2-Aufnahme und -Übertragung** **Zerebralschäden und intrakranielle Erkrankungen** **Niereninsuffizienz** **Andere chronische Erkrankungen**

Endokriner Minderwuchs

Hypophysärer Minderwuchs

- Normales Geburtsgewicht. Das Wachstum kann während der ersten 2 Lebensjahre normal sein und verlangsamt dann. Bei Ende der Schulzeit bereits Zwergwuchs. Die endgültige Körpergröße liegt zwischen 100–140 cm. Die kindlichen Körperproportionen bleiben weitgehend erhalten.
- bei Unterfunktion des Hypophysenvorderlappens und dadurch ungenügender Bildung von STH

Hypothyreotischer Minderwuchs

Das Ossifikationsalter liegt gegenüber dem bereits verminderten Längenalter charakteristischerweise noch weit zurück. Im Verhältnis zur Länge ist das Gewicht stets viel zu hoch. Ohne Therapie besteht am Ende des Wachstumsalters ein Zwergwuchs mit infantilen Proportionen.

- bei allen Formen der Schilddrüsenunterfunktion

M. Cushing

Langzeitbehandlung mit Kortikosteroiden

Familiärer Kleinwuchs

Diagnoseweisende Begleitsymptome

- dysproportionierter Minderwuchs: **Achondroplasie**
- proportionierter Minderwuchs: **Hypophysenstörungen**
- kleine Familienmitglieder: familiärer Kleinwuchs
- typische Stigmata: Chromosomenanomalie, z. B.
  - frühes Kindesalter: Pterygium colli, tiefer Haaransatz im Nacken, tiefer Ohrmuschelansatz, Maskengesicht, schildförmiger Thorax, Cubitus valgus, angeborener Herzfehler, angeborene Nierenfehlbildung; Pubertät: proportionierter Minderwuchs, Ausbleiben der sekundären Geschlechtsmerkmale (keine Brustentwicklung, spärliche Scham- und Axillarbehaarung), primäre Amenorrhö: **Ullrich-Turner-Syndrom**
  - Wachstumsstörung des Skeletts, Intelligenzminderung mit durchschnittl. IQ 25–50, Muskelhypotonie und überstreckbare Gelenke; schlecht modellierte Ohrmuschel, tiefer Ohransatz, Klinodaktylie (Verkürzung des kleinen Fingers bis unter die distale Beugefurche des 4. Fingers), 4-Finger-Furche (durchgehende Querfalte auf der Innenseite der Hand), verzö-

M

gerte Entwicklung der sekundären Geschlechtsmerkmale und bei Männern Sterilität: **Down-Syndrom**

Diagnostik

Anamnese

- Geburtsgröße und -gewicht?
- Störungen in der Schwangerschaft?
- Frühgeburt oder zum Termin?
- Größe der Eltern, aller 4 Großeltern sowie der Geschwister
- Verlauf des Wachstums
- Intelligenz
- Schwerhörigkeit (bei angeborener Hypothyreose)
- Genitalanamnese, Amenorrhö
- Ernährungsgewohnheiten
- Vorerkrankungen (Herz-, Lungen-, Nieren-, Leber-, endokrine Darmerkrankungen)
- Familienverhältnisse, soziales Umfeld

Klinische Untersuchung

- Schädelumfang?
- Intelligenzalter?
- Fehlbildungen?
- Auffällige Körperproportionen bzw. -disproportionen (proportionierter oder disproportionierter Minderwuchs)?
- Auffällige Stigmata?
- sorgfältige internistische Untersuchung (Zeichen chronischer Erkrankungen?)

M

Labor

Je nach Verdachtsdiagnose Schilddrüsenhormon, Nebennierenrindenhormone, Wachstumshormone, Phosphor, Kalzium, Glukose, Aminosäurenchromatografie u.a.

Weiterführende Untersuchungen

Röntgen: Bestimmung des Knochenalters anhand des Handskeletts.

! Merke Wichtig ist Differenzialdiagnose zur konstitutionellen Wachstumsverzögerung. Bei verspätet einsetzender Pubertät erreichen die Patienten infolge des zeitlich verlängerten Knochenwachstums doch noch eine normale Erwachsenengröße.

Müdigkeit

Definitionen

Müdigkeit wird zum Symptom, wenn der Patient deswegen nicht in der Lage ist, früher gewohnte körperliche oder geistige Tätigkeiten auszuführen.

Chronische Müdigkeit	Über Wochen und Monate anhaltende körperliche und psychische Erschöpfung, die durch eine normale Schlafdauer nicht ausgeglichen werden kann.
Rasche Ermüdbarkeit	Müdigkeit, die in bestimmten Situationen (meist Anstrengung) auftritt und sich nach einer Ruhephase wieder zurückbildet, z. B. körperliche Erschöpfung nach geringer Anstrengung beim Herzkranken.

Praxistipp
Abgeschlagenheit, Antriebsarmut und Leistungsschwäche werden vom Betroffenen oft als Müdigkeit beschrieben. Sie sollten aber aus diagnostischen und therapeutischen Gründen differenziert werden. Deshalb ist eine genaue Anamnese unerlässlich.

Ursachen

- ▶ Schlafstörungen
- Elektrolytstörungen: ▶ Exsikkose unterschiedlicher Genese, ▶ Hyperkalzämie, ▶ Hypokaliämie
- endokrine Erkrankungen: Diabetes mellitus, Hypothyreose, Morbus Cushing, Morbus Addison
- chronische Erkrankungen: kardiovaskulär, respiratorisch, renal, rheumatisch, hämatologisch
- schwere Infekte: akut oder chronisch
- maligne Tumoren
- Medikamente, Intoxikationen: Sedativa, Tranquilizer, Schlafmittel, Antihypertensiva, Laxanzien, Blei
- neurologische Erkrankungen
- psychiatrische Erkrankungen
- psychosomatische Erkrankungen
- Trainingsmangel
- vegetative Fehlregulation
- chronisches Müdigkeitssyndrom (CFS), s. Merke

Diagnoseweisende Begleitsymptome

- trockene Haut, Zunge, Schleimhäute: **Exsikkose**
- Schwermut, Hoffnungslosigkeit, Verzweiflung: **Depression**
- Gedächtnisstörung, Urteilsschwäche, Gefühlsabstumpfung: **Demenz**
- Leistungsknick, Gewichtsverlust: **Tumor**
- Gewichtsverlust, Polydipsie, Polyurie: **Diabetes mellitus**
- Blässe von Haut und Schleimhäuten, Dyspnoe, Tachykardie: **Anämie**
- Zyanose, Dyspnoe, Tachykardie, Ödeme: **Herzinsuffizienz**
- Fieber: Infektion
- nächtliche Atemstillstände, Schnarchen: **Schlafapnoesyndrom**
- belastungsabhängige Schwäche vor allem der Gesichtsmuskulatur: **Myasthenia gravis**
- Adipositas, Kälteintoleranz: **Hypothyreose**

! **Merke** Beim Auftreten folgender Symptome spricht man von einem **chronischen Müdigkeitssyndrom:**
- neu aufgetretene, über mindestens 6 Monate persistierende Müdigkeit
- keine chronische Belastungssituation
- durch Bettruhe nicht deutlich zu beheben
- Ausschluss anderer klinischer Erkrankungen mit ähnlichen Symptomen
- leichtes Fieber, Halsschmerzen, LK-Schmerzen
- unerklärte generalisierte Muskelschwäche
- neuropsychologische Symptome, Schlafstörungen
- kein pathognomonischer Laborbefund

Diagnostik

Anamnese

Symptome

- Eingrenzung des Begriffs Müdigkeit: Antriebsschwäche? Objektiver Leistungsknick? Reduzierte bzw. bisherige körperliche/geistige Leistungsfähigkeit? Stimmungsabhängigkeit?
- allgemeine Schwäche oder Schwäche einer oder mehrerer Körperregionen
- Muskelschwäche
- akute/chronische/intermittierende Müdigkeit
- Progredienz

Medikamenteneinnahme

Soziale und Familienanamnese

Klinische Untersuchung

- gründliche internistische Untersuchung
- je nach Differenzialdiagnose: neurologische oder psychiatrische Untersuchung

Labor

- CRP, Blutbild mit Differenzialblutbild
- Blutzucker, Kreatinin, γ-GT, LDH, Kalium, Ferritin
- Urinstatus
- Haemoccult

Weiterführende Untersuchungen

- Röntgen/CT-Thorax
- Abdomen-Sonografie

Muskelatrophie

Definition

Lokaler oder generalisierter Masseverlust von Muskulatur. Ist der Muskel anatomisch angelegt, jedoch von vornherein unterentwickelt, spricht man von **Muskelhypotrophie.**

Vgl. auch ▶ Muskelhypotonie, ▶ Adynamie.

! Merke Das volle Ausmaß einer Muskelatrophie sieht man nur bei schlanken Individuen. Beim Adipösen muss man das Ausmaß des Muskelschwunds an der Schlaffheit des Hautmantels abschätzen.

Pathogenese

Inaktivitätsatrophie
Bei länger dauernder Minderbelastung des Muskels kommt es zum Abbau der Muskelmasse und Muskelkraft. Der Muskeltonus ist schwach, Sehnenreflexe sind jedoch auslösbar.

Myopathie
Der Muskel ist bei den Myopathien verschiedenster Prägung direkt vom Krankheitsprozess betroffen. Dabei kann der Muskelbefall entweder das Hauptmerkmal der

Krankheit sein (z.B. progressive Muskeldystrophie) oder aber Teilsymptom einer generalisierten Affektion (z.B. Myopathie bei Malignomen).

Erkrankungen des 2. motorischen Neurons

Hierzu gehören degenerative und entzündliche Erkrankungen der Neuriten sowie Plexuslähmungen verschiedener Genese.

Erkrankungen des 1. motorischen Neurons

Ursachen

Einfache Muskelatrophie	• Inaktivität, Schonhaltung, Ruhigstellung • Muskeltrauma (Ruptur, Quetschung) • ischämische Muskelkontraktur (z.B. Volkmann-Kontraktur) • Nervenverletzung • arthrogen (z.B. am M. quadriceps femoris bei Kniegelenksaffektion)
Myositis	• Polymyositis, Dermatomyositis • interstitielle Herdmyositis (Trichinen, Toxoplasmose, Influenza, Coxsackie u.Ä.)
Polyneuritis, Polyneuropathie	• Diabetes mellitus • Alkoholabusus • chronische Ernährungsmängel • Schwermetalle (Arsen, Thallium, Blei) • Medikamente • organische Lösungsmittel • obliterierende Gefäßerkrankungen (z.B. Periarteriitis nodosa) • infektiös-toxisch: nach Virusinfektionen, Guillain-Barré-Syndrom, postdiphtherisch, prinzipiell nach jedem lang dauernden Infekt
Läsion peripherer Nerven	
Progressive Muskeldystrophie	• Duchenne • Erb u.a.
Spinale Muskelatrophie	• Duchenne-Aran • Werdnig-Hoffmann • Kugelberg-Welander
Systemerkrankungen des ZNS	• amyotrophische Lateralsklerose • spastische Spinalparalyse • neurale Muskelatrophie Charcot-Marie-Tooth

M

Endokrine Myopathie
- Hyper- und Hypothyreose
- Cushing-Syndrom
- Hyperparathyreoidismus
- Menopause

Allgemeine Begleitsymptome

- verminderte Muskelzeichnung
- eingeschränkte Kraft
- Parese (keine oder nur geringe kontraktive Kraft) oder Paralyse (keinerlei Bewegungs- und Kontraktionswirkung) der betroffenen Muskulatur
- vermindertes Vibrationsempfinden (Frühsymptom)

Diagnoseweisende Begleitsymptome

- Anamnese von Immobilisation, lokal begrenzte Muskelatrophie: **Inaktivitätsatrophie**
- Hyperämie, livide, kühle Haut, Schweißsekretionsstörung, Parästhesien: **Sudeck-Syndrom**
- distale strumpf-/handschuhförmige Missempfindungen, Kribbeln, Ameisenlaufen: **Polyneuropathie**
- Vorhandensein weiterer neurologischer Symptome (peripher und zentral): **neurologische Systemerkrankung**
- Burning-Feet-Syndrom, Hautverletzungen, Infektionen durch aufgehobene Schmerzempfindung: Polyneuropathie bei **Diabetes mellitus**

Diagnostik

Anamnese

Symptome
- Befall lokalisiert, generalisiert, symmetrisch
- Progredienz: langsam oder schnell
- weitere neurologische oder zentralnervöse Störungen, Sensibilitätsstörungen
- Hautveränderungen
- allgem. Krankheitsgefühl, Fieber, Nachtschweiß

Begleitende Umstände
- ursächlicher Zusammenhang der Atrophie mit einem Trauma, Operation etc.
- Gefäßerkrankungen, Diabetes mellitus, sonstige Erkrankungen
- Alkoholabusus

Medikamente

Familienanamnese

Klinische Untersuchung

- Reflexstatus, Prüfung der Oberflächen- und Tiefensensibilität, Vibrationsempfinden
- Bestimmung der Muskelkraft, Messung von Umfangsdifferenzen
- Hautveränderungen, Gelenkfehlstellungen, Druckschmerzhaftigkeit
- Pulsstatus

Labor

- CRP/BSG
- CK, LDH, Transaminasen, Blutzucker, Elektrolyte
- ANA, Autoantikörper bei Verdacht auf Autoimmunerkrankungen

Weiterführende Untersuchungen

- EMG
- Sonografie
- CT

Muskelhypotonie

Definition

Angeborene oder erworbene Verminderung des Muskeltonus.

Vgl. auch ▶ Muskelatrophie, ▶ Adynamie.

Ursachen

Primäre Muskelerkrankungen

- benigne kongenitale Hypotonie (verläuft ohne Muskelatrophie, prognostisch günstig)
- progressive Muskeldystrophie
- generalisierte kongenitale Muskelhypoplasie, M. Krabbe, generalisierte Glykogenose Typ II u. a.

Erkrankung der neuromuskulären Überleitung

- Myasthenia gravis

Erkrankung der Spinalnerven

- Polyneuritis
- Polyneuropathie
- Guillain-Barré-Syndrom

M

Rückenmarkserkrankungen	• Poliomyelitis • diffuse oder zirkumskripte Myelitis (durch Viren oder Bakterien) • vorübergehend bei Querschnittslähmung im Rahmen des spinalen Schocks • Hämatomyelie • spinale progressive Muskeldystrophie
Erkrankungen des Gehirns	• Kleinhirnerkrankungen • Enzephalitis des Stammhirns • infantile Zerebralparese verschiedener Ursachen (hypotoner Typ) • Stoffwechselkrankheiten des ZNS (z. B. M. Tay-Sachs, metachromatische Leukodystrophie) • Systemerkrankungen des ZNS (z. B. Friedreich-Ataxie) • epileptische Enzephalopathien • vorübergehend nach Schädel-Hirn-Trauma
Sekundäre Schädigung des ZNS durch	• Ernährungsstörungen (z. B. Zöliakie, Mukoviszidose) • Elektrolytstoffwechselstörungen (z. B. Hypokaliämie) • Avitaminosen (z. B. Vitamin-D-Mangel) • chronische konsumierende Organkrankheiten (Leberzirrhose, Urämie, Herzkrankheiten mit Herzinsuffizienz, pulmonale Erkrankungen wie Bronchiektasen) • endokrine Erkrankungen wie Hypothyreose • chronische Stoffwechselkrankheiten
Genetisch determinierte Muskelhypotonie	• Down-Syndrom • Marfan-Syndrom • Ehlers-Danlos-Syndrom

Allgemeine Begleitsymptome

- **Leitsymptom:** abnorme Beweglichkeit
- Haltung des Patienten: schlaff, hängende Schultern, schlaksiger Gang
- auffallend weiche Muskelkonsistenz

Diagnostik

▶ Muskelatrophie, ▶ Adynamie.

Muskuläre Hypertonie ▸ Rigor

Nackensteifigkeit ▸ Meningismus

Neuralgie

Definition

Attackenweise auftretende Schmerzen im Ausbreitungsgebiet eines sensiblen oder gemischten Nervs. Projizierte Schmerzen, deren Ursache im Nerv selbst oder in seiner unmittelbaren Umgebung liegt.

Die Neuralgie im engeren Sinn verläuft ohne Sensibilitätsstörungen und hat keine nachweisbare Ursache.

Neuritis

Entzündliche, im weiteren Sinn auch degenerative, toxische oder posttraumatische Erkrankung eines peripheren oder Hirnnervs.

Ursachen

Idiopathisch

Neuralgie im engeren Sinn.

Symptomatisch

- lokale Erkrankungen (Nase, Zähne, Ohren, Nasennebenhöhlen, Hirntumor, Syringobulbie)
- Allgemeinerkrankungen wie multiple Sklerose (seltene Ursache einer Neuralgie)
- Herpes zoster

Diagnoseweisende Begleitsymptome

- kurze, blitzartige, einseitige Schmerzen, die nur einen oder zwei Äste (V2/V3) des N. trigeminus betreffen, ausgelöst durch Sprechen, Kauen, Kälte; schmerzfreies Intervall: idiopathische **Trigeminusneuralgie**
- Schmerzen vom gleichen Charakter wie bei der Trigeminusneuralgie, jedoch weiter dorsal lokalisiert an Tonsillen, Zunge (hinteres Drittel), Mittelohr (ausgelöst durch Schlucken oder Phonation): idiopathische **Glossopharyngeusneuralgie**
- dauernde oder anfallsweise sich verstärkende Schmerzen, Hypalgesie in begrenztem Gebiet, fehlender Kornealreflex; evtl. Zeichen weiterer Hirnnervenschädigungen: **symptomatische Neuralgie**

M

Diagnostik

Anamnese

- **Schmerz:** isoliert, blitzartig, fortdauernd, anfallsweise
- **auslösende Umstände:** Sprechen, Kälte, Kauen, Schlucken, Trigger-Zone
- **betroffenes Gebiet:** Trigeminusbeteiligung, ein- oder (selten) beidseitiger Schmerz
- **Zeitdauer,** Periodizität
- Prodromi, **Begleiterscheinungen** (Schwindel, Rötung, Augentränen etc.)

Klinische Untersuchung

- Prüfung von Sensibilität und Motorik im Bereich des Trigeminus
- Prüfung benachbarter Hirnnerven: N. facialis, oculomotorius, statoacusticus, vestibularis (Lid- und Bulbusstellung, Nystagmus, Gehör)
- Prüfung von Pyramiden- und Kleinhirnbahnen; vgl. ▶ Spastik, ▶ Schwindel, ▶ Ataxie

Weiterführende Untersuchungen

- Radiologie: Schädel, Felsenbeine, Orbitae, Nasennebenhöhlen, Kiefergelenk
- EMG
- Liquoruntersuchungen
- Vestibularisuntersuchungen: Drehstuhl etc.
- Audiogramm etc.
- evtl. zahnärztliche und ophthalmologische Untersuchungen (**DD:** akutes Glaukom)

N

Nykturie ▶ Polyurie

Nystagmus ▶ Augenmotilitätsstörungen

Obstipation

Definition

Erschwerte, zu seltene oder nur durch künstliche Maßnahmen (Laxanzien, Einläufe) zu bewirkende Stuhlentleerung. Weniger als drei Stühle pro Woche werden als Obstipation bezeichnet.

! Merke Als Obstipation zählt auch die sog. getarnte Obstipation oder falsche (paradoxe) Diarrhö, bei der die harten im Kolon liegenden Stuhlmassen über einen vermehrten Dehnungsreiz eine verstärkte Sekretion bewirken, sodass die Patienten über flüssige Stühle zusammen mit harten Stuhlmassen berichten.

Pathogenese

Folgende pathophysiologische Faktoren können zu einer verzögerten Darmentleerung führen bzw. beitragen:

- **mechanische Hindernisse,** z. B. Kolonkarzinom
- **Störungen der Darmmotorik,** wobei sowohl Lähmung der Peristaltik wie auch verstärkte Aktivität der Darmmuskulatur obstipierend wirken können. Zum Beispiel bei Hypothyreose, Gravidität, Hypokaliämie, durch Medikamente (Opiate, Antazida).
- **Störung der neuralen Regulation,** z. B. bei der Hirschsprung-Krankheit, bei Psychosen
- **Störung des Defäkationsrhythmus,** z. B. durch Reisen, Allgemeinerkrankungen mit Bettruhe, unregelmäßige Lebensgewohnheiten, schmerzhafte Defäkation
- **Gewohnheiten:** schlackenarme Kost, Bewegungsmangel, zu geringe Flüssigkeitszufuhr

Ursachen

Hilfreich für die Praxis ist die Unterscheidung zwischen akuter und chronischer Obstipation. Findet sich für eine akute Obstipation keine Ursache in der Anamnese, so muss an eine organische Erkrankung, insbesondere einen stenosierenden Prozess in den unteren Dickdarmabschnitten, gedacht werden.

Akute (passagere) Obstipation

Hormonell

Gravidität.

Reflektorisch

Nierenkolik, Gallenkolik, Ulcus duodeni.

Toxisch-medikamentös

Opium, Anticholinergika, Antazida, Bleivergiftung, Porphyrie.

Fieberhafte Erkrankungen

Pankreatitis, Peritonitis, Adnexitis, andere Allgemeinerkrankungen.

Postdiarrhoisch

Nach Gastroenteritis, Abführmittelgebrauch.

Funktionell
Reisen, Kostwechsel, Nahrungskarenz, längere Bettruhe.

Chronische Obstipation infolge organischer Ursachen

Angeborene Anomalien des Kolons
M. Hirschsprung, angeborene Kolonverlängerung.
Obstruktion
Kolontumoren, Fremdkörper.
Kompression
Tumoren des Bauchraums, Genitaltumoren.
Entzündung
Proktitis, Divertikulitis.
Atonie
Hypokaliämie.
Endokrin
Hypothyreose, Panhypopituitarismus.

Chronische habituelle Obstipation

Hypotone Obstipation

Psychovegetativ
Introvertierte schüchterne, depressive Patienten.
Unterdrückung des Stuhlgangs
Schlechte, unregelmäßige Ess- und Lebensgewohnheiten.
Diät
Schlackenarme, reizlose, leicht resorbierbare Kost.
Mangelnde körperliche Bewegung
Atonie
Herabgesetzter Kolontonus im Alter (Kotsteinbildung).
Bauchmuskelschwäche
Bei Multipara.
Hypokaliämie

> **! Merke** **Circulus vitiosus:** Obstipation – Laxanzien – Hypokaliämie – Obstipation.

N

Spastische Obstipation

Irritables Kolon
Bei Spastik des Kolons kommt es zu verlängertem Verweilen des Stuhls in den Haustren. Dadurch wird vermehrt Wasser resorbiert und Schleim produziert. Es entsteht harter, trockener, mit Schleim überzogener Stuhl (Schafskotstuhl).

> **! Merke** 50 % aller Patienten mit chronisch-rezidivierenden Abdominalbeschwerden leiden an irritablem Kolon. Häufig sind neurasthenische vegetativ-dystone, relativ junge Patientinnen befallen. Das Beschwerdebild ist sehr vielfältig. Organische Ursachen müssen ausgeschlossen werden.

Diagnoseweisende Begleitsymptome

Hintergrund

Folgende Symptome sprechen für ein Colon irritabile. Trotzdem müssen vor Diagnosestellung andere Ursachen ausgeschlossen werden.

- intermittierende Bauchschmerzen wechselnder Intensität und Lokalisation, die von Druck- und Blähungsgefühl bis zu Abdominalkoliken variieren
- Stuhlregulationsstörungen, wobei Diarrhö oder Obstipation bzw. beides im Wechsel auftreten kann
- Nausea, Völlegefühl, Meteorismus, Flatulenz
- abnorme Schleimbeimengungen zum Stuhl bzw. isolierte Entleerung von Schleim verbunden mit Abdominalkoliken: Colitis mucosa (wird dem Colon irritabile als Untergruppe zugeordnet)
- guter Allgemeinzustand, normale Laborwerte, kein okkultes Blut oder Parasiten im Stuhl, Beschwerden nachts besser
- Kolon häufig im linken Oberbauch als druckschmerzhafter, harter Strang tastbar
- Analschmerzen (Proctalgia fugax): episodisches Auftreten krampfartiger Schmerzen im Rektumbereich, die wenige Minuten bis zu einer Stunde dauern können. Ursache unklar. Wahrscheinlich Sonderform des Reizkolons.

Diagnostik

Anamnese

- Dauer der Obstipation
- Lebens- und Essgewohnheiten
- Medikamenten-, insbesondere Laxanzieneinnahme?
- Blut, Schleim, Eiter im Stuhl?
- Schmerzen bei der Defäkation?
- Druck oder Schmerzen im Kolonbereich (Colon irritabile)?

Klinische Untersuchung

- Inspektion, Palpation und Auskultation des Abdomens
- Inspektion des Analbereichs, rektal-digitale Untersuchung

Labor

- Blutbild, CRP
- Elektrolyte
- Schilddrüsenwerte
- Stuhl auf okkultes Blut

Weiterführende Untersuchungen

- Sonografie
- Endoskopie, insbes. Proktoskopie, Rektoskopie
- Radiologie

Ödeme

Definitionen

Hautschwellung infolge übermäßiger Flüssigkeitsansammlung im Interstitium. Typisches klinisches Zeichen ist die Dellenbildung nach Fingerdruck.

Anasarka: Ausgedehnte Ödeme.

Elefantiasis: Alle massiven Ödemformen, die eine „elefantenähnliche“ groteske Verunstaltung der betroffenen Körperteile zur Folge haben.

Lipödem, Fibrödem, Myxödem: Trotz ihrer Bezeichnung werden sie nicht zu den Ödemen im eigentlichen Sinn gerechnet, da bei ihnen die Hautschwellungen primär nicht durch Wassereinlagerung entstehen.

- **Lipödem:** betrifft fast ausschließlich Frauen, deren Beine durch symmetrisch ausgebildete Fettpolster aufgetrieben sind. Es ist häufig, aber nicht immer, mit einer allgemeinen Adipositas vergesellschaftet.
- **Fibrödem:** tritt durch Bindegewebsvermehrung, meist an den Beinen, auf. Sie sind häufig das Spätstadium eines lang dauernden Lymphödems, seltener liegt eine Vernarbung nach ausgedehnten entzündlichen Prozessen vor.
- **Myxödem:** nicht eindellungsfähige Schwellung der Haut, bevorzugt an Gesicht, Hand- und Fußrücken, die meist trocken, rau und blass-gelblich ist. Sie beruht auf einer Verquellung der Koriumfasern und Einlagerung schleimartiger Massen und tritt v. a. bei Hypothyreose auf.

Pathogenese

Folgende pathogenetische Mechanismen können einzeln oder im Zusammenspiel zur Ödementstehung führen:

Erhöhung des hydrostatischen Drucks: Anstieg des venösen Drucks, z. B. bei Herzinsuffizienz.

Verminderung des onkotischen Drucks
Folge von Hypoproteinämie. Zum Beispiel beim nephrotischen Syndrom, bei Leberparenchymschäden, bei Hungerödemen.

Störungen im Elektrolyt- und Hormonhaushalt
- Zum Beispiel Natriumretention bei Herzinsuffizienz, Gravidität, Östrogene, Steroide, Medikamente, die die Nebennierenrinde stimulieren

Kapillarwandschädigung
- Zum Beispiel bei allergischen, entzündlichen, ischämischen und postischämischen Ödemen

Lymphgefäßzerstörung oder -blockade
- Zum Beispiel durch Tumor, Tumorexstirpation oder Bestrahlung

Ursachen

Herzerkrankungen
- Herzinsuffizienz
- konstriktive Kardiopathie (konstriktive Perikarditis, konstriktive Myokardiopathie, Endokardfibroelastose)

Nierenerkrankungen
- nephrotisches Syndrom
- Glomerulonephritis

Lebererkrankungen
Die Ödembildung ist mäßig bis ausgeprägt. Die Diagnose ergibt sich aufgrund der anderen Symptome einer Lebererkrankung.

Gastroenteropathien
Beim intestinalen Eiweißverlust sind im Gegensatz zur Nephrose alle Fraktionen betroffen. Wenn die Diagnose mittels der gängigen klinischen Untersuchungen nicht gestellt werden kann, so ist der Eiweißverlust durch die quantitative Bestimmung der fäkalen Ausscheidung intravenös verabreichter, radioaktiv markierter Makromoleküle zu verifizieren, z. B. durch den ^{51}Cr-Albumin-Test.
- Colitis ulcerosa, M. Crohn
- infektiöse Gastroenteritis
- neoplastische Prozesse
- Sprue, M. Whipple
- intestinale Lymphabflussstörungen

Hungerödeme
Entstehen, wenn der Kalorienbedarf hauptsächlich durch Kohlenhydrate und in zu geringem Maß durch eiweißhaltige Nahrungsmittel gedeckt wird.
- Alkoholismus
- Kwashiorkor
- Kachexie

Medikamente, Hormone

- Nebennierenrindenhormone
- verschiedene Antihypertensiva (Guanethidin, Hydralazin, Rauwolfia-Alkaloide, α-Methyldopa)
- Phenylbutazon
- Kontrazeptiva
- Laxanzien
- Diuretika

! Merke Ödeme durch Missbrauch von Diuretika entstehen, wenn diese monatelang zu Abmagerungszwecken eingenommen wurden. Nach Absetzen kommt es innerhalb weniger Tage zu einer Gewichtszunahme um mehrere Kilogramm infolge Natrium- und Wasserretention. Gelingt es, die Diuretikaeinnahme für längere Zeit zu stoppen, so kommt es nach Einsetzen einer Diurese zur Wiederherstellung des Normalgewichts.

Endokrine Störungen

- Hypothyreose: kann mit einem eindellungsfähigen echten Ödem sowie mit isolierten Höhlenergüssen (Perikarderguss) einhergehen. Davon zu unterscheiden ist das Myxödem (▶ Schilddrüsenvergrößerung).
- Hyperthyreose
- M. Cushing
- Diabetes mellitus

Vaskuläre Störungen

Arteriopathie

- **akutes ischämisches Ödem** nach arterieller Embolie, Gefäßverletzung etc. (▶ Pulslose Extremität)
- **chronisches Ödem** bei arterieller Verschlusskrankheit (▶ Claudicatio intermittens) infolge rezidivierender Infektionen oder Tieflagerung der Extremität

Venopathie

Vgl. auch ▶ Extremitätenschmerz.

- Venenkompression oder Anomalien im Venensystem
- fortgeschrittene Varikose
- postthrombotisches Syndrom nach Phlebothrombose

Lymphangiopathie

Da das Lymphgefäßsystem zahlreiche Kollateralen aufweist, treten Lymphödeme nur nach massivem Verschluss bzw. nach massiver Ausrottung von Sammelkanälen auf. Sie sind gekennzeichnet durch hohen Proteingehalt der Ödemflüssigkeit und dementsprechend starke Tendenz zur Bindegewebswucherung. Befallen sind fast ausschließlich die Extremitäten, meist einseitig.

- Tumoren, insbesondere maligne Lymphome und Lymphknotenmetastasen von Prostata-, Uterus- und Mamma-Ca.
- Lymphknotenausräumung, z. B. wegen Mamma-Ca.
- Röntgenbestrahlung
- Entzündungen wie Phlegmone, Abszess, Filiariasis
- Phlebothrombose bei Miterkrankung der Lymphbahnen oder Schädigung durch Ulcera cruris
- posttraumatisch nach schweren tiefen Traumen

Idiopathisches Lymphödem
kongenital oder sporadisch. Seltener ist das Lymphödem bereits bei der Geburt vorhanden, meist tritt es erst in der Pubertät, bevorzugt beim weiblichen Geschlecht ohne erkennbare Ursache auf. Die Schwellung an Fußrücken und Knöcheln nimmt nach langem Stehen, in der Hitze sowie prämenstruell zu. Bis in 50 % der Fälle ist doppelseitiger Befall beschrieben. Zugrunde liegt meist eine Hypo- oder Aplasie der Lymphgefäße.

Angiodysplasie
Ein Ödem im Rahmen einer Angiodysplasie ist selten, z. B. bei

- kapillärer Angiomatose
- Klippel-Trénaunay-Syndrom
- Polyangiodysplasie

Angioödeme

Histaminvermitteltes Angioödem (früher Quincke-Ödem)
Teilbild einer allergischen Reaktion, die durch verschiedene Faktoren ausgelöst werden kann. Bevorzugt betroffen ist das Gesicht, besonders die Lippen.

Angioneurotisches Ödem, Angioödem durch C1-Inhibitor(C1-INH)-Mangel
Kapilläre Permeabilitätsstörung infolge eines angeborenen, autosomal-dominant vererbten Mangels oder einer Funktionsstörung von C1-INH. Die Symptomatik wird ausgelöst durch Traumen wie z. B. Operationen im Mundbereich, körperliche oder psychische Anstrengung, Menstruation, hormonelle Kontrazeptiva oder auch spontan.

Idiopathische Ödeme

Die Ödeme treten z. T. **zyklisch,** d. h. zu einem bestimmten Zeitpunkt, z. T. **konstant** auf. Sie werden manchmal durch Orthostase begünstigt und betreffen hauptsächlich Frauen mittleren Alters.

Sudeck-Dystrophie

Ödeme treten im Frühstadium dieses posttraumatischen Syndroms auf.

Sklerodermie	Die Ödeme gehen in Einzelfällen den übrigen Symptomen voraus.
Anämie	
Physiologische Ödeme	• Übermüdung: leichtes Unterlidödem • Orthostase • Immobilisation: Durch Ausschaltung der Muskelpumpe entsteht das Ödem der alten Leute, Gelähmten und Arthritiker • Gravidität, prämenstruelle Ödeme

Diagnoseweisende Begleitsymptome

Um die Ursache zu finden, sollte neben den Begleitsymptomen auch auf das Verteilungsmuster der Ödeme (generalisiert, lokalisiert), die Lokalisation, Konsistenz und Lageabhängigkeit geachtet werden (s. u., klinische Untersuchung).

- Ödeme, lageabhängig und seitensymmetrisch, tageszeitabhängig; Nykturie; Dyspnoe; Herz- und Lebervergrößerung, Halsvenenstau; evtl. Pleuratranssudat und/oder Aszites: **kardiale Ödeme**
- akutes umschriebenes Ödem v. a. der Lippen, flüchtig, Minuten bis Stunden anhaltend, oft juckend und mit starken Allgemeinerscheinungen: **allergisches Angioödem**
- lokalisierte, einige Tage dauernde Haut- und Schleimhautschwellung an Gesicht, Gliedmaßen und Luftwegen; Larynxödem; intestinale Symptomatik mit Leibkoliken, Übelkeit, Brechreiz, Durchfall; Anfälle in Intervallen von Tagen bis Jahren rezidivierend: **angioneurotisches Ödem**
- Ödeme bei Frauen mittleren Alters an Gesicht, Händen und Unterschenkeln; Gewichtsschwankungen von mehreren Kilogramm innerhalb weniger Tage: **idiopathische Ödeme**
- überwärmtes, teigiges, distal an der Extremität lokalisiertes Ödem mit Dauerschmerz; später Hypothermie, Ödem blass bzw. leicht zyanotisch, sehr intensiver Belastungsschmerz: **Sudeck-Dystrophie**
- weiche, gut eindrückbare, allgemeine Ödeme mit Bevorzugung des Gesichts, besonders der Augenlider: **Nierenerkrankungen**
- ausgeprägtes, teigig-blasses Ödem nur einer Extremität, vorausgehende Operation, Entzündung, Strahlentherapie: **Lymphödem**

- Ödeme vorwiegend im Gesicht und an den Extremitäten, schwer eindrückbar; Pigmentveränderungen, Adynamie, mimische Starre des Gesichts, Tabaksbeutelmund, Rattenbissnekrosen, Kontrakturen, Raynaud-Syndrom: **Sklerodermie**
- Besonders häufig treten lokalisierte Beinödeme auf (▶ Tab. 43):

Tab. 43 Ödeme: Differenzialdiagnose lokalisierter Beinödeme [11]

Ursache	Symptome
statische Ödeme	Beinödeme bei längerem Stehen, v. a. in warmer Umgebung oder Sitzen (z. B. im Flugzeug) Besserung durch Hochlagerung
chronisch-venöse Insuffizienz	Varikosis, Stauungsdermatitis, Hyperpigmentierung, Ulzera, Narben; meist derbes, wenig eindrückbares Ödem
tiefe Venenthrombose	lokale Zyanose, vermehrte Venenzeichnung, Druck- und Kompressionsschmerz
Kalziumantagonisten	beidseitige Knöchel- und Unterschenkelödeme (wegen erhöhter Kapillarpermeabilität) Rückgang durch Absetzen der Medikamente
Erysipel, Phlegmone	Rötung, Überwärmung, Schmerzen, akuter Beginn, Eintrittspforte

Diagnostik

Anamnese

Symptome

- Auftreten: akut oder chronisch, zyklusabhängig
- Verteilung: lokalisiert, generalisiert, lageabhängig
- Schmerzen
- Juckreiz
- Symptome der Herzinsuffizienz wie Leistungsfähigkeit, Dyspnoe, Zyanose
- Durchfälle

Begleitende Umstände

- bestehende Erkrankungen von Herz, Leber, Nieren
- abgelaufene Entzündungen
- Allergien

Medikamenteneinnahme

Zum Beispiel Kalziumantagonisten, Laxanzien.

Ernährungsgewohnheiten

Familiäre Belastung

Klinische Untersuchung

Lokalisation
- generalisierte Ödeme sprechen für Herzinsuffizienz, Nierenerkrankung, Hypoproteinämie
- Gesichtsödeme sind für allergische oder entzündliche Genese typisch
- Befall nur einer Extremität spricht am ehesten für eine vaskuläre Genese

Konsistenz
- kardiale, renale und hypoproteinämische Ödeme sind meist weich und leicht eindrückbar
- Lymphödeme sind derb

Haut(farbe)
- eine livide Verfärbung der betroffenen Körperteile lässt ein venöses Abflusshindernis vermuten
- Varikosis, Hinweise auf postthrombotisches Syndrom

Entzündungszeichen

Organbefunde: Herz, Leber, Nieren, Schilddrüse.

Labor

- Blutbild, harnpflichtige Substanzen, Gesamteiweiß
- Urinstatus
- Serumlipide: Hyperlipidämie bei nephrotischem Syndrom und Hypothyreose, Hypolipidämie bei proteinverlierender Gastroenteropathie, Hunger
- Serumelektrolyte

> **Praxistipp**
> **Regelmäßige Kontrolle des Körpergewichts:** Tägliches Wiegen ist in der Praxis das zuverlässigste Kriterium zur Beurteilung der Flüssigkeitsbilanz.

Weiterführende Untersuchungen

Die weitere Diagnostik richtet sich nach der Verdachtsdiagnose, z. B.
- Duplexsonografie, Phlebografie: Venenerkrankung
- Allergiediagnostik: Angioödem
- Auslassversuch: medikamenteninduziertes Ödem
- Erregerdiagnostik: entzündliches Ödem

Oligurie

Definition

Reduzierte Urinmenge mit einem 24-Stunden-Urin zwischen 150–500 ml.

Ursachen

Extrazellulärer Volumenmangel und Wasserdefizit	• geringe Flüssigkeitszufuhr • vermehrte Schweißabsonderung • Erbrechen • profuse Durchfälle
Vermindertes effektives Blutvolumen	• beginnende Herzinsuffizienz mit Flüssigkeitsretention in die Gewebe • Leberzirrhose • nephrotisches Syndrom
Akute und chronische Niereninsuffizienz	
Obstruktion der ableitenden Harnwege	

! Merke Da die Übergänge zwischen Oligurie und Anurie fließend sind, handeln manche Autoren beide Symptome zusammen als **Oligoanurie** ab.

Begleitsymptome und Diagnostik ▶ Anurie

Osteolyse, Osteom, Osteomalazie, Osteomyelitis, Ostitis ▶ Knochenschmerzen

Parkinsonismus

Definition

Sammelbegriff für die Symptomatik, die typischerweise bei der Parkinson-Krankheit auftritt, aber sekundär auch im Rahmen anderer Störungen. Als Parkinson-Trias gelten: Rigor, Tremor, Hypokinese. Dazu kommen neurologische (Pyramidenzeichen, Blickparesen), psychopathologische (Affektstörungen, Demenz) und vegetative (Salbengesicht, orthostatische Hypotonie) Symptome.

Praxistipp
Die Differenzialdiagnose bei Parkinsonismus ist deshalb von großer praktischer Bedeutung, weil die Behandlung von sekundärem Parkinsonismus, wie z.B. bei Arteriosklerose oder senilem familiärem Tremor,

mit Anti-Parkinson-Mitteln das psychische Beschwerdebild verschlechtert und zu Verwirrtheitszuständen führen kann, jedoch die körperliche Behinderung nicht verbessert.

Ursachen

Primär

Parkinsonkrankheit	Paralysis agitans = idiopathischer Parkinsonismus.

Sekundär

Gefäßerkrankungen	Zerebralsklerose.
Trauma	Zum Beispiel bei Boxern.
Intoxikationen	• Kohlenmonoxid • Mangan
Medikamente	• Phenothiazin • Reserpin • Methyldopa • Neuroleptika
Infektionen	• postenzephalitisch • Lues • Creutzfeldt-Jakob-Krankheit
Tumoren	
Stoffwechselstörungen	• Morbus Wilson • Kernikterus • Hypoparathyreoidismus

Allgemeine Begleitsymptome

> **! Merke** Klinische **Leitsymptome** sind Rigor, Tremor und Hypo- bzw. Akinese.

Dazu können weitere typische Befunde kommen:

- Haltung: vornüber gebeugt, steif, hängende Schultern
- verlangsamte, zitternde Bewegungen
- Pillendreherhand: verursacht durch Tremor (gebeugte Hand, gestreckte Finger, abduzierter Daumen)
- Zahnradrigidität: auszulösen am besten durch passives Beugen und Strecken der Handwurzel
- Bradykinese: erschwerte Durchführung einfacher Bewegungshandlungen. Vor allem Gesicht und axiale Muskeln sind betroffen
- seltener Lidschlag: verursacht Starrheit des Blicks

Diagnostik

Anamnese

Familiäre Belastung	Abgrenzung zum benignen familiären Tremor.
Abgelaufene Erkrankungen	
Medikamenten-anamnese	
Symptome	• zeitliche Entwicklung • **Schrift:** Fällt das Schreiben schwer? Wurde die Schrift immer kleiner? • **Handgriffe** wie Obst schälen, Dose öffnen etc. erschwert? • **Sprache:** Ist der Charakter verwaschener geworden? • Kann der Patient noch ohne Hilfe aus der **Badewanne steigen?** Kann er sich ohne Probleme im **Bett drehen?** • Hat der Patient **Gangschwierigkeiten?** Typisch ist das Gefühl, auf dem Fußboden festgenagelt zu sein. • Frage nach **depressiven Symptomen**

Klinische Untersuchung

- Prüfung der typischen körperlichen Symptome (s. o.)
- sorgfältige internistische und neurologische Untersuchung
- Vgl. auch ▶ Tremor und ▶ Rigor

Hintergrund

DD: benigner essenzieller Tremor

Auftreten sporadisch oder autosomal-dominant vererbt. Beginn in jedem Lebensalter, bei Vererbung auch schon im Teenageralter. Feinschlägiger Tremor bes. der oberen Gliedmaßen, bei ca. 50 % auch feinschlägige Nickbewegungen, bei ⅓ leichter Tremor von Rumpf und Beinen. Es fehlen die weiteren Symptome von Parkinsonismus. Charakteristisch ist die Verstärkung bei Stress sowie Minderung des Tremors durch Alkohol. **DD:** Alkoholtremor, Thyreotoxikose, Angstzustände.

Pigmentveränderungen

Definition

Vermehrte oder verminderte Einlagerung des körpereigenen Melanins oder Einlagerung körperfremder Farbstoffe in die Haut.

Physiologie	Die Hautfarbe ist bedingt durch Dicke und Beschaffenheit von Hornschicht, Epidermis und Bindegewebe, Durchblutung, Blutfarbe, Anwesenheit von Karotin und wesentlich durch das Melanin. Die Melanozyten in Epidermis und Kutis sind zur Melaninsynthese befähigt. Die Melaninpigmentierung der menschlichen Haut ist genetisch determiniert, wobei nicht die Zahl, sondern die Aktivität der Pigmentbildner entscheidend ist. Die Haut eines Schwarzen enthält also ebenso viele Melanozyten wie die Haut eines Weißen.

Ursachen

Mit vermehrter Pigmentation einhergehende Erkrankungen

Leberzirrhose	Schmutzig-graues Hautkolorit.
Alkaptonurie (Ochronose)	Störung im Tyrosinstoffwechsel. Das Knorpelgewebe ist dunkelbraun verfärbt, was an Ohr- und Nasenknorpel klinisch sichtbar werden kann.
Morbus Addison	Melanineinlagerung, häufig lokal begrenzt auf Lippen- oder Wangenschleimhaut sowie Hautfalten. Oft wirken die Patienten mit Nebennierenrindeninsuffizienz auch sonnengebräunt.
Hämochromatose	Besonders die schon normalerweise stark pigmentierten Hautstellen können durch Einlagerung von Melanin und Eisenpigment fast schwarz verfärbt werden.
Peutz-Jeghers-Syndrom	Intestinale Polypose. Typisch sind Pigmentflecken an Lippenschleimhaut, Lippenrot und Konjunktiven.
Chloasma uterinum	Gelbbraune Pigmentierung durch Melanin im Gesicht schwangerer Frauen. Auch durch ovarielle Dysfunktion oder massive Hormongabe. Manche Frauen geben auch an, dass sich die Haut im Bereich der Orbita unmittelbar vor Einsetzen der Menstruation stärker pigmentiert. Daneben wird auch eine stärkere Pigmentation der Brustwarzen, der Stirn sowie der Umgebung des Mundes beobachtet.
Hautkrankheiten	Als Melanoderm wird die Folge- und Begleitpigmentierung bei Hautkrankheiten bezeichnet (z.B. nach Herpes zoster, Lupus erythematodes etc.).
Sklerodermie	Führt häufig zu Pigmentverschiebungen.
Acanthosis nigricans	Grauschwarze, hyperkeratotische, warzenähnliche Effloreszenzen an den Beugeseiten der Extremitäten, in

	der Axilla und anderen Körperfalten. Bei Auftreten im Erwachsenenalter oft Hinweis auf ein Karzinom, in der Jugend harmlos. Daneben bei endokrinen Erkrankungen wie Diabetes mellitus, Nebenniereninsuffizienz, ovariellen Störungen.
Chronische interstitielle Nephritis	Unregelmäßig begrenzte bräunliche Pigmentationen, vornehmlich im Gesicht.
Morbus Gaucher	Bronzefarbene Pigmentationen.
Neurofibromatose	Fleckförmige Pigmentierungen (Café-au-Lait-Flecken) der Haut führen (neben den Fibromen) oft zur Diagnose.
Urticaria pigmentosa	Auch Mastozytosesyndrom genannt. Geht mit einer Mastzellproliferation in der Haut und in verschiedenen Organen einher. Beim Reiben der Haut kommt es zur Histaminfreisetzung aus den Mastzellen, die eine Urtikaria bewirkt. Daneben findet man an der Haut ein gelbbraunes, makulopapulöses Exanthem.

Vermehrte Pigmentation durch äußere Einwirkungen

Arsenmelanose	Flächenhafte dunkelgraue Verfärbung der Rumpfhaut, die teils durch Hyperpigmentierung, teils durch Arsenablagerung entsteht.
Argyrose	Bei Behandlung mit silberhaltigen Medikamenten kommt es zur Ablagerung von Silbersulfat in Haut, Schleimhäuten und Organen, was zu schiefergrauer Verfärbung der Haut führt.
Pseudozyanose	Hautverfärbung, die durch Einlagerung dunkler Pigmente entsteht (Melanin, Hämosiderin, Gold, Silber).
Medikamente	• chloasmaartige Pigmentierungen werden hervorgerufen durch Phenacetin, Hydantoine, Phenothiazine, ACTH, hormonelle Kontrazeptiva • Purpura mit Teleangiektasien in braunroten Flecken sieht man nach Adalin (Karbromal), Sedormid, anderen Schlaf- und Beruhigungsmitteln sowie Chinin.
Lichtsensibilisatoren	Fette, Mineralöle, Salben und Cremes, die für die Hautpflege verwandt werden, können bei Einwirkung von Sonnenstrahlen Hyperpigmentierungen auslösen. Das klinische Bild ist oft vielgestaltig mit einem Wechsel von Pigmentierung, Depigmentierung und Rötung.

Hypo- oder Depigmentierung durch Melaninmangel

Albinismus	Angeborener Pigmentmangel, da in den Melanozyten das für die Pigmentbildung entscheidende Enzym Tyrosinase nicht aktiv ist. Man unterscheidet den **kompletten, inkompletten** (Albinoidismus) sowie einen **umschriebenen** Albinismus.
Vitiligo	Weißfleckenkrankheit. Kommt bereits im Säuglings- und Kleinkindalter vor. Genese ungeklärt, vermutet wird ein Autoimmunprozess. Eine überdurchschnittliche Häufung findet sich bei Personen mit • Vit.-B_{12}-Resorptionsstörung • Schilddrüsenstörungen • Alopecia areata • Diabetes mellitus
Angeborene Stoffwechselstörungen	• Phenylketonurie • Ahornsirupkrankheit • Kinky-Hair-Disease
Sheehan-Syndrom	Postpartale Hypophysenvorderlappeninsuffizienz.
Medikamente, Gewerbegifte	• Chloroquin • äußerer Kontakt mit Phenol- (Kunstharze, Seifen, Waschmittel), Katechol- und Thioverbindungen
Hauterkrankungen	• Leukoderm, z. B. bei Syphilis, Psoriasis, Pityriasis versicolor

Diagnoseweisende Begleitsymptome

- Schwangerschaft: **Chloasma uterinum**
- Folgepigmentierung nach Hauterkrankung: z. B. bei **Herpes zoster, Ulcus cruris**
- „Sonnenbräune" ohne Exposition: **M. Addison, Hämochromatose**

Diagnostik

Anamnese

- Beginn der Pigmentstörung? Seit Geburt? Seit Wochen oder Monaten?
- familiäre Belastung?
- Schwangerschaft, Menopause?
- Medikamente?
- Berufsgifte?
- Hauterkrankungen?
- vorausgegangene Erkrankungen?
- Juckreiz?

Klinische Untersuchung

- Inspektion der gesamten Haut: Lokalisation und Ausdehnung der Pigmentstörung/Depigmentierung
- sorgfältige klinische Untersuchung.

Weiterführende Untersuchungen

Labordiagnostik und sonstige weiterführende Untersuchungen richten sich nach den jeweiligen Verdachtsdiagnosen (Hormondiagnostik, Allergiediagnostik, Karzinomsuche etc.).

Pleuraerguss

Definition

Freie oder abgekapselte Flüssigkeit im Pleuraraum.

Pleuritis

- Entzündliche Pleuraveränderung.
- **Pleuritis sicca:** fibrinöse Pleuritis, Vorläufer oder besonders leichte Form der Pleuritis exsudativa
- **Pleuritis exsudativa:** Flüssigkeitsansammlung im Pleuraspalt im Rahmen einer Pleuritis

Pleuraempyem — Eitriger Erguss in der Pleurahöhle.

Hämatothorax — Blutiger Erguss in der Pleurahöhle.

Ursachen

Pneumonie und Lungeninfarkt

Pleurakarzinose — Besonders häufig bei Mamma-, Bronchial-, Magen-Ca.

Herzinsuffizienz

Entzündliche Oberbaucherkrankungen — Zum Beispiel subphrenischer oder paranephritischer Abszess, Pankreatitis.

Erkrankungen des rheumatischen Formenkreises — Zum Beispiel Kollagenosen (Lupus erythematodes), akutes rheumatisches Fieber, rheumatoide Arthritis.

Tuberkulose

! Merke Die Pleura erkrankt sehr selten primär, sondern meist im Rahmen einer Erkrankung von Nachbarorganen oder einer Allgemeinerkrankung.

Diagnoseweisende Begleitsymptome

Aus der Art des Pleurapunktats lassen sich Rückschlüsse auf die zugrunde liegenden Ursachen ziehen. Es wird unterschieden zwischen Transsudat und Exsudat (▶ Tab. 44).

Tab. 44 Pleuraerguss: Unterscheidungskriterien zwischen Exsudat und Transsudat

	Aussehen	Eiweißgehalt	Rivaltaprobe*	Spez. Gewicht	Zellen
Transsudat	hell-klar	< 3,0 g%	Ø	< 1.015	vereinzelt
Exsudat	trüb-blutig	> 3,0 g%	+	> 1.015	reichlich Granulozyten, Lymphozyten (Tbc) oder Tumorzellen

* s. u.

Transsudat

- Stauungsinsuffizienz des Herzens
- Leberzirrhose
- nephrotisches Syndrom
- Myxödem
- Meigs-Syndrom (Ovarialtumor, Aszites, Pleuraerguss)

Exsudat

Frisch-blutig

- Lungeninfarkt
- Tumor
- Trauma
- hämorrhagische Diathese

Degeneriertes Blut (schokoladenfarben)

- Tumor
- Tuberkulose

Leicht getrübt, hauptsächlich Neutrophile

- Pneumonie
- Lungeninfarkt
- Begleiterguss bei extrapleuralen entzündlichen Prozessen wie subphrenischer Abszess, Pankreatitis, Cholangitis

Leicht getrübt, hauptsächlich Lymphozyten

- Tuberkulose
- Pilzinfektion

Leicht getrübt, hauptsächlich Eosinophile

- Morbus Hodgkin
- eosinophile Pleuritis
- Echinococcus

Stark getrübt, massenhaft Neutrophile	• beginnendes Empyem
Stark getrübt, chylös	• Obstruktion des Ductus thoracicus

Diagnostik

Anamnese

- **Schmerzcharakter:** atemabhängiger Schmerz. Je weniger Erguss, umso stärker ist der Schmerz. Bei großen Ergüssen verschwindet er, und stattdessen treten Druckgefühl, Beklemmung und Atemnot auf. Gelegentlich äußert sich der Schmerz als Myalgie oder unbestimmter Thoraxschmerz.
- Nikotinabusus
- berufliche Exposition, z. B. Asbestbelastung
- Vorliegen von kardialen oder pulmonalen Erkrankungen, Kollagenosen, Pankreatitis

Klinische Untersuchung

Inspektion	• Schonhaltung mit eingeschränkter Atembewegung, verschmälerten Interkostalräumen auf der befallenen Seite sowie krankheitsseitig konkaver Verkrümmung der Wirbelsäule • Nachschleppen der erkrankten Thoraxseite bei der Atmung
Palpation, Perkussion	• Stimmfremitus aufgehoben oder abgeschwächt • absolute Dämpfung über dem Erguss, am oberen Ergussrand Zone relativer Schallverkürzung • Ellis-Damoiseau-Linie: Bei der Perkussion stellt sich häufig die obere Grenze des Ergusses als lateral ansteigende Linie dar.
Auskultation	• Pleurareiben, das mit zunehmender Ergussbildung verschwindet • Atemgeräusche im Bereich des Ergusses abgeschwächt bis aufgehoben, am oberen Rand verstärkt

P

Labor

Blut	• Blutbild, CRP
Pleurapunktat	• spezifisches Gewicht, Eiweißgehalt

- **Rivalta-Probe:** 1 Tropfen des Punktats wird in stark verdünnte Essigsäure getropft. Wenn ein Exsudat vorliegt, hinterlässt es beim Hinuntersinken einen deutlich sichtbaren Schleier, während sich ein Transsudattropfen sofort vollständig auflöst (zur weiteren Unterscheidung zwischen Exsudat und Transsudat: ▶ Tab. 44).
- Ausstrich
- bakteriologische Untersuchung: Kultur, Tbc-Kultur (und -Tierversuch)
- zytologische Untersuchung

Praxistipp
Durchführung der Probepunktion: Am oberen Rippenrand in der hinteren Axillarlinie nach perkutorischer oder sonografischer Ergusslokalisation. Das Punktat muss steril abgenommen werden.

Weiterführende Untersuchungen

- Pleurasonografie: Nachweis auch kleiner Ergüsse
- Röntgen-Thorax: Ein Erguss kann ab 300 ml nachgewiesen werden.
- Thorax-CT: Nachweis von Raumforderungen

Polydipsie ▶ Durst

Polyglobulie

Definition

Vermehrung von Blutzellen. Auch sekundäre Polyzythämie genannt. Meist liegt nur eine isolierte Vermehrung der roten Blutzellen vor.

Polyzythämie

Vermehrung aller Blutzellen infolge entglittener, chronischer Überproduktion der gesamten Hämatopoese. Vor allem in anderen Sprachen, gelegentlich auch noch bei uns, wird dasselbe Wort für die vorübergehende und/oder sekundäre Steigerung der Erythropoese gebraucht, weshalb man noch immer von **Polycythaemia vera** spricht, wenn man die primäre Form meint. Ihre Ursache ist unklar.

Zur labordiagnostischen Unterscheidung von Polyglobulie und Polyzythämie ▶ Tab. 45.

Ursachen

Kompensatorische Polyglobulie

Äußerer Sauerstoffmangel	Höhenpolyglobulie (über 3.000 m).
Innerer Sauerstoffmangel Methämoglobinämie, Sulfhämoglobinämie	• **kardial:** Vitien mit Rechts-Links-Shunt, Mitralstenose • **pulmonal:** Emphysem, Bronchiektasen, primäre pulmonale Hypertension, arteriovenöse Shunts

Reizpolyglobulie

Chemische Substanzen	Nikotin, Phosphor, Arsen, Kobalt, Kupfer, Quecksilber.

> **! Merke** Chronischer Nikotinabusus darf erst nach Ausschluss einer chronischen Lungenerkrankung oder eines Malignoms als Ursache einer Polyglobulie diagnostiziert werden!

Neuroendokrine Störungen	Cushing-Syndrom, Hyperthyreose.
Erythropoetin-bedingte Polyglobulien	• Nierenerkrankungen (Hydronephrose, Hypernephrom, Zyste) • Hämangioblastome des Kleinhirns (Hippel-Lindau)
Initialstadium von anderen Blutkrankheiten	Osteomyelosklerose, Leukose, Erythroleukämie.

Eindickungspolyglobulie

- Verbrennung
- Erbrechen, Diarrhö, starkes Schwitzen, Diuretikatherapie, Coma diabeticum, Pylorusstenose, Peritonitis, Ileus, hochgradiges Lungenödem

Stresserythrozytose

„Managertyp".

Familiäre Polyglobulie

Allgemeine Begleitsymptome

Aspekt	Plethora (rote bis dunkelrote Farbe von Haut und Schleimhäuten).
Beschwerden	Kopfschmerzen, Blutandrang zum Kopf, Schwindel, Ohrensausen, Atem- und Kreislaufbeschwerden, Völ-

legegefühl im Oberbauch (Hepatosplenomegalie), Schlaflosigkeit, Gedächtnisschwund, Juckreiz nach heißem Bad, rasche Ermüdbarkeit.

Komplikationen

Ausgeprägte Polyglobulien verändern die Fließeigenschaften des Blutes. Dies führt bevorzugt zu:

- Phlebothrombosen
- zerebraler Mangeldurchblutung (Verwirrtheit, TIA, Schlaganfall)

Daneben richtet sich die Symptomatik nach der Art der Grundkrankheit

Diagnoseweisende Begleitsymptome

- Flankenschmerz, Hypertonie, Erythrozyturie, Proteinurie: **renale Ursache**
- Tumorzeichen oder keine Nebensymptome: **paraneoplastisch**
- Hirsutismus, Stammfettsucht: **M. Cushing**
- Zyanose ohne Dyspnoe: **Methämoglobinämie**
- Zyanose und Dyspnoe: **chron. Cor pulmonale, Herzfehler mit Rechts-links-Shunt**
- Zeichen der Exsikkose, Flüssigkeitsverlust: **Pseudopolyglobulie**
- längerer Aufenthalt über 3.000 m: **Höhenpolyglobulie**

Diagnostik

Anamnese

- Vorliegen, Dauer und Ausmaß der typischen Beschwerden
- Vorerkrankungen: Nieren, Lunge, Herz, alle Ursachen eines chronischen Cor pulmonale
- Leistungsabfall, Gewichtsverlust
- Nikotinabusus
- Höhenaufenthalte

Klinische Untersuchung

- Inspektion: Plethora, Zyanose, Zeichen der hämorrhagischen Diathese
- Herzkreislauf- und Lungenuntersuchung
- Hepatosplenomegalie

P

Labor

- CRP, Blutbild
- Blutgase
- Gerinnung
- Kreatinin, Harnsäure

Tab. 45 Polyglobulie: labordiagnostische Kriterien zur Unterscheidung zwischen Polyglobulie und Polycythaemia vera

	Polyglobulie	Polycythaemia vera
Hämatokrit	Ø	Ø
Leukozytose	Ø	+
Thrombozytose	Ø	+
Alkalische Leukozytenphosphatase	Ø	↑ oder Ø
Art. O_2-Sättigung	Ø oder ↓	Ø
Serumeisen	Ø	↓ oder Ø
Serum-Erythropoetin	Ø	↑ oder Ø
Serum-Harnsäure	Ø	Ø
Milz	Ø	Ø
Knochenmark	Steigerung der Erythrozytopoese, reichlich Siderin	Siderinmangel, „Panmyelosis"

Weiterführende Untersuchungen

- Röntgen-Thorax, CT
- EKG
- Sonografie
- Knochenmarksdiagnostik
- Nierendiagnostik

Polyneuropathie

Definition

Systemische degenerative Erkrankungen von peripheren Nerven oder Nervenanteilen mit typischen Verteilungsmustern. Motorische, sensible und/oder vegetative Fasern sind in unterschiedlichem Ausmaß betroffen.

Polyneuritis — Bei entzündlicher Erkrankung.

Ursachen

- Diabetes mellitus
- Alkohol
- toxisch: chemotherapieinduziert, Vielzahl weiterer Medikamente, Umweltgifte
- Vitaminmangel (B_{12}, B_6), -überdosierung (B_6)
- Immunneuropathien
- paraproteinämisch

P

- Vaskulitis
- hereditär

! Merke Prävalenz von 5–8 % in der älteren Bevölkerung. Am häufigsten ist die diabetische Neuropathie.

Diagnoseweisende Begleitsymptome

- Pelzigkeit, Taubheit, Kribbeln, Brennen, Stechen, Wärme-/Kälteparästhesien, Hypästhesie, Hypalgesie: **sensibel**
- Parese, Schwäche, Muskelschwund/-krämpfe: **motorisch**
- Blasenstörung, Hypo- oder Anhidrose, Hautveränderungen, Verlust der Körperbehaarung, Durchfall, Erektionsstörungen: **autonom**

Diagnostik

Anamnese

- Frage nach typischen Symptomen
- Verteilung: distal-symmetrisch (am häufigsten), proximaler Befall mit Rumpf- und Hirnnervenbeteiligung, asymmetrische Mononeuropathie
- Zeitverlauf: akut (z. B. Guillain-Barré-Syndrom), subakut (z. B. Vaskulitis), chronisch
- Grunderkrankungen wie Diabetes mellitus
- akute Erkrankungen
- Diät, Alkoholkonsum
- Medikamenteneinnahme, Chemotherapie
- familiäres Auftreten

Klinische Untersuchung

- Inspektion: Muskelatrophie, Hautveränderungen, trophische Störungen
- neurologische Untersuchung: Reflexe, Sensibilität, Wärme-/Kälte-/Schmerzempfindlichkeit, Krafttestung

Weiterführende Untersuchungen

- Labor: CRP, Differenzialblutbild, Leber-/Nierenwerte, Eiweißelektrophorese
- je nach Verdachtsdiagnose: Liquor, bakterielle und virale Serologie, Vitaminspiegel, Toxine

Polyurie

Definition

Vermehrte Harnmenge mit einem 24-Stunden-Urin über 2,5 l (bei anderen Autoren über 3,5–4 l). Meist auch große einzelne Urinvolumina.

Vgl. auch ▶ Durst.

Pollakisurie

- Steigerung der Miktionsfrequenz.
- Pollakisurie **ohne Dysurie:** bei Polyurie. Das Harnvolumen pro entleerter Portion ist normal oder erhöht.
- Pollakisurie **mit Dysurie:** vgl. Ursachen der ▶ Dysurie. Das Harnvolumen pro entleerter Portion ist erniedrigt.

Nykturie

Gehäufte Miktion in der Nacht. Die Entlastung des Kreislaufs in der Nacht führt zu einer gesteigerten Rückresorption von zirkulatorisch bedingten Ödemen. Außerdem ist die Durchblutung der Niere infolge des größeren Blutangebots in der Nacht gesteigert, wodurch der Filtrationsdruck ansteigt.

Asthenurie

Unvermögen zur Konzentrierung des Harns.

Ursachen

Diabetes mellitus

Durst und Polyurie sind häufig die ersten Zeichen eines Diabetes mellitus Typ 2. Auch ein schlecht eingestellter bzw. entgleisender Diabetes zeigt diese Symptome.

Praxistipp
Nicht jeder Diabetesverdacht kann sofort sicher abgeklärt werden. Im Zweifelsfall sollte man das Blutzuckerverhalten über einen längeren Zeitraum kontrollieren.

Diabetes insipidus

Diabetes insipidus centralis
Ursache ist ein Mangel an ADH (= Vasopressin). Die Störung im Hypothalamus-Hypophysenhinterlappen-System kann bedingt sein durch:

- idiopathisch (häufigste Form)
- Tumoren (Kraniopharyngeom, Gliom, Zyste)
- Metastasen
- Infiltrate bei Leukämie, M. Hodgkin, Paraproteinämie, M. Hand-Schüller-Christian

P

- Schädeltrauma
- Meningitis, Lues
- Operationen im Bereich Hypothalamus/Neurohypophyse
- angeboren

Diabetes insipidus renalis

- Die Ansprechbarkeit der Nierentubuli auf ADH ist herabgesetzt oder fehlt völlig.
- angeborene (hereditäre) Form: manifestiert sich kurz nach der Geburt
- erworbene Formen: sehr selten bei
  - Zystennieren
  - Nierenamyloidose
  - kalipenischer Nephropathie (häufig sind Polydipsie und Polyurie Symptome des M. Conn)

! **Merke** Auch beim chronischen Alkoholismus tritt infolge der Hemmung der ADH-Ausschüttung durch Alkohol Durst auf.

Primäre Polydipsie

Es handelt sich fast ausschließlich um eine psychogene Störung **(psychogene Polydipsie).** Manchmal haben die Patienten auch noch andere Abhängigkeiten wie Medikamenten- oder Alkoholabusus oder ungezügelte Esslust.

! Eine psychogene Polydipsie stört meist den Schlaf nicht!

Elektrolytstörungen

Eine Polyurie infolge osmotischer Diurese kann neben Diabetes mellitus und Niereninsuffizienz auch folgende Ursachen haben:

- übermäßige Salzzufuhr
- Hyperkalzämie, z. B. beim primären Hyperparathyreoidismus, wo die Diurese bis zu 12 l/d betragen kann, sowie bei osteolytischen Prozessen und allen anderen Zuständen mit erhöhtem Serumkalzium
- Hypokaliämie

Niereninsuffizienz

- chronische Niereninsuffizienz
- polyurische Phase des akuten Nierenversagens

Ausschwemmung von Ödemen

- bei Herzinsuffizienz
- Diuretikaabusus
- übermäßige Salzzufuhr

Tumor	Im Bereich des hinteren Hypothalamus.

Diagnoseweisende Begleitsymptome

- Durst, Polyurie, Adynamie, Gewichtsverlust: **Diabetes mellitus**
- Polydipsie, Polyurie (bis 20 l/d), Asthenurie: **Diabetes insipidus**
- ausgeprägter Durst, der während des Schlafs sistiert: **psychogene Polydipsie**

Diagnostik

Anamnese

- Seit wann besteht eine Polyurie, zu welcher Tageszeit?
- Tägliche Flüssigkeitszufuhr?
- gesteigertes Durstgefühl (▶ Durst)
- Nierenerkrankungen, Diabetes mellitus, Hypertonus
- Schädeltrauma
- Medikamentenanamnese
- Ernährungsgewohnheiten, salzreiche Kost
- Alkoholabusus
- Familienanamnese

Klinische Untersuchung

- Allgemeinstatus
- Flüssigkeitsstatus
- Messung von Ein- und Ausfuhr

Labor

- Blut- und Urinzucker, Elektrolyte, Kreatinin (▶ Tab. 46)
- Urinstatus
- spezifisches Uringewicht
- Durstversuch
- Glukosetoleranztest

Weiterführende Untersuchungen

- EKG
- Röntgen-Thorax, CT
- sonografische und radiologische Untersuchung von Nieren und Harnwegen
- Schädel-Röntgen, CT, MRT

Tab. 46 Polyurie: Labordiagnostik bei wichtigen Ursachen der Polyurie

	Diabetes mellitus	**Diabetes insipidus**	**Psychogene Polydipsie**
Blut	Zucker ↔ bis ↑	Blutzucker ↔	Blutzucker ↔
Urin	Zucker ↔ bis ↑	• Zucker ↔ • genaue Flüssigkeitsbilanzierung mit Kontrolle der Ein- und Ausfuhr • Osmolalität ↓	• Zucker ↔ • Osmolalität ↔ bis ↓
Durstversuch		• Osmolalität bzw. spezifisches Gewicht des Urins ↔ • Harnmenge ↔	• Urinosmolalität ↑ • spezifisches Uringewicht ↑ • Harnmenge ↓ • Cave: manchmal reversibler Diabetes insipidus
Oraler Glukosetoleranztest	Blutglukose wird nüchtern und mehrmals nach Gabe von Glukose beurteilt: Anstieg über Referenzwerte ist pathol.		
ADH-Test (Carter-Robbins-Test)		ermöglicht Unterscheidung zwischen zentralem u. renalem D. insipidus: renale Form: keine Reaktion auf ADH-Injektion	

↑ = erhöht ↓ = erniedrigt ↔ = normal

P

Polyzythämie ▶ Polyglobulie

Proteinurie

Definition

Ausscheidung von Eiweiß mit dem Harn. Pathologisch sind eine Eiweißausscheidung von über 150 mg/24 h sowie eine Mikroalbuminurie > 20–30 mg/24 h (Diabetes!).

! Merke Eine Proteinurie wird oft als Zufallsbefund festgestellt. Sie ist ein häufiges Leitsymptom bei primären oder sekundären Nierenerkrankungen. Vgl. auch ▶ Hämaturie.

Ursachen

Passagere Proteinurie

- körperliche Belastung, Sport
- Fieber
- Kälteexposition
- vermehrte Belastung des vegetativen Systems
- Nierentrauma
- Krampfanfall
- apoplektischer Insult
- Herzinfarkt
- Rechtsherzinsuffizienz
- Verbrennungen
- anaphylaktischer Schock

Orthostatische Proteinurie

Die Proteinurie überschreitet selten 1.000 mg/d. Sie findet sich meist bei Jugendlichen. Oft liegt eine Hyperlordose vor. Ihre Genese ist unklar.

Nierenerkrankungen

- **nephrotisches Syndrom:** Krankheitsbild, das klinisch definiert wird als Symptomenkombination von Proteinurie (mehr als 3,5–5 g/24 h), Hypoproteinämie (mit einer Albuminkonzentration unter 2,5 g%), Dysproteinämie, Ödemen und Hyperlipidämie. Die Genese des nephrotischen Syndroms ist uneinheitlich.

P

! Merke Die Ursachen für ein nephrotisches Syndrom sind äußerst vielfältig:

- **Stoffwechselstörungen:** z. B. Diabetes, Amyloidose, Plasmozytom
- **Systemkrankheiten:** Kollagenosen, maligne Erkrankungen (Lymphogranulomatose, lymphat. Leukämie, Karzinome)
- **vaskuläre Ursachen:** Nierenvenenthrombose, Sichelzellanämie, Pericarditis constrictiva, Herzinsuffizienz
- **Allergene, Medikamente, Toxine:** Bienengift, Pollen, Schlangengift, Probenecid, Penicillamin, Serumtherapie, Vakzination, Wismut, Gold, Quecksilberverbindungen
- **Infektionen:** Zytomegalie, Lues, Malaria, Tuberkulose
- **kongenitales** nephrotisches Syndrom
- hereditäre Nephritis
- Verschiedenes: Schwangerschaft, Transplantation, intestinale Lymphangiektasie
- **Glomerulonephritis:** Häufigste Grunderkrankung ist die diabetische Nephropathie, jedoch findet man bei 60–80 % der Patienten keine Ursache der Glomerulonephritis.
- Schwangerschaftsgestose
- akutes Nierenversagen
- renale Gefäßprozesse: z. B. Stauungsniere bei Herzinsuffizienz, Arteriosklerose, Nierenvenenthrombose
- maligner Hypertonus
- M. Kimmelstiel-Wilson (diabetische Glomerulosklerose)
- Kollagenosen
- Amyloidose der Niere
- Nierenmissbildungen, z. B. Zystenniere

Infektion der ableitenden Harnwege

- Pyelonephritis
- Zystitis
- Nierentuberkulose
- obstruktive Uropathien

Paraproteinämien

- Plasmozytom (Myelom, M. Kahler)
- Nierenkarzinom

Diagnoseweisende Begleitsymptome

- Ödeme, Hypertonie, Nierenfunktionseinschränkung: **renal bedingte Proteinurie**
- Dyspnoe, Zeichen der Rechtsherzinsuffizienz: **Stauungsproteinurie**

- körperliche Anstrengung, fieberhafter Infekt: **passagere Proteinurie**
- systemische Entzündungszeichen: **Kollagenose**
- Schwangerschaft, Hypertonus: **Gestose**
- kein pathologisches Urinsediment nachweisbar (keine Zylinder oder Zellen), unauffällige Nierenfunktionsprüfung (normale Kreatinin-Clearance), Verschwinden der Eiweißausscheidung nach längerem Liegen: **orthostatische Proteinurie**
- herabgesetzte Leistungsfähigkeit, trockene Haut und Schleimhäute, Zungenbrennen, Durst, rheumatische Beschwerden, Knochenschmerzen: **Plasmozytom**

Praxistipp

Das **Plasmozytom** wird oft erst erkannt, wenn **Komplikationen** auftreten:
- Spontanfrakturen, insb. Wirbelfrakturen durch osteolytische Herde
- Niereninsuffizienz
- neurologische Symptome wie Nervenwurzelkompression, periphere Neuropathie durch Paraproteinablagerung, Enzephalopathie mit Wesensänderung und Somnolenz
- Antikörpermangelsyndrom mit Neigung zu schweren, insbes. bakteriellen Infekten
- aplastische Anämie
- Amyloidablagerung im Magen-Darm-Trakt (chronische Malabsorption), an den Nieren (Schrumpfniere), am ZNS (Polyneuropathie), an der Haut (Makroglossie, Dermatosen), am Herzmuskel (Kardiomyopathie).

Diagnostik

Anamnese

- frühere Nierenerkrankungen, auch während einer Schwangerschaft
- vorliegende Erkrankungen, z. B. Diabetes mellitus
- körperliche Anstrengung, Kälteexposition, Trauma
- Medikamentenanamnese

Klinische Untersuchung

- Blutdruckmessung
- Hautkolorit
- Klopfschmerzhaftigkeit des Nierenlagers
- Ödeme

Labor

Urinuntersuchung auf Eiweiß
- **qualitativ:** Teststreifen, Sulfosalicylsäureprobe
- **quantitativ:** Biuret-Probe im 24-Stunden-Urin

P

	• Test auf **Mikroalbuminurie** (diabet. Nephropathie) • SDS-Page-**Elektrophorese** (Differenzierung renaler, prä-, postrenaler Proteinurie)
Untersuchung verschiedener Urinproben auf Paraproteine	
Urinsediment	• Zylinder • Zellen
Bakteriologische Urinuntersuchung	
Nierenfunktionsprüfung	Insbes. Kreatinin-Clearance.
Blutuntersuchungen	• CRP/BSG, Hb, HK • Blutzucker • Elektrophorese • Lipidstatus • ASL-Titer • immunologische Untersuchungen

Weiterführende Untersuchungen

- Röntgen/CT-Thorax, EKG, Ultraschallsonografie
- Nierenradiologie: Ausscheidungsurografie, CT, Nierenangiografie
- Nierenbiopsie bei spezieller Indikation, z. B. nephrotisches Syndrom

Praxistipp

Diagnostik bei Verdacht auf Plasmozytom

- **Serumeiweiß:** häufig Hyperproteinämie bei gleichzeitiger Dys- und Paraproteinämie. Papierelektrophorese mit typischen schmalen hohen Zacken. Immunelektrophorese zur Unterscheidung der Globinart
- **BSG:** meist sehr stark beschleunigt, kann jedoch auch unauffällig sein!
- **Blutbild:** untypisch; Anämie, später auch Leukozytopenie und Thrombozytopenie; im Ausstrich einzelne Plasmozytomzellen
- **Ca, P:** erhöht
- alkalische Phosphatase: normal!
- **Urin:** Bence-Jones-Kochprobe, elektrophoretische Auftrennung der im 24-Stunden-Urin ausgeschiedenen Eiweiße
- **Knochenmark:** erhöhte Zelldichte mit Vorherrschen atypischer Plasmazellen
- **Röntgen:** scharf begrenzte osteolytische Herde, bes. an Schädel, Rippen, Wirbelsäule, Oberarm- und Oberschenkelknochen

Pruritus

Definition

Juckreiz. Hautspezifische Empfindung, die zur Abwehrbewegung des Kratzens führt. Hautdurchblutung, Histamin und Histaminliberatoren sind an der Entstehung beteiligt.

Ursachen

Hauterkrankungen

Ungeziefer	Milben, Läuse, Flöhe.
Ekzem	
Chronische Urtikaria	
Prurigoerkrankungen	Atopische Dermatitis (Neurodermitis constitutionalis), Strophulus infantum, Prurigo simplex subacuta.
Dermatitis herpetiformis Duhring	
Mycosis fungoides	

Exsikkation der Haut

Bei alten Leuten (Pruritus senilis), durch zu häufiges Waschen, langer Aufenthalt in Räumen mit Klimaanlage.

Allgemeinerkrankungen

Endokrine Störungen	Diabetes mellitus, Hyperthyreose, Gravidität (bes. im letzten Trimenon), Kontrazeptiva.
Leberkrankheiten	Verschlussikterus, cholostatische Form der Hepatitis, primär-biliäre Zirrhose.
Nierenkrankheiten	Präurämische und urämische Zustände bei verschiedensten Nierenaffektionen.
Darmerkrankungen	Parasiten.
Gefäßerkrankungen	Arteriosklerose.
Erkrankungen des hämatopoetischen Systems	M. Hodgkin (sehr häufig durch Alkohol provozierbar), Leukämie, Polyzythämie, Lymphosarkom (selten).

Maligne Tumoren	Bei Karzinomen verschiedenster Genese, eher selten.
Nervenerkrankungen	Tabes dorsalis.

Allergische Reaktion

- Arzneimittel
- Kosmetika, Seifen
- Konservierungsstoffe
- Pollen, Getreidestaub
- Kleidungskontaktallergene
- Metalle, Farbstoffe u. a.

! Merke Juckreiz ist neben Flush, Urtikaria und Angioödem Leitsymptom der Anaphylaxie.

Psychogener Juckreiz

Sehr häufig.

Chronische Urtikaria

Juckreiz ist das Leitsymptom der chronischen Urtikaria, die in der Regel durch verschiedene Faktoren bedingt ist, sodass eine ätiologische Zuordnung oft Schwierigkeiten bereitet. Als Ursachen kommen in Frage:

- Medikamente, Pollen, Nahrungsmittel, Hautallergene (Seifen, Kosmetika, Unterkleider), Infektionen, physikalische Faktoren wie Kälte und Licht, Wärmeurtikaria, psychische Faktoren, Kollagenkrankheiten, Mastozytose, paraneoplastisches Syndrom.

Pruritus ani (Afterjucken)

- Hämorrhoiden
- Würmer
- Prostataadenom
- Obstipation
- Nikotinabusus
- ungeeignetes Toilettenpapier, unzureichende Reinigung, zu intensive Reinigung

! Merke Der Madenwurm legt seine Eier bevorzugt nachts in die Perianalregion. Geschätzt sind weltweit mehr als 1 Milliarde Menschen infiziert.

Pruritus vulvae

- Diabetes mellitus
- Klimakterium

- Ausfluss (Trichomonaden, Soor)
- Leukoplakie, Craurosis vulvae
- mangelnde oder auch übertriebene Genitalhygiene, Intimsprays u. a.

Diagnoseweisende Begleitsymptome

Beim lokalisierten Pruritus liegt fast immer eine lokale Hautveränderung vor, die dermatologisch abgeklärt werden muss. Ausnahme: Pruritus ani oder vulvae, Diabetes mellitus. Differenzialdiagnostisch bedeutungsvoll in der inneren Medizin ist dagegen der generalisierte Juckreiz, insbesondere, wenn er ohne sichtbare Hauterkrankung auftritt.

- lokal beschränkter Juckreiz: dermatologische Affektionen, **Kontaktallergie**
- begleitende Hautveränderungen: typisch für **Flöhe, Läuse, Skabies**
- Haut ausgetrocknet, leicht schuppend, feine Risslinien: **Exsikkationsdermatose**
- keine begleitende Hautveränderung: internistische Erkrankung, z. B. **primär-sklerosierende Cholangitis, Malignom**
- Ikterus: **Lebererkankungen, Pankreaskarzinom mit Gallengangsverschluss**

> **! Merke** Juckreiz kann ein Frühsymptom bei Lymphomen oder (selten) Diabetes mellitus sein.

Diagnostik

Anamnese

- Lokalisierter oder generalisierter Pruritus?
- Sichtbare Hauterscheinungen?
- Beschreibung der Juckreizanfälle: ständiges Jucken oder nur gelegentlich, anfallsartiges Auftreten, tageszeitliche Häufung, z. B. abends im Bett (z. B. Skabies, Pruritus vulvae), bei der Arbeit (z. B. psychogen, Exsikkation) etc.
- Qualität des Juckreizes: kribbelnd, brennend, stechend, quälend
- Hautreinigung und Hautpflege (wie oft, Duschgel, Seife)?
- Bekannte Allergien?
- Berufliche Allergenexposition?

P

- Medikamentenanamnese?
- Begleitsymptome: Gelbsucht, Polyurie, Polydipsie (Diabetes mellitus)?

Klinische Untersuchung

Hautinspektion: Urtikaria, Ekzem, Exanthem, Skabies.

Praxistipp
Oft sieht man als Folge des Juckreizes Kratzspuren, strichförmig angeordnete Krusten, Pigmentierungen, Lichenifikation und Pyodermien. Das Vorhandensein dieser Befunde erleichtert auch die Bewertung der Stärke des Juckreizes, da es sich hierbei ja um ein subjektives Symptom handelt, das von den einzelnen Patienten sehr unterschiedlich empfunden und auch beschrieben wird. Andererseits sollten diese Kratzeffekte infolge eines lang anhaltenden Juckreizes nicht als primäre Hauterkrankungen (z. B. Lichen simplex) missdeutet werden.

! **Merke** Eine eingehende internistische Untersuchung zum Ausschluss einer Allgemeinerkrankung sollte stets durchgeführt werden, bevor man die Diagnose eines senilen oder psychogenen Pruritus stellt.

Psychosomatisches Syndrom

▶ Vielzahl und Wechsel von Beschwerden

Pulslose Extremität

Definition

Fehlen bzw. Nichtregistrierbarkeit des peripheren Arterienpulses.

Ursachen

Akuter Arterienverschluss

Arterielle Embolie (ca. 70 %) Durch einen Embolus wird das Lumen plötzlich verlegt. In ca. 90 % der Fälle kommt der Embolus aus dem Herzen (Klappenfehler, Wandthrombus bei Myokardinfarkt, Vorhofflimmern, bakterielle Endokarditis, Vorhofmyxom). Die Verschlüsse sind bevorzugt an den Gefäßgabelungen lokalisiert (A. femoralis 45 %, A. iliaca und poplitea je 15 %).

Akute arterielle Thrombose (ca. 20 %)	Vor allem bei Arteriosklerose. Die Ischämiesymptomatik verläuft weniger dramatisch.
Trauma (ca. 10 %)	Die Schädigung geht vom Gefäßspasmus bis zur Durchtrennung des Gefäßes. Durch Angiografie oder zu enge Gipsverbände (Volkmann-Ischämie) werden iatrogene Gefäßschäden gesetzt.

! Merke Indirekte traumatische Gefäßschäden nach Frakturen im Bereich von Schulter oder Kniegelenk werden häufig übersehen.

Aneurysma	Selten. Thorakale, nach kranial ausstrahlende Schmerzen sprechen für eine Dissektion der Aorta ascendens. Im Bereich der Extremitäten sind Aneurysmen vornehmlich an A. femoralis communis und A. poplitea lokalisiert. Eine Ruptur ist selten, die Extremität wird vielmehr durch rezidivierende Emboli bedroht.
Phlegmasia coerulea dolens	Auf einen primär venösen, durch Thromben hervorgerufenen Verschluss folgt eine sekundäre arterielle Verschlusssymptomatik mit schwersten Ischämiesymptomen.

Chronische arterielle Verschlusskrankheit

▶ Claudicatio intermittens.

Schock

Bei Zentralisierung des Kreislaufs im ▶ Schock besteht eine Diskrepanz zwischen der Tastbarkeit der Pulse peripher und zentral. Während die Femoralis und Carotis gut tastbar sind, fühlt man die peripheren Pulse nur sehr schwach oder gar nicht.

Exogene Ursachen

- Fettleibigkeit
- Ödeme
- Hautindurationen
- grobe anatomische Störungen (Deformitäten, Zustand nach Fraktur oder Operation)

Allgemeine Begleitsymptome

Das **Ischämiesyndrom** setzt sich zusammen aus folgenden Beschwerden und Befunden:

- blasse, schwere, kalte Extremität, Spannungsgefühl, zunehmende Taubheit, später zunehmende Zyanose
- Pulslosigkeit
- Bewegungsunfähigkeit
- Sensibilitätsstörungen

Diagnoseweisende Begleitsymptome

- plötzlicher Schmerz, unmittelbar danach setzt die Ischämiesymptomatik ein: **arterielle Embolie**
- gut tastbare Femoralis- und Karotispulse, keine peripheren Pulse: **Schock**
- vorhergehende Verletzung, enger Gips: **traumatischer Gefäßschaden**
- palpabler pulsierender Tumor, über dem häufig ein systolisches Geräusch zu auskultieren ist: **Aneurysma**

Diagnostik

Die Diagnose ergibt sich meist aus Anamnese, Inspektion und Pulstastung. Daneben ist vor allem die Angiografie von Bedeutung.

! **Merke** Je schwerer das Ischämiesyndrom, desto rascheres Handeln ist erforderlich.

Pulslosigkeit

Definition

Pulslosigkeit entsteht bei akutem Ausfall der Herz-Kreislauf-Funktion.

Ursachen

Unmittelbare Ursachen

- Herz- und Kreislaufstillstand bei Kammerflimmern oder -flattern
- Herzstillstand durch Asystolie oder hochgradige Einschränkung der Kreislauffunktion infolge extremer Verlangsamung der Ventrikeltätigkeit.

Mittelbare Ursachen

- Herzinfarkt, Koronarinsuffizienz
- totaler AV-Block mit Adams-Stokes-Anfällen
- Lungenembolie

- Blutdruckkrisen, hypersensitives Karotissinussyndrom
- große Blutungen
- zentrale Prozesse
- reflektorisch
- Narkosezwischenfälle
- Allergie, Hyperergie (gesteigerte Empfindlichkeit), Idiosynkrasie (nichtimmunologische Überempfindlichkeit)
- Operationen, diagnostische und therapeutische Eingriffe
- Traumen (einschließlich Elektrotraumen)
- Elektrokauterisation, Elektrotherapie

Allgemeine Begleitsymptome

- Bewusstlosigkeit
- keine Herztöne
- Aufhören der Spontanatmung
- häufig Urin- oder Stuhlinkontinenz
- im EKG Asystolie oder Ventrikelflimmern bzw. -flattern

Diagnostik

Primärdiagnostik

- Ansprechbar?
- Atmung?
- Karotispuls?

Akutversorgung nach dem ABC-Schema

! Merke

- **A**temwege freimachen
- **B**eatmung
- **C**irculation (Herzmassage)
- **D**rogen (Medikamente)
- **E**KG

Weitere Versorgung

- z. B. Defibrillation, Herzschrittmacher
- assistierte Beatmung
- Infusionstherapie
- Versorgung weiterer Verletzungen
- wichtigste Laborparameter (pH, Elektrolyte)
- weitere Diagnostik je nach Einzelfall

Pupillenstörungen

Definition

Sammelbegriff für Störungen der Pupillenfunktion, -form oder -größe. Wichtig für die Pupillenbewegung sind die Mm. sphincter und dilatator pupillae (▶ Tab. 47).

Tab. 47 Pupillenstörungen: Anatomie und Physiologie wichtiger Muskeln

	M. sphincter pupillae	M. dilatator pupillae
Lage	im Grundgewebe der Iris im Bereich des inneren freien Rands, der die Pupille begrenzt	liegt dem Pigmentepithel der Iris an
Anordnung	zirkulär	radiär
Funktion	verkleinert bei Aktivierung die Pupille	erweitert bei Aktivierung die Pupille
Innervation	parasympathisch	sympathisch

Mydriasis — Pupillenerweiterung.

Miosis — Engstellung der Pupille.

Anisokorie — Pupillendifferenz, also unterschiedliche Pupillenweite.

Pupillenreaktion, -reflex — Reaktive Größenveränderung der Pupillen auf Lichteinfall, bei Akkommodation.

Pupillenstarre — Fehlende Pupillenreaktion.

Pupillotonie — Meist einseitige, sehr verlangsamte Konvergenzreaktion bei verlangsamter oder fehlender Lichtreaktion.

! **Merke** Physiologisch sind:
- **Miosis:** im hohen Alter
- **Mydriasis:** in der Kindheit, im Angstzustand

Ursachen

Lokale Augenaffektion

Synechien nach Iritis
- Pupillen weit, entrundet

Mydriatika
- Pupillen weit, reaktionslos

Gluthetimid-, Amphetaminüberdosis
- Pupillen weit, reaktionslos

Atropinvergiftung
- Pupillen weit, reaktionslos

P

Anomalien der Sympathikusbahn

Horner-Syndrom	Bei Hemisphären-, Hirnstamm-, Halsmark-, Th1-Wurzelläsionen, Schädigung der Sympathikuskette im Halsbereich.

Affektionen der parasympathischen Pupilleninnervation

Marcus-Gunn-Phänomen	Verlangsamte, unvollständige, abnorm kurze Lichtreaktion mit sofortiger anschließender Erweiterung der Pupille bei multipler Sklerose, minimalen Läsionen von Retina, Sehnerv, Chiasma opticum und Tractus opticus.
Parinaud-Phänomen	Weite, lichtstarre Pupillen, Blicklähmung nach oben bei Kompression oder infiltrierenden Prozessen im Bereich des Mittelhirns.
Argyll-Robertson-Pupille	Klein, entrundet, lichtstarr, jedoch Reaktion auf Konvergenz bei Syphilis, Diabetes mellitus, Hirnstammenzephalitis, Pinealom.
Okulomotoriusläsionen	Ophthalmoplegia interna: Die Pupille ist weit und reagiert weder auf Licht noch auf Konvergenz.
Adie-Pupille	Pupillotonie: weite Pupille, die gut auf Konvergenz, aber sehr langsam auf Licht reagiert. Meist einseitig, häufiger bei Frauen.
Stumpfes Iristrauma	Abriss der Nn. ciliares bewirkt Dilatation und Entrundung der Pupille.
Diphtherie	Schädigung der Nn. ciliares.

Pupillenanomalien beim bewusstlosen Patienten

Vgl. auch ▶ Bewusstseinsverlust, ▶ Koma.

Nicht seitengleiche Pupillen	Hinweis auf eine Affektion des N. oculomotorius durch eine Temporallappenhernie auf der Seite der erweiterten Pupille (CCT, evtl. neurochir. Maßnahmen).
Bilaterale Pupillendilatation	Zeichen für irreversiblen Hirnschaden (nicht sicher) bei Herzstillstand, für das Endstadium einer progredienten tentorialen Schlitzeinklemmung. **DD:** Glutethimid-, Atropin-, Amphetaminvergiftung.
Bilaterale hochgradige Miosis („Stecknadelpupillen")	Bei massiver intrapontiner Hämorrhagie mit tiefem Koma, spastischer Tetraparese und sehr lebhaften Reflexen. **DD:** Opiateinwirkung (hierbei jedoch Reflexabschwächung).

P

> **Praxistipp**
> Bei älteren Patienten möglicherweise eng getropfte Pupillen wegen Glaukom. Deshalb rascher Ausschluss anderer Ursachen für ▶ Bewusstseinsverlust bzw. ▶ Koma.

Normal reagierende, seitengleiche Pupillen beim Komatösen

Hinweis darauf, dass kein sofortiges chirurgisches Eingreifen erforderlich ist und zunächst insbesondere nach metabolischen Komaursachen gesucht werden sollte.

Diagnoseweisende Begleitsymptome

Aus der Art der Lichtreaktion folgen erste differenzialdiagnostische und therapeutische Konsequenzen (▶ Tab. 48).

Tab. 48 Pupillenstörungen: differenzialdiagnostische Interpretation der Lichtreaktion der Pupille

Form der Lichtreaktion	(Patho-)Physiologie
normale Lichtreaktion	Belichtung der Netzhaut führt sowohl zur Pupillenverengung am belichteten Auge (= direkte Pupillenreaktion) als auch zur Mitreaktion des nicht belichteten Auges (= konsensuelle Lichtreaktion).
amaurotische Pupillenstarre	Bei Blindheit des belichteten Auges lässt sich weder die direkte noch die konsensuelle Pupillenreaktion auslösen. Dagegen führt Lichteinfall am sehenden Auge zur konsensuellen Mitreaktion des erblindeten. Bei beidseitiger Blindheit fehlt der Pupillenreflex ganz, sofern die Blindheit nicht auf einer Schädigung der Okzipitalrinde beruht.
absolute Pupillenstarre	Es fehlen die direkte und indirekte Lichtreaktion ebenso wie die Naheinstellungsmiosis. **Erfordert Notfallmaßnahmen!**

Diagnostik

Anamnese

- Ist die gestörte Pupillenreaktion dem Patienten bekannt?
- Seit wann besteht sie, wann ist sie erstmals bemerkt worden?
- Bestehen Seheinschränkungen, Blendungsgefühl etc.?
- Liegen Allgemeinsymptome vor, die auf Vergiftung, Gehirnaffektion, Entzündung etc. schließen lassen?
- Sind Traumata erinnerlich? Durchgemachte Infektionen? Operationen oder Erkrankungen im Halsbereich (Sympathikusschädigung)?

- Exposition zu Gewerbegiften?
- Medikamenteneinnahme?
- Drogenkonsum?

Klinische Untersuchung

- **Inspektion des Auges,** insbesondere der Pupille: Lage, Farbe, Form, Weite
- Prüfung der **Pupillenreaktion**
- **Horner-Symptomenkomplex:** Ptosis, Miosis, Enophthalmus?
- neurologische Untersuchung

Labor

- CRP/BSG, Blutbild
- Liquoruntersuchungen
- Blutchemie und Serologie nach Verdachtsdiagnose

Weiterführende Untersuchungen

- augenärztliche Untersuchung
- weitere Maßnahmen wie Schädelröntgen, CCT, EEG, Angiografie je nach Verdachtsdiagnose

Reflexanomalien

Definition

Der **Reflex** ist die automatische Antwort eines Organgewebes (Muskel, Drüse) auf einen neurogenen Reiz. Er ist regelmäßig reproduzierbar. Zu den Reflexanomalien zählen Hyperreflexie, Areflexie, Reflexabschwächung und pathologische Reflexe.

Ursachen

Fehlen von Reflexen

Scheinbares Fehlen: Durch mangelhafte Untersuchungstechnik wie zu leichter Hammer, zu wenig dezidierter Schlag auf die Sehne etc.

Generalisiertes Fehlen: Polyneuropathie, Polyradikulitis, Rückenmarksläsionen (Tumor, Trauma, Durchblutungsstörung, Entzündung), fortgeschrittene Muskelkrankheiten, Hinterstrangaffektionen (z. B. Tabes dorsalis), Vorderhornerkrankungen, familiäre Areflexie.

Fehlen einzelner Reflexe	Arterieller Gefäßverschluss, Schädigung der entsprechenden Nervenwurzel oder des peripheren Nerven durch Trauma, Entzündung, Tumor oder Durchblutungsstörung.

Praxistipp

Der **Achillessehnenreflex** ist häufiges Zeichen peripherer Neuropathien und dann meist der erste Reflex, der abgeschwächt oder ausgefallen ist. Typische Ursachen sind:

- Polyneurophatie, Polyradikulitis Guillain-Barré
- Ischias, Rückenmarksaffektionen (Tumor, Entzündung, Durchblutungsstörung)
- ▶ Muskelatrophien verschiedener Genese
- paroxysmale hypokaliämische Lähmung (▶ Hypokaliämie)
- Diabetes mellitus
- funikuläre Myelose bei perniziöser Anämie
- Tabes dorsalis

Verlangsamte Reflexe

Polyneuropathie, Polyradikulitis, Hypokaliämie, Hyponatriämie, Vit.-B_1-Mangel, Alkoholabusus, Muskeldystrophie, Muskelatrophie, Intoxikationen, Hypothyreose, andere endokrine Störungen (Conn) zerebellare Erkrankungen, Commotio cerebri.

Gesteigerte Reflexe

Hyperthyreose, vegetative Dystonie, Hypokalzämie, Tetanus, Meningitis, ▶ Parkinsonismus, Pseudobulbärparalyse, progressive Paralyse, multiple Sklerose, Liquorüberdruck, Hirnödem.

! Merke Besonders jugendliche, vegetativ labile Menschen haben oft sehr lebhafte Reflexe. Erst eine deutliche Seitendifferenz oder massive Zunahme der Reflexaktivität sind deshalb diagnostisch verwertbar, insbesondere wenn zusätzlich Pyramidenbahnzeichen vorliegen (vgl. auch ▶ Spastik).

Reflexdifferenz

Arterieller Gefäßverschluss, Lumbalsyndrom, Schlaganfall, Hirntumor, Commotiosyndrom.

Diagnoseweisende Begleitsymptome

Reflexminderung bis Areflexie	• Socken- und handschuhförmige Sensibilitätsstörungen und Parästhesien, Fußheberschwäche: **Polyneuropathie**

- Interesse- und Antriebslosigkeit, Myxödem: **Hypothyreose**
- Müdigkeit, Schlafstörungen, vegetative Störungen, Neuritis, Appetitlosigkeit, Obstipation: **Vitamin-B_1-Mangel**
- Exsikkose, trockene Haut, weiche Bulbi, Wadenkrämpfe: **Hyponatriämie**
- morgendliches Erbrechen, feinschlägiger Tremor, aufgedunsenes Gesicht, Aggressivität: **Alkoholabusus**
- Querschnittsymptomatik mit distalem Ausfall von Sensibilität und Motorik: **Rückenmarksläsion**
- Trauma, Bewusstseinstrübung, Erbrechen: **Commotio cerebri**
- positive Familienanamnese: **familiäre Areflexie**

Reflexsteigerung

- Muskelschmerzen, Parästhesien, Pfötchenstellung: **Hypokalzämie**
- Unruhe, glänzende Augen, Exophthalmus, Schwitzen: **Hyperthyreose**
- Dermografismus, feuchte Hände, Nervosität, leichtes Erröten: **vegetative Dystonie**
- morgendliches Erbrechen, Kopfschmerzen, Benommenheit, Stauungspapille: **Liquorüberdruck**
- Erbrechen, Somnolenz, Krämpfe, Stauungspapille: **akutes Hirnödem**
- hohes Fieber, Erbrechen, Lichtscheu, Meningismus: **Meningitis**

Diagnostik

Anamnese

- Dauer und Auftreten der Symptomatik
- weitere neurologische Symptome, Hirndrucksymptome
- sonstige Begleitsymptome
- Alkoholabusus
- Trauma, Operationen

Klinische Untersuchung

- Reflexprüfung

Praxistipp
Bei wenig lebhaften oder nicht auslösbaren Reflexen muss stets eine Aktivierung versucht werden. Dies ist möglich durch kräftiges Anspannen von Synergisten oder entfernteren Muskeln, z. B. Jendrassik-Handgriff, kräftiger Faustschluss, aktive Plantarflexion des Fußes beim Auslösen des Achillessehnenreflexes.

- Augenhintergrund
- eingehende neurologische Untersuchung
- internistische Untersuchung

Labor

- CRP/BSG, Blutbild
- Elektrolyte, Schilddrüsenparameter, CK, Leberwerte
- Liquoruntersuchung

Weiterführende Untersuchungen

- CT/MRT WS
- Myelografie
- EKG
- EMG
- EEG
- Hirn-CT oder -MRT
- Doppler-Sonografie, Angiografie

Rigor

Definition

Agonisten und Antagonisten betreffende gesteigerte Grundspannung der Skelettmuskulatur.

Ursachen

Schädigung im extrapyramidalmotorischen System

Häufigste und klinisch weitaus bedeutendste extrapyramidalmotorische Erkrankung ist das Parkinson-Syndrom = ▶ Parkinsonismus.

Pyramidenbahnläsionen

▶ Spastik.

Sonstige

- Meningitis, Enzephalitis
- Tetanus, Tetanie
- Anomalien der Muskelfunktion
- M. Wilson (Kupferspeicherkrankheit)

Allgemeine Begleitsymptome

Charakteristische Merkmale sind:

- gesteigerter Muskeltonus (wächserner Widerstand)

- Zahnradphänomen: bei langsamen passiven Bewegungen auftretende rhythmische Sperrungen des Bewegungsablaufs
- Störung der Feinmotorik an Händen, Beinen, Augen, beim Schluckakt, beim Sprechen, etc.

Diagnoseweisende Begleitsymptome

- Ruhetremor, vorwiegend an den Extremitäten (vermindert bei willkürlichen Bewegungen, verstärkt durch Müdigkeit oder Erregung); vorgebeugte Körperhaltung, kleinschrittiger, schlurfender Gang; starres Gesicht, seltene Gesten (Maskengesicht, Amimie); monotone Sprache, Mikrografie; Hyperhidrosis, Talgretention („Salbengesicht"), Speichelfluss: **Parkinson-Syndrom**
- Geburtsschaden, Spastik, Choreaathetose, Ataxie: **zerebrale Kinderlähmung**
- progrediente Paraspastik, gesteigerte Sehnenreflexe, pos. Babinski: **spastische Spinalparalyse**
- ca. 6 Wochen nach Trauma, Sensibilitätsausfälle: **Querschnittsläsion**
- Kopfschmerzen, Nackensteife, Fieber: **Meningitis**
- Pfötchenstellung, Schnauzkrampf, Muskelkrämpfe: **Tetanie**
- Zustand nach Verletzung, Krampf in allen Muskeln, Nackenstarre: **Tetanus**

Diagnostik

Anamnese

- Seit wann besteht die Symptomatik?
- Geburtsschäden? Neurologische Auffälligkeiten seit Geburt?
- Progredienz? Begleitsymptome? Fieber? Trauma, Verletzungen?
- Vorerkrankungen, Verletzungen, endokrine Erkrankungen?

Klinische Untersuchung

- Reflexstatus, Pyramindenbahnzeichen, Sensibilität
- Tremor, Spastik, Gangstörung
- Nackensteife, Kayser-Fleischer-Ringe (M. Wilson)

Labor

- CRP/BSG, Blutbild
- Eiweiß, Elektrolyte, Leberwerte

- Kupfer
- evtl. Liquoruntersuchung

Weiterführende Untersuchungen

- EMG
- Schädel-CT

Rückenschmerzen

Definitionen

Ungenauer Begriff, der sowohl umschriebene lokalisierte Schmerzzustände als auch Schmerzen entlang der gesamten Wirbelsäule bis in die Hüfte umschreibt.

Lumbago

Durch die sensible Eigeninnervation der LWS ausgelöster, segmentaler Kreuzschmerz ohne Irritation der Ischiaswurzeln. Bei akutem Einsetzen als Hexenschuss bezeichnet.

Ischialgie

Projektionsschmerz in ein Bein oder beide Beine, ausgelöst durch Kompression einer Spinalwurzel. Er zieht, dem Verlauf des N. ischiadicus folgend, gewöhnlich an der Hinterseite des Oberschenkels und, je nach Höhe der Läsion, an der Hinter- und Außenseite des Unterschenkels bis zum Fuß. Manchmal ist er auch nur als dumpf bohrender Schmerz in der Gesäßgegend oder in der Leiste lokalisiert.

Lumboischialgie

Ischialgiforme Schmerzen zusammen mit Kreuzschmerzen. Lumbago und Ischialgie können durch alle Prozesse verursacht werden, die Anlass zu Rücken- oder Kreuzschmerzen geben. Bei der Mehrheit der Fälle handelt es sich jedoch um orthopädische oder durch Verspannung bzw. Überforderung der Rückenmuskulatur bedingte Kreuzschmerzen.

Ursachen

Diffuser Rückenschmerz

Vertebragen

Statisch

Zum Beispiel infolge Skoliose, Haltungsfehlern, Beinverkürzung.

Spondylose/Spondylarthrose
Arthropathische Veränderungen der Wirbelkörperverbindungen mit Bildung osteolytischer Randwülste (Spondylose) bzw. degenerative Veränderung der Intervertebralgelenke (Spondylarthrose).
M. Scheuermann (Adoleszentenkyphose)
Entwicklungsstörung der Wirbelsäule mit Rundrückenbildung besonders im Bereich der BWS und des thorakolumbalen Übergangs.
M. Bechterew (Spondylitis ankylosans)
Chronisch-entzündliche Erkrankung mit metaplastisch-ossifizierenden Umbauvorgängen, die an den kleinen Wirbelgelenken, den Sakroiliakalgelenken und dem Bandapparat der Wirbelsäule beginnt und überwiegend Männer vor dem 40. Lebensjahr befällt (Männer : Frauen = 10 : 1). Familiäre Häufung.

! Merke Die ersten Krankheitszeichen sind meist Rücken- oder Kreuzschmerzen mit Ausstrahlung in das Gesäß oder in die Oberschenkel. Charakteristisch sind nächtliche Schmerzanfälle nach mehrstündigem Schlaf und morgendliche Wirbelsäulensteifigkeit.

Plasmozytom
Benigne monoklonale Gammopathie
Diffuse Osteolyse
Bei Karzinommetastasen.
Osteoporose
Osteomalazie
Hyperparathyreoidismus
Generalisierte Knochenkrankheiten
Selten, z. B. Osteogenesis imperfecta.

Nicht vertebragen

Intrathorakale Ursachen
Angina pectoris, Ösophaguskrankheiten, Zwerchfellhernie, Aortenaneurysma, Lungenembolie.
Intraabdominale Ursachen
Magen-Darm-, Gallenblasen-, Pankreaserkrankungen.

! Merke Bei Patienten über 50 Jahre, Bauch- und/oder Rückenschmerzen, Hypotension, pulsatilem Tumor an Aortenaneurysma denken!

Lokalisierbarer Rückenschmerz

Spondylitis, Osteomyelitis
Entzündung von Wirbeln bzw. Knochenmark durch hämatogene oder lymphogene Infektion, z. B. bei Tbc, Brucellose, Typhus, Aktinomykose, Lues II.

Spondylarthritis, Spondylodiszitis
Bandscheibensyndrom
Infolge degenerativer Veränderungen quillt das Diskusgewebe zwischen zwei Wirbelkörpern hervor und engt den Spinalkanal bzw. das Zwischenwirbelloch ein, was zu Schmerzen, Lähmungen, Sensibilitätsstörungen und vegetativen Symptomen führen kann. Am häufigsten sind lumbosakrale Diskusprolapse, gefolgt von zervikalen. Thorakale Bandscheibenvorfälle sind sehr selten.
Wirbelfraktur
Wirbeltumor

Diffuser Kreuzschmerz

Vertebragen

- akuter „Hexenschuss", Muskelhartspann
- Lumbalgie bei Frauen
- statisch, z. B. durch X- oder O-Bein, Koxarthrose, Übergewicht
- Spondylarthrose, Osteochondrose der LWS
- Osteoporose
- M. Bechterew
- M. Paget

Nicht vertebragen

- gynäkologische Erkrankungen
- retroperitoneale Prozesse
- Nierenerkrankungen (akute Pyelonephritis)
- anorektale Erkrankungen

Lokalisierbarer Kreuzschmerz

- Spondylitis – akute Sakroiliitis
- Bandscheibensyndrom
- Wirbelfraktur
- Wirbeltumor
- Spondylolisthesis
- Kokzygodynie

Diagnoseweisende Begleitsymptome

- wiederkehrende Rücken- oder Kreuzschmerzen mäßiger Intensität, die sich bei Belastung der Wirbelsäule verschlimmern, Schmerzen beim Liegen; Druck- und Klopfschmerzhaftigkeit der Wirbel, Muskelhartspann: **Spondylose/Spondylarthrose**
- Klopf- und Stauchungsschmerz, mitunter verminderte Beweglichkeit der Wirbelsäule, später Kyphose, evtl. Skoliose: **M. Scheuermann**

- Steifhaltung in der Kreuzbeingegend, verringerte Atemexkursion des Thorax, Vergrößerung des Finger-Boden-Abstands beim Vorwärtsbeugen, zunehmender Hinterhaupt-Wand-Abstand beim Stehen an der Wand, Fixierung der Wirbelsäule; Allgemeinsymptome (leichte Asthenie, Gewichtsabnahme, subfebrile Temperaturen) rezidivierende Augensymptome (Iritis, Iridozyklitis): **M. Bechterew**
- Rückenschmerz mit lokalem Klopfschmerz, evtl. Wirbelzusammenbruch, Abszessbildung: **Spondylitis**
- Lumbago, Ischialgie v. a. mit Symptomen von L5 und S1 (siehe Praxistipp): **lumbosakraler Bandscheibenprolaps**

Praxistipp

Folgende Symptome weisen auf eine Ischialgie hin:

- typische **Schmerzausbreitung**
- **Sensibilitätsstörungen** im gleichen Gebiet
- zugeordnete **motorische Ausfälle: S1 (Tibialisparese):** Zehengang unmöglich; Schwäche der Großzehenheber und -senker, **L5 (Peronaeusparese):** ASR abgeschwächt, Fersengang unmöglich
- Schmerzcharakter:
  - plötzlich nach einer Anstrengung einsetzend
  - langsam fortschreitend nach vorhergehenden Kreuzschmerzen
- **Schmerzverstärkung** durch:
  - Hüftbeugung des im Knie gestreckten Beins (Lasègue-Zeichen)
  - zusätzliche Dorsalflexion des Fußes (Bragard-Zeichen)
  - Überstreckung des Hüftgelenks (Wassermann-Zeichen)
  - Druck auf den Zwischenwirbelraum unterhalb L5 bzw. S1

Diagnostik

Anamnese

Beginn der Beschwerden: Akuter Beginn beim Bücken, Tragen von Lasten, Arbeit in gebückter Stellung, Durchnässung und Abkühlung (Hexenschuss) spricht für das Vorliegen degenerativer Veränderungen. Dagegen beginnen die Schmerzen bei entzündlichen Wirbelsäulenerkrankungen, malignen Prozessen oder Osteoporose meist schleichend, können sich allerdings akut verschlechtern.

Nächtlicher Schmerz: Kennzeichnend für infektiöse Spondylitiden oder M. Bechterew, auch bei Tumoren oder Osteoporose. Der Schmerz ist typischerweise lagerungsunabhängig.

Schmerzcharakter	Wirbelsäulenschmerzen werden fast immer als dumpf, ziehend oder bohrend beschrieben, sodass daraus kaum differenzialdiagnostische Schlüsse zu ziehen sind.
Verbesserung, Verschlechterung	Bewegung mildert Schmerzen und Steifheit bei M. Bechterew, verstärkt dagegen die Schmerzen bei infektiöser Spondylitis und Tumoren.
Frühere Verletzungen	Stürze, Autounfälle etc.
Sportliche Betätigung	Überbelastung? Zu wenig Bewegung?
Berufstätigkeit	Arbeitsplatzsituation, zu viel Bildschirmarbeit und/oder sitzende Tätigkeit
Vorausgegangene oder zurzeit bestehende Erkrankungen	Infektionen, urologische oder gynäkologische Erkrankungen u. a.
Allgemeinzustand	

Klinische Untersuchung

Inspektion	Am stehenden, völlig entkleideten Patienten. Man achtet auf Haltung und Haltungsabweichungen, Fehlformen der Wirbelsäule, körperliche Proportionen, konstitutionellen Habitus, Schultergürtel und Becken sowie Zustand der Muskulatur.
Schmerzlokalisation	Das Zeigen der schmerzhaften Stellen durch den – oftmals bekleideten – Patienten ist keinesfalls ausreichend. Druck- oder Erschütterungsschmerz einzelner Dornfortsätze lässt auf pathologische Veränderungen an den entsprechenden Wirbelsegmenten schließen. Stauchungs- oder Erschütterungsschmerz der gesamten Wirbelsäule oder eines Abschnitts kann ausgelöst werden, wenn man den Patienten bittet, sich vom Zehenstand abrupt auf die Fersen fallen zu lassen.
Beweglichkeit der WS	Fehlhaltung, Schmerzskoliose, muskulärer Hartspann sind typisch für Diskusprolaps; positives Schober-Zeichen bei M. Bechterew.
Radiologische Untersuchung/CT/MRT	
Neurologische Untersuchung	

Allgemein-internistische Untersuchung

Labor

Von Bedeutung sind vor allem
- CRP/BSG
- Eiweißelektrophorese
- Serumkalzium und -phosphat
- alkalische Phosphatase
- Blutbild

Je nach Verdachtsdiagnose Rheumaserologie und HLA-B27, Antikörper- sowie Liquordiagnostik.

Weiterführende Untersuchungen

- radiologische Untersuchung/CT/MRT des schmerzhaften Abschnitts und/oder der gesamten Wirbelsäule
  - LWS- und Zielaufnahmen der Sakroiliakalgelenke bei Verdacht auf **M. Bechterew**
  - Unregelmäßigkeiten der Konturierung der Wirbelschlussplatten mit einer Verschmälerung des Zwischenwirbelbereichs, weiterhin Einbrüche der Wirbelschlussplatten (Schmorl-Knötchen) sind charakteristisch für **M. Scheuermann**
- Knochenszintigrafie, Myelografie

Extravertebragene Diagnostik

- abdominale und viszerale Prozesse, z. B. Cholezystitis, Pankreatitis, Tumoren
- Gefäßveränderungen, z. B. Aortenaneurysmen
- gynäkologische/urologische Ursachen, z. B. Urolithiasis, Nierentumoren, perinephritische Abszesse, Endometriose, Tumoren
- neurologische Erkrankungen, z. B. Polyneuropathien, Zoster
- psychosomatische und psychiatrische Erkrankungen

! Merke Rückenschmerzen sind seit Jahren die häufigste Ursache für Arbeitsunfähigkeit und medizinische Rehabilitation!

Schielen ▸ Augenmotilitätsstörungen

Syn.: Strabismus

S

Schilddrüsenvergrößerung

Definition

Als **Struma** wird jede sicht- und tastbare Vergrößerung der Schilddrüse bezeichnet, daneben auch intrathorakales oder Zungengrund-Schilddrüsengewebe. Eine Struma kann symmetrisch oder einseitig, diffus oder knotig sein.

Ursachen

Blande Struma

Bedarfshypertrophie. Ein ungenügender Schilddrüsenhormonspiegel im Blut führt über eine vermehrte TSH-Ausschüttung zur Schilddrüsenvergrößerung. Wird verursacht durch

- Jodmangel des Trinkwassers und der Nahrung
- strumigene Substanzen: Medikamente wie PAS, Sulfonamide, Phenylbutazon, Hydantoine, Thyreostatika, daneben alle jodhaltigen Verbindungen, die zu einer Hemmung der Hormonsynthese führen
- hormonelle Umstellung: Pubertät (Struma juvenilis), Gravidität, Puerperium, Klimakterium, Akromegalie

Hypothyreose

Fehlende oder zu geringe Schilddrüsenhormonproduktion, deren Ursache entweder in der Schilddrüse (primäre Hypothyreose) oder im Hypophysenvorderlappen (sekundäre Hypothyreose) liegt. Zunächst kommt es zu einer kompensatorischen Hypertrophie der Schilddrüse, wenn der Hormonbedarf auch dadurch nicht gedeckt werden kann, zur Hypothyreose. Typisch ist in den meisten Fällen der äußere Aspekt, den oft schon eine Blickdiagnose erlaubt, jedoch gibt es auch Hypothyreosen ohne Struma (Schilddrüsenatrophie durch TSH-Mangel, bei Immunthyreoiditis, nach Schilddrüsenresektion oder Radiojodtherapie).

Primäre Hypothyreose

- **angeboren:** endemisch (Alpen, Pyrenäen, Karpaten), sporadisch bei embryonalen Entwicklungsstörungen (Aplasie, Hypoplasie, Zungengrundschilddrüse)
- **erworben:** Jodmangel, Medikamente, Schilddrüsenoperation, Bestrahlung der Schilddrüse, neoplastische oder entzündliche Prozesse der Schilddrüse

Sekundäre Hypothyreose — Fast nie isolierter TSH-Ausfall, meist sind auch andere Hormone betroffen.

Hyperthyreose

Sammelbegriff für funktionelle Störungen, die durch eine anhaltende überhöhte Schilddrüsenhormonkonzentration in Blut und Geweben verursacht sind.

- M. Basedow
- autonomes Adenom
- Hyperthyreosis factitia bei Überdosierung von Schilddrüsenhormonen
- jodinduzierte Hyperthyreose
- transitorische Hyperthyreose bei Thyreoiditis, metastasierendem Schilddrüsenmalignom, TSH-produzierendem Hypophysenadenom

Entzündung

Akut oder subakut.

! Merke Eine Struma tritt bei einer Thyreoiditis nicht obligat auf!

Zyste

Malignom

Allgemeine Begleitsymptome

Eine Struma stellt bei entsprechender Größe ein mechanisches Hindernis dar und führt dann zu:

- Schluckbeschwerden, Kloßgefühl
- Atembeschwerden, inspiratorischem Stridor
- oberer ▸ Einflussstauung

Diagnoseweisende Begleitsymptome

Hypothyreose — Insgesamt ist das klinische Bild der Hypothyreose vor allem durch den Zeitpunkt des Einsetzens sowie durch den Schweregrad bedingt:

- **Wachstumsstörung:** pränatale, konnatale oder unzureichend behandelte kindliche Hypothyreosen führen zu Wachstumsstörungen und Intelligenzdefekten
- **Kälteempfindlichkeit:** bei 80–90 % aller Patienten; als klinisches Korrelat evtl. Hypothermie
- **Müdigkeit,** Antriebsschwäche, Interesselosigkeit; rasche geistige und körperliche Erschöpfbarkeit
- **Übergewicht:** tritt oft trotz gestörten Appetits auf, ist hauptsächlich durch Wasserretention und körperliche Inaktivität bedingt; selten ausgeprägt

- **Haut:** trocken, kühl, sich verdickt anfühlend, blass oder gelblich tingiert, haararm
- **Myxödem:** erst in ausgeprägteren Stadien, vor allem im Gesicht, an Handrücken, Fußrist, prätibial und in den Supraklavikulargruben; häufig periorbitale Schwellung; vgl. ▶ Ödem
- ▶ Reflexanomalien: Reflexdauer in 90 % der Fälle verlängert, was man gerade am Achillessehnenreflex in ausgeprägten Fällen auch ohne Messgerät sehen kann.

Hyperthyreose

- Tachykardie, Herzstolpern
- Zittern, Unruhe, Erregung, Nervosität, Schlafstörungen
- Wärmegefühl
- Gewichtsverlust
- hyperthyreote Augenzeichen (▶ Exophthalmus); fehlen stets beim autonomen Adenom

Diagnostik

Anamnese

- Schilddrüsenerkrankungen in der Familie, Familie aus endemischem Kropfgebiet?
- Wann, wie schnell hat sich die Schilddrüse vergrößert?
- Medikamenteneinnahme?
- Lokale Beschwerden (Druckgefühl, Schluckstörungen, Heiserkeit)?
- Zeichen einer Hyperthyreose (Gewichtsabnahme, Wärmeintoleranz, Herzklopfen) oder Hypothyreose?

Klinische Untersuchung

- Allgemeinuntersuchung mit besonderem Augenmerk auf Gewicht, Tremor, Haarausfall, Puls, Blutdruck und Augenzeichen
- Inspektion und Palpation der Schilddrüse:
  - Konsistenz (diffus, uni-/multinodulär)
  - Größe
  - beim Schlucken auftauchende retrosternale Strumaanteile sowie Beachtung der Verschieblichkeit der Schilddrüse
- Palpation und Auskultation eines Strömungsgeräusches
- Messung des Halsumfangs (auch zur Therapiekontrolle)

! Merke Stadieneinteilung der Schilddrüsenvergrößerung:
- **Stadium I:** nur bei deflektiertem Hals tastbare Struma
- **Stadium II:** bei normaler Kopfhaltung sichtbare Struma
- **Stadium III:** deutliche sichtbare Struma mit lokalen Stauungs- und Kompressionszeichen

Labor

- Schilddrüsenparameter
- Serum-Kalzium
- Antikörper
- weitere Hormonuntersuchungen

Weiterführende Untersuchungen

- Schilddrüsensonografie
- Szintigramm
- Laryngoskopie
- Biopsie

Schlafstörungen

Definitionen

Sammelbegriff für alle Beeinträchtigungen des Schlafs. Schlafstörungen treten sowohl als Begleitsymptom bei zahlreichen internistischen, neurologischen oder psychiatrischen Erkrankungen auf als auch infolge einer Erkrankung des Schlafs an sich.

Da viele Krankheitsbilder sowohl verstärktes Schlafbedürfnis als auch Schlaflosigkeit aufweisen, definieren manche Autoren als Schlafstörung nur den nicht erholsamen Schlaf.

Hypersomnie Sehr starkes Schlafbedürfnis, das entweder dauernd oder anfallsweise auftreten kann. Es liegen übermäßige Schlafdauer und/oder Tagesmüdigkeit vor.

Schlafanfall Der Schlaf tritt plötzlich und unwiderstehlich ein. Er ist durch Weckreiz sofort zu unterbrechen.

Insomnie Schlaflosigkeit, gestörter Schlaf. Man kann zwischen verschiedenen Formen der Schlaflosigkeit unterscheiden:
- Einschlafstörungen
- Durchschlafstörungen
- frühmorgendliches Erwachen
- kombinierte Schlafstörungen

Dyssomnie	Störung oder Beeinträchtigung von Schlafdauer, Schlafqualität und/oder der zeitlichen Organisation des Schlafs. Es kommt zu Ein- oder Durchschlafstörungen und/oder übermäßiger Schläfrigkeit.

! Merke In den westlichen Industrieländern klagen 20–30 % der Bevölkerung über Schlafstörungen.
Schlaflosigkeit ist ein komplexes Sammelsymptom, für das oft verschiedene Gründe verantwortlich zu machen sind. Insbesondere alle offenen und verdrängten Lebensstörungen können den Schlaf beeinflussen. Die moderne Schlafforschung kennt über 100 unterschiedliche Schlafstörungen!

Ursachen

Psychogen

Affektive Belastungen	Überforderung, Insuffizienzerlebnisse.
Sich-nicht-loslösen-können	Geistesarbeiter, seelische Probleme.
Entlastungs-situationen	Paradoxe Reaktion auf vorausgehende Überforderung.
Rhythmusänderung der Schlafgewohnheiten	Urlaub, Änderung des Schlaforts, Schichtarbeit, nach Zeitverschiebung.

Endogen-psychotisch

Depression	Nach Jannasch leiden 90 % der Depressiven, 80 % der Manischen, 70 % der laviert Depressiven, 30 % der depressiven Neurotiker unter Schlafstörungen.
Schizophrenie	Von den schizophrenen Patienten leiden ca. 30 % (nach Jannasch) unter Schlafstörungen.

Organisch

Schmerzzustände	
Kardiale Ursachen	• Dyspnoe bei Herzinsuffizienz • nächtliche Angina pectoris • Nykturie
Gefäß- und Kreislauferkrankungen	• Sauerstoffmangel bei zerebraler Gefäßsklerose • Hypotonie, Hypertonie
Erkrankungen der Respirationsorgane	• nächtlicher Husten

	• Asthma bronchiale • Cor pulmonale
Magen-Darm-Erkrankungen	• Hiatushernie • Ulcus duodeni
Prostatahypertrophie	Häufiges Urinieren.
Endokrine Faktoren	• Hyperthyreose • nächtliche Spontanhypoglykämien • hormonelle Umstellung (Klimakterium, Pubertät, Gravidität)
Intoxikation	• Tee-, Kaffee-, Medikamenten-, Alkoholabusus • Gewerbegifte (Mangan, aliphatische Kohlenwasserstoffe)
Restless-Legs-Syndrom	Keine fassbare Ursache. Häufig bei rheumatoider Arthritis, Diabetes mellitus und in der Schwangerschaft. **DD:** arterielle Durchblutungsstörungen, polyneuritische Schmerzen.

Schlafsucht

Psychogen	Weitaus häufigste Ursache eines vermehrten Schlafbedürfnisses.
Hypothyreose	
Rekonvaleszenz	
Medikamentenabusus	
Depression	
Chronisches Erschöpfungssyndrom	Synonym: **C**hronic **F**atigue **S**yndrome. Zustand gesteigerter geistiger und körperlicher Ermüdbarkeit und Erschöpfbarkeit im Anschluss an nicht völlig überstandene Infekte; ▶ Müdigkeit, ▶ Tab. 49.

Tab. 49 Schlafstörungen: differenzialdiagnostische Überlegungen [11]

Ursache	Symptome
Hypersomnie	
Narkolepsie	erhöhte Tagesschläfrigkeit; Kataplexie, Schlaflähmung; Halluzination, fragmentierter Nachtschlaf, automatisches Verhalten (Fremdanamnese)
idiopatische Hypersomnie	Tagesschläfrigkeit mit seltenen, aber stundenlangen Schlafepisoden; verlängerter Nachtschlaf mit erschwertem Erwachen; Kopfschmerzen, Raynaud-Symptomatik mit kalten Händen und Füßen

S

Tab. 49 Schlafstörungen: differenzialdiagnostische Überlegungen [11] *(Forts.)*

Ursache	Symptome
Hypersomnie	
posttraumatische Hypersomnie	tagsüber Schläfrigkeit mit häufigen Schlafphasen am Tag in zeitlichem Zusammenhang nach einem Schädel-Hirn-Trauma
rezidivierende Hypersomnie	Phasen von Tagesschläfrigkeit ein- bis zweimal im Jahr mit Dauer von 3 Tagen bis 3 Wochen und Schlafperioden von mindestens 18 h/d; vorwiegend bei Männern in der Adoleszenz; häufig begleitende Symptome: Bulimie, Reizbarkeit, Aggressivität, Halluzination
fragmentarischer Myoklonus	beidseitige, asymmetrische und asynchrone Myoklonien von Gesicht und Extremitäten im Schlaf
Insomnie	
psychophysiologische Insomnie	Anamnese mit Ein-/Durchschlafstörungen/zu frühem Erwachen; tagsüber: Leistungsdefizit; ängstliches Erwarten einer erneut schlechten Nacht; vegetative Beschwerden; abendliche Anspannung und Kampf um Schlaf; beim Zubettgehen müde, im Bett hellwach
Schlafapnoesyndrom	Leitsymptome: Insomnie, Erstickungsanfälle im Schlaf mit Erwachen, Tagesschläfrigkeit, Gedächtnisstörungen, Libidoverlust; häufig periodische Bewegungen im Schlaf, alveoläre Hypoventilation
alveoläres Hypoventilationssyndrom	Symptomatik bestimmt durch Grunderkrankung: neuromuskuläre oder muskuloskelettale Erkrankungen sowie obstruktive und restriktive Ventilationsstörungen; Tagesschläfrigkeit, Gedächtnis- und Konzentrationsstörungen, morgens Kopfschmerzen, Libidoverlust Pickwick-Syndrom: zentrale alveoläre Hypoventilation bei erheblichem Übergewicht
Ursache	**Symptome**
schlafgebundenes Asthma bronchiale	im Schlaf auftretende Asthmaattacken, i. d. R. in den frühen Morgenstunden; häufig nächtlicher gastroösophagealer Reflux, produktiver Husten mit zähem Schleim
Einschlafzuckungen	generalisierte myokloniforme Bewegungen im Wachzustand oder N-REM-I-Schlafphase
Syndrom der unruhigen Beine (Restless-Legs-Syndrom)	sehr unangenehme, z. T. aufsteigende Dysästhesien in den Beinen, intensiver Bewegungszwang, vorwiegend im Bereich der Unterschenkel häufig bei Patienten mit Urämie, rheumatoider Arthritis, Diabetes mellitus; nach der 20. Schwangerschaftswoche

Diagnoseweisende Begleitsymptome

- typischer Auskultations- und/oder Röntgenbefund: **chronisch-obstruktive Lungenerkrankung**
- Dysästhesien in den Beinen, Bewegungszwang: **Restless-Legs-Syndrom (▶ Tab. 49)**
- nächtliche Wadenkrämpfe: **Magnesiummangel**
- Erstickungsanfälle im Schlaf: **Schlafapnoesyndrom**
- unregelmäßige Lebensführung, Schichtarbeit, häufiges Fliegen: **Störung des Schlaf-wach-Rhythmus**
- plötzliches Erwachen mit gellendem Schrei: **Pavor nocturnus**
- massives Übergewicht: **Pickwick-Syndrom**

Diagnostik

Anamnese

- Verlauf und Dauer der Schlafstörungen, regelmäßig vorhanden?
- Form der Schlafstörungen: Einschlafdauer, Durchschlaffähigkeit, frühes Erwachen
- Zeit im Bett im Verhältnis zur Schlafdauer
- Aufstehzeit, Mittagsschlaf, Wochenendschlaf
- Tagesbefindlichkeit: Müdigkeit, Schläfrigkeit, Aktivität, Antrieb, Konzentrationsfähigkeit
- Schnarchen: in welcher Lage, wie häufig, Atempausen?
- Subjektiv empfundene Ursache(n)?
- Medikamente, Drogen und Alkohol?
- wichtige lebensgeschichtliche Ereignisse
- durchgemachte internistische, neurologische und psychiatrische Erkrankungen
- Fremdanamnese: Befragung des Bettpartners

Klinische Untersuchung

Sorgfältige internistische und neurologische Untersuchung. Besonders zu achten ist auf Zeichen einer latenten Herzinsuffizienz, Zeichen pulmonaler Erkrankungen.

Weiterführende Untersuchungen

- Schlaftagebuch
- spezielle Fragebögen
- Schlaflabor
- internistische/neurologische und psychiatrische Diagnostik je nach Verdachtsdiagnose

S

Schluckstörungen ▸ Dysphagie

Schock

Definition

Akute Kreislaufinsuffizienz, bei der in mehreren Organen gleichzeitig die Kapillardurchblutung dem Durchblutungsbedarf der Gewebe nicht mehr gerecht wird. Dies führt einerseits zu einer unzureichenden Substratversorgung der Gewebe, andererseits zum unzureichenden Abtransport der anfallenden Metaboliten. Die infolge der unzulänglichen Sauerstoffversorgung auftretende Gewebshypoxie führt zur Azidose.

Ursachen

Das differenzialdiagnostische Spektrum umfasst zahlreiche Krankheitsbilder, die man am besten anhand der **Pathogenese** versteht. Im Folgenden sind die vier wichtigsten Pathomechanismen aufgeführt, die einen Schock verursachen können. Vielen Schockformen liegen jedoch gleichzeitig mehrere dieser Faktoren zugrunde.

Absoluter Volumenmangel
Abnahme des venösen Rückstroms zum Herzen infolge Blut-, Plasma-, Wasser-und Elektrolytverlusten. Vorkommen z. B. als hämorrhagischer Schock, bei Verletzungen, bei Verbrennungen 3. Grades oder beim Schock infolge Exsikkose nach extensivem Erbrechen oder Durchfällen.

Relativer Volumenmangel
Hierbei führen Änderungen von Gefäßtonus oder Gefäßkapazität zur Abnahme des venösen Rückflusses. Vorkommen z. B. als neurogener Schock infolge einer Schädigung der Vasomotoren bei Hirn- und Rückenmarkstrauma, durch Pharmaka oder durch außergewöhnliche Schmerzreize.

Abnahme der Förderleistung des Herzens
Kardiogener Schock infolge akuter Herzinsuffizienz (z. B. nach Herzinfarkt), nach Lungenembolie etc.

Primäre Störung der Mikrozirkulation
Bei der hyperdynamen Form des septischen Schocks sowie bei allen Schockformen, die mit einer primären Gerinnungsaktivierung einhergehen.

Schockformen

Hypovolämischer Schock	• **Blutverlust** durch Gefäßverletzung und/oder Gewebstrauma • **Plasma-, Wasser- und Elektrolytverlust** infolge Verbrennung, Erbrechen, Durchfall, Fisteln, Verluste in den dritten Raum bei Peritonitis, Pleuritis, Pankreatitis, Ileus, Abszessen. Renale Verluste bei salzverlierender Nephritis. Salzverlust bei Nebenniereninsuffizienz.
Kardiovaskulärer Schock	• Herzinfarkt, Kammertachykardie, Herzinsuffizienz, Herzbeuteltamponade, Vorhoftumor • Aneurysma dissecans • Lungenembolie
Septischer Schock	Meist bei gramnegativer, seltener bei grampositiver Bakteriämie.
Anaphylaktischer Schock	Insektenstich, Vakzine, Medikamente, Blut, Plasma, Nahrungsmittel.
Neurogener Schock	Intoxikation durch Pharmaka mit zentraldepressiver Wirkung, Trauma, erhöhter Hirndruck, zerebrale Blutung, starker Schmerz.
Endokriner Schock	Akute und chronische Nebennierenrindeninsuffizienz, hypothyreotes Koma, Thyreotoxikose, diabetisches Koma, Phäochromozytom.

Allgemeine Begleitsymptome

Haut	• Blässe • livide Marmorierung der Haut • kalt-feuchte Akren und allgemeine Hypothermie • angedeutete bis ausgeprägte periphere Zyanose • kalter Schweiß
Kreislauf, Atmung, Körperfunktion	• Blutdruckabfall • Pulsbeschleunigung • Hyperventilation • Schwindel • Oligurie • Durstgefühl
Neurologische Zeichen	• Angstgefühl, Unruhe, Verwirrtheit • erweiterte Pupillen • Benommenheit bis Bewusstlosigkeit

! **Merke** Laufende Kreislaufkontrolle (Puls, Blutdruck) und klinische Beobachtung des Patienten sind unabdingbar!

Tab. 50 Schock: Stadien und Symptome

	Stadium I (kompensiert)	Stadium II (dekompensiert)	Stadium III (i.d. Regel irreversibel)
Blutdruck	↓	↓↓	↓↓↓
Herzfrequenz	↑	↑	↑–↓↓
Atemfrequenz	↑	↑↑	↑–↓↓
Bewusstseinslage	↔	↓	↓↓
Haut	blass (sept. Schock: gerötet)	blass, zyanotisch	zyanotisch

Praxistipp
Schockindex
Da die Kreislaufgrößen Puls und Blutdruck am einfachsten fass- und messbar sind, haben sie als klinische Kriterien des Schocks große Bedeutung. Jedoch ist jede dieser Größen für sich allein weniger aussagekräftig als in der Zusammenschau. Wenn sich die beiden Größen diskordant verändern, d. h. der Blutdruck sinkt und die Herzfrequenz ansteigt, dann kann man beide Größen als verlässliche Parameter des Schockgeschehens werten. Aus dieser Erkenntnis heraus wurde der sog. Schockindex formuliert. Der Quotient Puls/Blutdruck liegt normalerweise bei 0,5, steigt beim drohenden Schock auf 1 an und beträgt beim manifesten Schock um 1,5.

Diagnoseweisende Begleitsymptome

- Fieber, Schüttelfrost, trocken-warme Haut oder kalt-zyanotische Peripherie: **septischer Schock**
- Schweißausbruch, Verwirrtheit, Besserung nach Glukosegabe: **hypoglykämischer Schock**
- Insektenstich, Bluttransfusion, Atemnot, kalter Schweiß, Urtikaria: **anaphylaktischer Schock**
- Dyspnoe, Stenokardien, Tachykardie, Hypotonie: **kardiogener Schock**
- Blässe, Blutverlust, Tachykardie, flacher Puls: **hypovolämischer Schock**

Diagnostik

Anamnese

Fremdanamnese — Immer bei bewusstseinsgetrübten Patienten: Trauma, Unfallhergang, starke Blutung, Hämatemesis, Erbrechen, Durchfälle, Auffindungssituation, Hinweis auf Medikamenteneinnahme.

Symptome	Atemnot? Angina pectoris? Hustenreiz, Schmerzepisoden? Polyurie, Polydipsie, unzureichende Flüssigkeitsaufnahme, Infektionszeichen, Fieber.
Beginn	Dramatisch beim anaphylaktischen Schock.
Bekannte Vorerkrankungen	Insbes. kardiopulmonal, renal, gastroenterologisch, endokrin, neurologisch, hämatologisch; Thrombosen, Infektionen.
Medikamenteneinnahme	Gerinnungshemmer.
Intoxikation	Alkohol, Drogen, Gewerbegifte.
Nahrungsmittelunverträglichkeit	

Klinische Untersuchung

Inspektion

- Hinweise auf **Schockursache:** Schmerzlokalisation, große Gewebsschädigung (SIRS), Insektenstiche, Urtikaria, Eintrittspforten für Keime (z. B. Katheter)
- **Halsvenen:** kollabiert bei Blutung, prall gefüllt bei kardiogenem Schock

Auskultation

- Herzrhythmusstörungen, Herzgeräusche
- Bronchospastik, feuchte RGs

Weiterführende Diagnostik

- Labor: Blutbild, -gerinnung, Elektrolyte, Blutzucker, CK, TNI
- EKG, Echo
- Rö-Thorax, Sono, CT

> **! Merke** Schockzustände erfordern eine rasche Diagnostik, die stabilisierenden Behandlungsmaßnahmen laufen parallel!

Schwerhörigkeit ▸ Hörstörungen

Schwindel

Definition

Gefühl des gestörten Gleichgewichts, als ob der Boden schwanke (Schwankschwindel) oder die Umgebung sich drehe (Drehschwindel). Schwindel ist ein häufiges Symptom.

Die Körperorientierung im Raum erfolgt mittels einer laufenden Eingabe von Sinnesreizen, welche vom vestibulären Apparat im Innenohr, von den Augen und den Propriorezeptoren der Muskeln geliefert werden. Schwindel entsteht, wenn die sensorischen Sinnesreize einander widersprechen oder der Integrationsprozess in Hirnstamm oder Hirnrinde gestört ist.

Vgl. auch ▶ Synkope.

Einteilung

Da das Wort für viele verschiedene Empfindungen gebraucht wird, ist der Patient sehr genau über die Art seiner Sensationen zu befragen. Man kann Schwindel einteilen in spontanen, anfallsweise auftretenden oder Dauerschwindel, in Lage- oder Bewegungsschwindel, nach Dauer, Stärke und zeitlichem Auftreten. Nach der Herkunft kann man Schwindel einteilen in vestibulären oder systematischen und den nichtvestibulären oder diffusen Schwindel, wobei die Übergänge fließend sind.

Systematischer Schwindel Drehschwindel, Schwankschwindel, Liftschwindel. Der Patient empfindet entweder eine Scheinbewegung des eigenen Körpers oder der Umwelt, wobei häufig eine Fallneigung in einer bestimmten Richtung besteht. Fast immer ist diese Schwindelform von Übelkeit bzw. Erbrechen, Schweißausbrüchen und anderen vegetativen Symptomen begleitet. Ein systematischer Schwindel deutet stets auf eine Störung des vestibulären Systems hin.

Diffuser Schwindel Unter diesem Oberbegriff werden verschiedene Empfindungen wie Verschwommensehen, Leere im Kopf, Drehen im Kopf, Schwarzwerden vor den Augen, Flimmern vor den Augen, Anfälle momentaner körperlicher Schwäche, Übelkeitszustände, Benommenheit, nahende Ohnmacht etc. zusammengefasst. Es besteht charakteristischerweise nicht die Empfindung einer Scheinbewegung, bzw. der Patient kann diese nicht so klar präzisieren.

Ursachen

Peripherer vestibulärer Schwindel

M. Menière Erkrankung des Innenohrs mit attackenartig rezidivierenden Störungen des Hörens und der räumlichen Orientierung. Die Ursache ist unbekannt.

Labyrinthitis	Man unterscheidet eine seröse von einer eitrigen Form.
Neuronitis vestibularis	Akuter selektiver Ausfall eines N. vestibularis. Beginnt oft perakut. Die Genese ist unklar bzw. umstritten, diskutiert werden vaskuläre Störungen oder eine Virusinfektion.
Herpes zoster oticus	Neuritis des N. vestibularis durch das Zostervirus.
Labyrinthkontusion	Bei Trauma des Labyrinths.
Bewegungskrankheit	Hierbei handelt es sich um keine Erkrankung im eigentlichen Sinn, sondern um eine Übererregbarkeit des vestibulären Systems.
Paroxysmaler benigner Lageschwindel	Störung im Bereich des hinteren vertikalen Bogengangs mit Schwindel beim Lagewechsel.
Labyrinthärer Gefäßinsult	Bei einer Ischämie der A. labyrinthi.

Zentraler vestibulärer Schwindel

Multiple Sklerose	Zu Schwindel kommt es, wenn die sklerotischen Herde im Bereich des Hirnstamms auftreten.
Akustikusneurinom (Basilarisinsuffizienz)	Bevorzugt im 4. bis 5. Lebensjahrzehnt auftretender, sehr langsam wachsender Tumor im Bereich des Kleinhirnbrückenwinkels. Geht vom N. statoacusticus aus.
Transitorische ischämische Attacken	Häufigste Ursache ist ein Ischämie im Bereich der A. basilaris, seltener der A. cerebelli inf./sup. (Wallenberg-Syndrom). Vgl. auch ▶ Synkope.

! Merke Die Basilarisinsuffizienz ist die häufigste Schwindelursache des älteren Menschen.

Intoxikation	Alkohol und Barbiturate können infolge zentraler Enthemmung einen Lagenystagmus und Lageschwindel hervorrufen, der Stunden bis Tage anhält.

Nichtvestibulärer Schwindel

Zerebralsklerose	Der Schwindel ist nur gering ausgeprägt.
Zervikaler Schwindel	Durch Veränderungen im HWS-Bereich, z. B. Hyperostosen, wird bei Kopfbewegungen der Plexus sympathicus der A. vertebralis gereizt.
Okulärer Schwindel	Ursachen sind Störungen der Augenmotilität mit Doppelbildern bei Augenmuskelparese, dekompensierter

	Heterophorie oder Fusionsschwäche infolge hirnorganischer Prozesse, sedierender Medikamente, Schädel-Hirn-Trauma, Störungen der Sensorik, z. B. durch eine falsche Brille, oder Metamorphopsien infolge zentraler Netzhautveränderungen. Auch der akute Glaukomanfall geht mit Schwindel einher.
Orthostatische Dysregulation	Beim Aufstehen oder nach längerem Stehen tritt ein Schwankschwindel infolge Hypotension auf.
Hypoglykämie, Anämie, Hypovitaminosen	Man findet hierbei einen geringgradig ausgeprägten Schwankschwindel.
Temporallappenepilepsie	Im Rahmen der Aura tritt insbesondere Bewegungsschwindel auf.
Kopftrauma	Besonders bei Läsionen an Kleinhirn und Hirnstamm besteht nach Wochen bis Monaten ein Schwankschwindel, der durch Orthostase, psychische und physische Belastungen verstärkt wird.
Hyperventilationssyndrom	
Psychogener Schwindel	Die Diagnose ist oft schwierig. Meist sind durch eingehende Untersuchungen mehrerer Fachdisziplinen alle möglichen organischen Ursachen auszuschließen.

Diagnoseweisende Begleitsymptome

- ohne äußeren Anlass auftretende, Minuten bis Tage dauernde Attacken von heftigstem, systematischen Schwindel mit Fallneigung, Übelkeit, Erbrechen, Kollapssymptomatik, ein- oder beidseitigem Ohrrauschen mit Hörminderung: **Morbus Menière**

> **Praxistipp**
> Meist ist die Diagnose aufgrund der typischen klinischen Symptome leicht zu stellen. Allerdings kann die vegetative Symptomatik so sehr dominieren, dass man zunächst an eine Kreislaufstörung denkt.

- Tage bis Wochen dauernder Drehschwindel, Erbrechen, Tinnitus (Ohrklingen), evtl. Hörminderung: **Labyrinthitis, labyrinthärer Gefäßinsult**
- schlagartig einsetzender, heftiger systematischer Schwindel mit Fallneigung, Übelkeit, Erbrechen ohne weitere otologisch-neurologischen Sympto-

me; durch rasche Körper- bzw. Kopfbewegungen ausgelöster Schwindel bleibt über Wochen bestehen: **Neuronitis vestibularis**
- Drehschwindel, Ohrenschmerzen, Bläschen im Gehörgang, Erbrechen; evtl. infolge Neuritis der betroffenen Nerven Fazialisparese, Schwerhörigkeit, Trigeminusneuralgie, Schluckstörung und Bläschen im Rachen; Symptome sistieren bis zu Wochen: **Herpes zoster oticus**
- Wochen bis Monate bestehender Dauerschwindel, Lage- und Lagerungsschwindel: **Labyrinthkontusion**
- Drehschwindel, Schwankschwindel, Lageschwindel, oft als rezidivierende Attacken: **multiple Sklerose**
- Schwindel und starke vegetative Beschwerden, die bei Vibration, vertikalen Beschleunigungen etc. auftreten: **Bewegungskrankheit**
- Schwindel von ca. 30 s Dauer nach Lagewechsel: **paroxysmaler benigner Lageschwindel**
- sehr diskreter systematischer Schwindel, der durch rasche Körperbewegungen provoziert wird, progredienter Hörverlust, einseitiger Tinnitus, evtl. Trigeminus- und Fazialisparese: **Akustikusneurinom**
- kurze Schwindelattacken, ausgelöst durch Positionswechsel oder HWS-Bewegungen, Hirnstammsymptome, flüchtige Sehstörungen, Kopfschmerzen bds. okzipital: **TIA**
- paroxysmale Schwindelanfälle mit Herzklopfen, Flimmern vor den Augen, transitorischem Visusverlust: Karotissinus-Syndrom
- nur gering ausgeprägter Schwindel, Taumeligkeit, Gangunsicherheit: **Zerebralsklerose**
- Sekunden anhaltender Drehschwindel bei Kopfbewegungen: **zervikaler Schwindel**
- Schwankschwindel mit Klagen über Unsicherheit, Taumeligsein; Hin- und Herschwanken, insbesondere beim Gehen, evtl. Stürze (ohne Verletzungen!); evtl. vegetative Symptome (Blässe, Kollapsneigung, Pulsbeschleunigung, Schweißausbrüche, Übelkeit): **psychisch bedingter Schwindel**

Diagnostik

Anamnese

Schwindelanalyse

- möglichst genaue Beschreibung des Schwindels und Einordnung in die Kategorien systematisch oder diffus. Für Ersteren spricht Dreh-, Schwank- oder Liftschwindel, für Letzteren ein Gefühl der Unsicherheit beim Stehen oder Sitzen, des Torkelns, des Taumelns.

- Dauerschwindel oder Schwindelattacken? Auslösende Situationen wie z. B. Lagewechsel, Kopfbewegungen, opulente Mahlzeiten?
- Gang- und Standunsicherheit?
- Stürze mit oder ohne Bewusstseinsverlust?

Begleitsymptome

- vegetative Symptome wie Schweißausbruch, Übelkeit, Erbrechen, Doppeltsehen, Angstgefühle, Parästhesien, Hörstörung, Tinnitus etc.
- andere neurologische Symptome wie Schluckstörungen, Dysarthrie, Lähmungen, Sensibilitätsstörungen, Amnesie?
- Schwindel bei körperlicher Belastung, Atemnot, im Rahmen von Herzbeschwerden?

Medikamentenanamnese

Klinische Untersuchung

- sorgfältige internistische und neurologische Untersuchung
- Blutdruck, Gefäßstatus, Puls

Nystagmusprüfung: Man beobachtet die Augen in Mittelstellung und in den vier Hauptblickrichtungen. Die Benennung erfolgt nach der schnellen Phase.

Stand- oder Gangunsicherheit: Bei offenen und geschlossenen Augen; Romberg-Versuch, Seiltänzergang, Tretversuch etc.

Vgl. auch ▶ Gangstörungen.

Hörprüfung

Prüfung anderer Hirnnerven: Fazialis, Augenmotilität, Trigeminus.

Labor

- CRP/BSG
- Blutbild
- Liquor

Weiterführende Untersuchungen

- otologische, augenärztliche und/oder neurologische Fachuntersuchung
- CCT, MRT
- Doppler-Sonografie der Gefäße, Angiografie

Praxistipp
Diagnostisches Vorgehen bei ausgewählten Krankheitsbildern:

Labyrinthitis
Anamnese, Hörprüfung, Röntgenaufnahme nach Stenvers

Neuronitis vestibularis
- keine neurologischen Herdsymptome
- Nystagmusprüfung: in der akuten Phase richtungsbestimmter Spontannystagmus mit Fallneigung zur Seite der langsamen Nystagmusphase
- otologische Untersuchung: einseitige vestibuläre Untererregbarkeit bei normalem Audiogramm
- Röntgenaufnahmen: unauffällig

Akustikusneurinom
Jeder Patient mit einseitigem Ohrrauschen oder Hörverlust muss eingehend otologisch untersucht werden, da im Frühstadium nur eine sehr spezialisierte Untersuchung Schäden des N. statoacusticus aufdecken kann.

TIA
Doppler-Sonografie, Angiografie, seitenvergleichende Blutdruckmessung zur Erfassung eines Subclavian-Steal-Syndroms

Schwitzen

Definition

Die Abgabe von Schweiß über die ekkrinen und apokrinen Schweißdrüsen der Haut kann physiologisch oder pathologisch vermehrt oder vermindert, die Zusammensetzung des Schweißes verändert sein. Abnorme Schweißsekretion kann lokal oder generalisiert auftreten und auch durch vermehrte Wärmeempfindlichkeit verursacht sein.

! Merke Die Stärke der Schweißsekretion ist individuell verschieden und kann durch innere wie äußere Einflüsse verändert werden.

Hyperhidrosis
Gesteigerte Schweißabsonderung. Inadäquat zu Außentemperatur und/oder seelischer oder körperlicher Belastung. Bei Fieber vermehrtes Schwitzen im Fieberabfall (analog Frösteln im Fieberanstieg).

Asymmetrische Hyperhidrosis
Zeichen nervaler Störungen. Zum Beispiel kompensatorische Hyperhidrosis bei Ausfall der Schweißsekretion in anderen Gebieten.

Gustatorisches Schwitzen	Schwitzen an Lippen, Stirn und Nase nach Genuss bestimmter Nahrungsmittel. In gewissem Rahmen physiologisch; es kann aber auch eine Schädigung autonomer Nervenfasern im Bereich der Parotis nach Entzündung oder Operation zugrunde liegen.
Nachtschweiß	Oft Hinweis auf subfebrile Temperaturen.

Praxistipp
Neu aufgetretener Nachtschweiß sollte Anlass zur Infektions- oder Tumorsuche sein!

Ursachen

Ursachen ohne primären Krankheitswert
- Klimakterium
- vegetative Dystonie
- emotionale Erregung
- intensive geistige Tätigkeit
- Adipositas
- verschiedene Gewürze

Entzündungen
- Pneumonie
- Tuberkulose
- Endocarditis lenta
- akutes rheumatisches Fieber
- Brucellose
- HIV-Infektion

Endokrin
- Hyperthyreose
- Phäochromozytom
- Karzinoidsyndrom
- hypoglykämischer Schock
- Insulinom

Neoplasien
- Morbus Hodgkin
- chronische myeloische Leukämie
- Sarkom
- Hypernephrom
- primäres Leberkarzinom

Kardiovaskulär
- Schock
- Herzinfarkt
- akute Hochdruckkrise
- Lungenembolie
- Linksherzinsuffizienz

Weitere Ursachen
- Fieber
- Dumpingsyndrom

- akute Hämolyse
- Delirium tremens
- Entzugssyndrom bei Sucht
- Fruktoseintoleranzsyndrom
- Schlafapnoe

Diagnoseweisende Begleitsymptome

- rotes Gesicht, Hitzewallungen: ▶ **Flush**
- Schwitzen an Handtellern, Axillen: **Hyperhidrosis emotionalis**
- Nachtschweiß, Gewichtsverlust: B-Symptomatik **maligner Prozesse, Tbc**
- Lymphknotenschwellungen: **maligne oder entzündliche Prozesse**
- Struma, Tremor, Schlafstörungen, Nervosität: **Hyperthyreose**
- ältere Frauen, vegetative Symptome (Hitzewallungen, Flush, Schweißausbrüche, Schwindel, Blutdrucklabilität, Migräne, Herzklopfen, Ohrensausen), endokrines Psychosyndrom (Stimmungsschwankungen, Depression, Antriebsstörungen, Nervosität, nachlassende Leistungsfähigkeit), somatische Begleiterkrankungen (Osteoporose, Gelenkerkrankungen, Adipositas), Menometrorrhagien: **Klimakterium**

Diagnostik

Anamnese

- auslösende Situation wie Anstrengung, Erregung, Essen
- Auftreten der Schweißausbrüche generalisiert oder lokalisiert (Achseln, Hände, Gesicht, Füße)
- Nachtschweiß
- ▶ Fieber
- ▶ Gewichtsverlust/Untergewicht
- Zyklusanamnese
- Medikamentenanamnese

Klinische Untersuchung

- Exophthalmus, Tremor, Struma **(Hyperthyreose)**
- Lymphknotenstatus
- Herz-Kreislauf-Diagnostik

Labor

- Blutbild
- CRP/BSG

- TSH basal
- Blutzucker

Weiterführende Untersuchungen

- Sonografie
- bei Nachtschweiß ohne Hinweis auf konsumierende Erkrankung: Schlafapnoe-Screening

Sehstörungen

Definition

Plötzlich oder schleichend einsetzende, ein- oder beidseitige Einschränkung bzw. Verlust des Sehvermögens.

Formen

Amaurose	Blindheit.
Hyperopie	Synonym Hypermetropie = Weitsichtigkeit. Parallel laufende Strahlen werden hinter der Netzhaut vereint. Meist infolge Kurzbau des Auges, seltener Brechungsfehler.
Myopie	Kurzsichtigkeit. Parallel einfallende Strahlen werden vor der Netzhaut vereinigt, weil entweder der Bulbus zu lang ist oder die Strahlen zu stark gebrochen werden.
Presbyopie	Altersbedingte Weitsichtigkeit. Das Nahsehen wird durch Nachlassen der Akkommodationsfähigkeit erschwert, der Nahpunkt rückt immer weiter in die Ferne.
Mouches volantes	Wahrnehmung dunkler Punkte, die sich bei Blickbewegungen mitbewegen. Typisch für Glaskörpertrübungen.
Photopsie	Wahrnehmung von Funken, Blitzen und feurigen Ringen. Bei Netzhautablösung.
Metamorphopsie	Verzerrtsehen, besonders in der Nähe. Bei Makulaerkrankungen.
Diplopie	Doppelbildwahrnehmungen. Typisch für Augenmuskellähmungen.
Hemeralopie	Tagblindheit. Herabsetzung des Sehvermögens bei hellem Licht. Wird v. a. im dtsch. Sprachraum fälschlicherweise als Synonym für Nachtblindheit verwendet.

Nykteralopie	Nachtblindheit. Stark herabgesetzte Fähigkeit des Auges zur Dunkelanpassung (d.h. Dämmerungsamblyopie) infolge gestörter Funktion oder völligen Ausfalls des Stäbchenapparats der Netzhaut.
Gesichtsfeldausfälle	**Hemianopsie** Halbseitenblindheit. **Skotom** Anhaltende Verdunkelung an einer umschriebenen Stelle des Gesichtsfelds, z. B. zentrales Skotom bei Makulaschäden, bogenförmige Skotome bei Glaukom etc.
Schleier- oder Nebelsehen	Bei akutem Glaukom, Iritis, retrobulbärer Neuritis.
Plötzlich aufgetretener dichter Schleier	Glaskörpertrübung.
Plötzliche Lesestörung ohne Akkommodationsstörung	Weist auf zerebrale Durchblutungsstörung oder Tumor hin.

Merke Das plötzliche Auftreten von Sehstörungen ist ein Notfall mit Indikation zur sofortigen Einweisung in eine Augenklinik!

Ursachen und Begleitsymptome

Plötzlich auftretende Sehstörungen

Trauma	Fraktur des Canalis opticus (Aufnahme nach Rhese!).
Karotisverschlüsse, Arteriitis temporalis	Amaurosis fugax bis hin zum dauernden Visusverlust.
Netzhautzentralarterienverschluss	• einseitige, plötzliche Erblindung ohne Schmerzen, amaurotische Pupillenstarre • Netzhaut milchig verfärbt mit kirschrotem Fleck im Makulabereich • Arterien fadendünn
Netzhautzentralvenenthrombose	• plötzliche starke Sehverschlechterung ohne Schmerzen • Papillenödem, Netzhautödem und -blutungen, stark gestaute Venen
Neuritis N. optici (Papillitis oder Neuritis retrobulbaris)	• plötzliche, meist hochgradige Sehverschlechterung (Zentralskotom), cave MS!

	• Neuritis retrobulbaris: Schmerzen hinter dem Auge, Bewegungs- und Repulsionsschmerz; Papille unauffällig • Papillitis: verwaschene, leicht prominente Papille
Netzhaut-, Aderhaut- und Glaskörperblutungen	• plötzliche Sehverschlechterung ohne Schmerzen • typischer Fundusbefund bzw. kein Funduseinblick
Akutes Glaukom	• plötzlich auftretende, bis zur Unerträglichkeit starke Schmerzen, die häufig in die Umgebung des Auges ausstrahlen oder dorthin lokalisiert werden • oft Übelkeit, manchmal Erbrechen • meist hochgradige Sehverschlechterung, in der Regel einseitig • Nebelsehen, Regenbogenfarben um Lichtquellen • starke gemischte Injektion infolge oberflächlicher Gefäßstauung • Hornhaut hauchig getrübt, Oberfläche matt bei herabgesetzter Sensibilität (Epithelödem) • Pupille weit, oft entrundet, lichtstarr, Augapfel palpatorisch steinhart
Netzhautablösung	• keine Schmerzen • Frühsymptome: Blitz- und Funkensehen, „Rußregen" • später zunehmender Schatten oder Vorhang, der sich vor das Auge schiebt • schließlich Verzerrtsehen und hochgradige Sehverschlechterung
Iritis	• dumpfer Schmerz in oder hinter dem Auge, der beim Blick in die Nähe zunimmt • Sehverschlechterung besonders für das Nahsehen • leichte Ptosis, gemischte konjunktivale Injektion, Lichtscheu, enge Pupille

Allmählich auftretende Sehstörungen

Kompression des N. opticus	Durch einen raumfordernden Prozess (Tumor, Karotisaneurysma). Langsam fortschreitender Visusabfall, Gesichtsfeldausfälle, Optikusatrophie.
Optikusgliom	Allmählicher Visusausfall mit Ausweitung des Canalis opticus und evtl. Protrusio bulbi.
Stauungspapille	Innerhalb von Wochen bis Monaten zunehmender Visusabfall, daneben aber auch amblyope Attacken mit vorübergehender Erblindung.

Chronisches Glaukom	Fast immer doppelseitig, meist keine Beschwerden, wird daher oft nur zufällig entdeckt, z. B. bei Bestimmung der Lesebrille. Erhöhung des Augeninnendrucks, dadurch Sehnervenatrophie mit glaukomatöser Papillenexkavation und typischen Gesichtsfeldausfällen.
Katarakt	Keine Schmerzen, zunehmende Sehverschlechterung wie durch einen Schleier, vermehrte Blendbarkeit. Graue oder weißliche Pupille.
Makuladegeneration	Meist beidseits. Zunächst Verzerrtsehen (Metamorphopsie), dann fortschreitende Abnahme der zentralen Sehschärfe.
Akkommodationsstörungen	• Akkommodationskrampf • Erzeugt eine Scheinmyopie mit guter Nah- und schlechter Fernsicht. Bei Traumen, schlechter Brillenkorrektur, durch Miotika, hysterisch. • Akkommodationslähmung • Extreme Mydriasis, z. B. durch Mydriatika verursacht.
Asthenopie	Schwachsichtigkeit. Schweregefühl der Lider, Jucken, Brennen, rasche Ermüdbarkeit, Verschwommensehen, dumpfe Augenschmerzen, besonders bei Naharbeit, Kopfschmerzen, zeitweise Doppeltsehen. **Dioptrische Asthenopie** Bei Brechungsfehlern. **Artifizielle Asthenopie** Durch fehlerhafte Brillenkorrektur. **Muskuläre Asthenopie** Infolge gestörten Augenmuskelgleichgewichts. **Nervöse Asthenopie** Rein funktionelle Störung bei unauffälligem Befund.

Diagnoseweisende Begleitsymptome

(▶ Tab. 51).

Tab. 51 Sehstörungen: differenzialdiagnostische Überlegungen (nach Banda-Jonas)

Symptom		Krankheit
rotes Auge	mit Absonderung	Konjunktivitis, Blepharitis, Allergie, Dakryozystitis
	ohne Absonderung, mit Schmerzen	trockenes Auge und Blepharitis (geringfügige Schmerzen), Fremdkörper, Keratitis superficialis punctata (nach Skifahren oder unter Sonnenbank), Iritis

Tab. 51 Sehstörungen: differenzialdiagnostische Überlegungen (nach Banda-Jonas) *(Forts.)*

Symptom		**Krankheit**
Photophobie	ohne Absonderung, ohne Schmerzen rotes Auge	Hyposphagma, Blepharitis, Pterygium, Erosio corneae, Iritis, Konjunktivitis
	kein Augenbefund	Neurologisches: Migräne, Meningitis, Subarachnoidalhämorrhagie, Trigeminusneuralgie
Blitze		Amotio retinae, Migraine ophthalmique, bei plötzlichen Augenbewegungen (Glaskörper-Netzhauttraktion)
Diplopie	monokular	Katarakt, Bikorie, Subluxatio lentis
	binokular	Dekompensation einer Phorie, Myasthenia gravis, Paralyse des III., IV. oder VI. Hirnnervs, Schilddrüsendysfunktion
Punkte vor Augen	monokular (Rußregen)	Netzhautriss, Amotio retinae
	binokular	hintere GK-Abhebung, GK-Blutung
tränendes Auge	mit Schmerzen	Fremdkörper im Auge, Glaukomanfall, Iritis, Konjunktivitis
	ohne Schmerzen oder geringfügige Schmerzen	trockenes Auge, Tränenwegsokklusion, Ektropien
Visusverlust (plötzlich, ohne Schmerzen)	kurz (weniger als 24 Stunden)	wenige Minuten (Amaurosis fugax: Karotisstenose oder Herzklappen als streuende Emboliequelle)
	mehr als 24 Stunden	Papillenapoplexie, Zentralarterienverschluss, Zentralvenenverschluss (Patient merkt es meistens morgens beim Aufstehen)
	langsam, progressiv	Amotio retinae (Patient beschreibt einen herunterfallenden Vorhang oder hochwachsende Wand), Glaskörperblutung (Netzhautriss, diabetische Retinopathie)
	mit Schmerzen	Glaukomanfall Uveitis
Nachtblindheit		Retinopathia pigmentosa

Hintergrund

Trockenes Auge/Keratoconjunctivitis sicca

Normale Tränenproduktion
- Umweltfaktoren (Klimaanlage, Rauchen, PC-Arbeit)
- Dysfunktion der Meibom-Drüsen, Rosazea
- Tragen von Kontaktlinsen
- inkompletter Lidschluss

Eingeschränkte Tränenproduktion
- medikamenteninduziert: Anticholinergika, Antihistaminika, trizyklische Antidepressiva, Diuretika
- altersbedingt
- Zustand nach Bestrahlung Kopf/Hals
- chronische Virusinfektion (HCV, HIV)
- Sarkoidose, Lymphom
- Sjögren (primär und sekundär)

Diagnostik

Anamnese

- möglichst genaue Beschreibung der Sehstörung, ihrer zeitlichen Entwicklung und weiterer Begleitsymptome
- Vorerkrankungen, Traumata, hormonelle Störungen
- Medikamenteneinnahme
- Familienanamnese

Klinische Untersuchung

Internistische und neurologische Untersuchung

Untersuchung der Augen
- **Inspektion:** Pupillenweite und -reaktion, Hornhaut, Bindehaut, Bulbuslage (Exophthalmus), Tränenwege, Lidstellung, Rötung, Nystagmus, Augenbeweglichkeit
- **Visusprüfung:** für jedes Auge extra, das andere wird verdeckt; vorgehaltene Gegenstände, Sehprobetafeln, Handbewegungen, Licht
- **Ophthalmoskopie:** Beurteilung des Augenhintergrunds (Papille, Makula, Gefäße, Retina)

Labor

- CRP/BSG, Blutbild, Gerinnung
- Blutzucker, Elektrolyte, Serologie
- Liquordiagnostik

Weiterführende Untersuchungen

- Augendruckmessung, Funduskopie, Gesichtsfeld u. a. augenärztliche Spezialuntersuchungen
- EKG, Langzeit-EKG
- Doppler-/Duplexsonografie der hirnversorgenden Gefäße
- MRT, CCT, Angiografie

! Merke Die häufigsten Ursachen für Erblindung in den westlichen Industrienationen sind:
- altersbedingte Makuladegeneration
- Glaukom (grüner Star)
- diabetische Retinopathie

Sensibilitätsstörungen

Definition

- Unter Sensibilität versteht man jene bewussten Wahrnehmungen, welche von Haut, Unterhaut, Gelenken und Eingeweiden zum Zentralorgan weitergeleitet werden.
- **Oberflächensensibilität:** Berührungsempfindung, Schmerzempfindung, Temperaturempfindung, Zwei-Punkt-Diskrimination
- **Tiefensensibilität:** Bewegungsempfindung, Vibrationsempfindung

Anatomie und Physiologie

Die sensiblen Leitungsbahnen liegen im Bereich der hinteren Wurzeln des Rückenmarks und bestehen aus drei Neuronen:

1. Neuron — Peripherer Nerv, der von den verschiedenen sensiblen Endapparaten in Haut, Schleimhaut, Faszien, Bändern, Sehnen, Muskeln und Gelenken zum Spinalganglion zieht.

2. Neuron — Liegt entweder im Hinterhorn oder in der Medulla oblongata (Kerne des Goll- und Burdach-Strangs). Die Weiterleitung erfolgt je nach der Leistungsstufe. Ziel sind Thalamus und Kleinhirn.
   - **protopathische Sensibilität:** vermittelt über die Vorderseitenstrangbahnen Schmerz, gröbere Druck- und Temperaturempfindungen

	• **epikritische Sensibilität:** vermittelt über das Hinterstrangsystem feine Berührungs- und Temperaturempfindungen, Stellungs-, Bewegungs- und Kraftempfindungen; kognitive Funktionen
3. Neuron	Verschaltung auf bestimmte Zentren der Großhirnrinde.

Formen von Sensibilitätsstörungen

Parästhesie	Spontanes Kribbeln (Ameisenlaufen).
Neuralgie	Anfallsartiges Auftreten brennender oder reißender Schmerzen (▶ Neuralgie).
Kausalgie	Brennende Schmerzen in einer Extremität nach Nervenverletzung (meist N. tibialis, N. medianus).
Hyperpathie	Schmerzreaktion auf Berührungsreize.
Dysästhesie	Qualitative Sensibilitätsstörung. Reize werden als anders und unangenehm empfunden (Berührung statt Schmerz).
Phantomschmerz	Schmerzempfindung in einem amputierten oder seit Geburt nicht vorhandenen Glied.

Ursachen

Bereich der Großhirnhemisphären	• raumfordernde Prozesse • vaskulärer zerebraler Insult • Meningitiden, parasitäre Erkrankungen • fokale Epilepsie
Im Hirnstamm	• Gefäßverschlüsse • Blutungen • multiple Sklerose • Tumoren
Im Rückenmark	• Trauma • Querschnittsmyelitis • multiple Sklerose • Syringomyelie • Tumoren (Neurinome, Meningeome, Wirbelmetastasen) • Diskushernie • Spondylitis (tuberkulös, unspezifisch) • funikuläre Myelose
Polyradikulitis/ Polyneuritis	

Plexusschädigung oder Läsion eines peripheren Nerven	• traumatisch (häufigste Ursache) • mechanische Kompression, z. B. Druckschädigung des N. ulnaris, Tumorkompression des Armplexus bei Pancoast-Tumor, M. Hodgkin
▶ Neuralgie	
Restless-Legs-Syndrom, Brachialgia paraesthetica, Meralgia paraesthetica	▶ Extremitätenschmerz.

Diagnoseweisende Begleitsymptome

- quälendes Unruhegefühl, bevorzugt in der Wadengegend, nächtliches Auftreten: **Restless-Legs-Syndrom**
- Hypästhesie, Schmerzen an der Außenseite des Oberschenkels: **Meralgia paraesthetica** (Irritation N. cut. fem. lat.)
- strumpf- oder handschuhförmige Ausfälle: **Polyneuropathie**
- Reflexabschwächungen oder -ausfälle: **periphere Nervenläsion**
- Pulslosigkeit, kalte Extremität: **arterielle Durchblutungsstörung** (▶ Pulslose Extremität)
- plötzlich auftretender Lumbalschmerz mit Bewegungsbehinderung: **Bandscheibenprolaps (Rückenschmerzen)**
- Zungenbrennen, hyperchrome Anämie, gestörte Tiefensensibilität: **funikuläre Myelose**
- herabgesetzte Schmerz- und Temperatur-, ungestörte Berührungsempfindung: **Syringomyelie**
- Doppelbilder, Schwindel, Tremor, pathologische Reflexe: **multiple Sklerose**

Diagnostik

Anamnese

- möglichst genaue Beschreibung der Sensibilitätsstörung. Parästhesien? Motorische Unruhe?
- Beginn plötzlich (z. B. nach Trauma) oder schleichend?
- Auftreten dauernd oder wechselnd?
- Trauma erinnerlich? Vorerkrankungen, Stoffwechselstörungen?

- Begleitsymptome
- Intoxikationen, Alkoholabusus

Klinische Untersuchung

- Zuordnung der Störungen zum peripheren oder radikulären Versorgungsgebiet
- Reflexstatus
- Inspektion: trophische Störungen, alte Narben

Praxistipp
Methoden zur Prüfung von Sensibilitätsstörungen

Schmerzempfindung
Die Schmerzempfindung wird mit einer Nadelspitze geprüft, wobei man möglichst auf Beibehaltung einer gleichen Stärke des Reizes im Hinblick auf den Seitenvergleich achten soll.

Berührungsempfindung
Die Berührungsempfindung wird mit einem feinen Wattebausch oder einem feinen Pinsel geprüft. Während bei einer derartigen Berührung die in der Haut selbst gelegenen Nervenendigungen erregt werden, lassen sich durch Berührung mit der Fingerkuppe auch tiefer gelegene sensible Organe im Sinn einer Druckempfindung differenzieren.

Temperaturempfindung
Die Prüfung der Temperaturempfindung hat Wärme- und Kälteempfindung zu berücksichtigen. Es muss deutlich mit überschwelligen Reizen, aber mit nicht zu starken Wärme- oder Kälteunterschieden geprüft werden. Man verwendet zwei Reagenzgläser, die mit kaltem und warmem Wasser gefüllt sind.

Bewegungsempfindung
Die Prüfung der Bewegungsempfindung erfolgt durch passives Bewegen einzelner Gelenke (im Allgemeinen Finger- und Zehengelenke), wobei darauf zu achten ist, dass der Patient auf die Bewegungsrichtung nicht durch Druckempfindung schließen kann. Es ist deshalb zweckmäßig, die Gelenke seitlich, nicht von oben und unten anzufassen. Der Patient hält die Augen geschlossen und gibt jeweils an, in welche Richtung (oben – unten) das Gelenk bewegt wurde.

Lageempfindung
Der Patient wird aufgefordert, mit der gegenseitigen Extremität eine vom Untersucher an der anderen Extremität vorgegebene Haltung nachzuahmen.

Vibrationsempfindung
Die Vibrationsempfindung wird mit Hilfe einer Stimmgabel geprüft, welche – nach Anschlagen – auf einen Knochen (Malleolus externus, Schienbein, Großzehe, große Gelenke) aufgesetzt wird. Der Patient wird nach Erkennen des Schwirrens, Vibrierens befragt (geschlossene Augen!).

S

Räumliches Unterscheidungsvermögen
Das räumliche Unterscheidungsvermögen kann auf zwei Arten geprüft werden. Bei geschlossenen Augen soll der Patient auf die Haut geschriebene Ziffern erkennen können. Man kann auch die beiden stumpfen Enden eines Tastzirkels benutzen, welche gleichzeitig auf die Haut aufgesetzt werden, wobei der Patient angeben muss, ob er beide Enden wahrnimmt.

Tasterkennen (Stereognosie)
Das Tasterkennen wird geprüft, indem man den Patienten auffordert, bei geschlossenen Augen Form und Beschaffenheit von Gegenständen zu bezeichnen bzw. zu beschreiben (Bleistift, Holzspatel, Sicherheitsnadel, Geldstück etc.).

Labor

- CRP, Blutbild
- Blutzucker
- Serologie
- Liquoruntersuchungen

Weiterführende Untersuchungen

- EMG
- Röntgen/CT-WS
- Myelografie
- CCT
- Duplex-, Doppler-Sonografie, Angiografie
- EEG
- Schilling-Test (Vitamin-B_{12}-Mangel)

Skelettdeformitäten

Deformitäten im Bereich des Schädels

Mikrozephalie

Im Vergleich zur Größe der übrigen Körperteile sind Umfang und Inhalt des Schädels pathologisch verkleinert.

Ursachen

Unterentwicklung des Gehirns durch intrauterine Infektionen. Sekundärer Hirnschwund durch prä-, perioder postnatale Hirnerkrankungen. Vorzeitige Verknöcherung der Schädelnähte. Primäre familiäre Mikrozephalie ohne erkennbare Ursache.

Makrozephalie

Im Vergleich zu den übrigen Körperproportionen ist der Schädelumfang pathologisch vergrößert.

Ursachen — Primäre familiäre Makrozephalie (von Geburt an vorhanden, keine Intelligenzstörung), Megazephalus (bes. bei Frühgeborenen auftretende Übergröße des Schädels, die sich bis zum 3. Lebensjahr ausgleicht), Hydrozephalus (s. u.).

Hydrozephalus

Erweiterung der Liquorräume auf Kosten der Hirnsubstanz durch vermehrte Ansammlung von Liquor cerebrospinalis. Starkes Missverhältnis zwischen Gesichts- und Hirnschädel, Zunahme des Kopfumfangs, Sonnenuntergangsphänomen (Pupille wird teilweise vom Unterlid bedeckt) sowie Symptome des erhöhten Liquorinnendrucks (z. B. Kopfschmerzen, Erbrechen, Stauungspapille).

Ursachen — Pränatale Infektion (z. B. Toxoplasmose), Hirnfehlbildung, Meningitis.

Kraniostenosen

Einengung des Schädelraums infolge vorzeitigen Verschlusses oder angeborener Aplasie einer oder mehrerer Schädelnähte. Man findet oft eine familiäre Häufung und Kombination mit anderen Skelettmissbildungen. Abhängig von der jeweils betroffenen Naht entstehen relativ typische Schädelformen:

Abnormer Langschädel — Dolichozephalie. Entsteht, wenn der Schädel aufgrund einer Synostose der Pfeilnaht nicht nach der Seite wachsen kann. Diese Form liegt in mehr als 50 % der Fälle vor.

Abnorm kurzer Schädel — Brachyzephalie. Bei vorzeitiger Verknöcherung der Kranznaht.

Turmschädel — Oxy- oder Akrozephalie. Bei kombinierter Verknöcherung von Pfeil- und Kranznaht.

Ossärer Mikrozephalus — Vorzeitiger Verschluss aller Schädelnähte.

Paget-Krankheit (Ostitis deformans)

Führt zu starken Knochenwucherungen der Stirnhöcker („der Mann mit dem zu kleinen Hut").

Gummen

Die durch Syphilis verursachten Gummen des Gesichtsschädels können zu gigantischen Veränderungen führen: Zerstörung des Skeletts, z. B. der Nase bei tertiärer Lues, ähnliche Zerstörungen auch bei Basaliomen und bösartigen Hauttumoren.

Akromegalie

Vergrößerung der Körperspitzen durch Überfunktion der Hypophyse (zu starke Sekretion von STH); ▶ Akromegalie.

Deformitäten im Bereich der Wirbelsäule

Spina bifida

Dorsale Schlussstörung der Wirbelsäule in einem fest umschriebenen Bereich, die mit einem fehlenden Schluss des Neuralrohrs verbunden sein kann. Die genauen Ursachen dieser Hemmungsfehlbildung sind nicht bekannt, in einem Teil der Fälle findet man familiäre Häufung. Häufigste Lokalisation ist der lumbosakrale Bereich.

Haltungs- und Formabweichungen der Wirbelsäule

Schlechte Haltung

Zwischen den Extremen einer guten und krankhaften Haltung gibt es alle möglichen Übergänge, die man als schlechte Haltung bezeichnet.

Flacher Rücken

Beim flachen Rücken hat die Wirbelsäule ihre physiologischen Krümmungen verloren. Das Becken steht steil, der Rücken ist abgeflacht.

Ursachen — Angeboren oder erworben. Bei den erworbenen Ursachen stehen Rachitis und Lähmungen im Vordergrund.

Symptome — In der Jugend sind die Patienten meist beschwerdefrei. Im späteren Alter machen sich verstärkt Schmerzen infolge frühzeitiger degenerativer Erscheinungen bemerkbar.

Runder Rücken

Kyphotische Einstellung der ganzen Wirbelsäule (▶ Abb. 9).

Ursachen — Anlagestörung (familiärer Rundrücken) oder Insuffizienz des Stützgewebes (Alterskyphose).

Symptome — Schmerzen durch Myogelosen und frühzeitige degenerative Veränderungen.

Hohlrunder Rücken

Beim hohlrunden Rücken sind die physiologischen Krümmungen der Wirbelsäule, insbesondere im Brust- und Lendenwirbelsäulenbereich verstärkt.

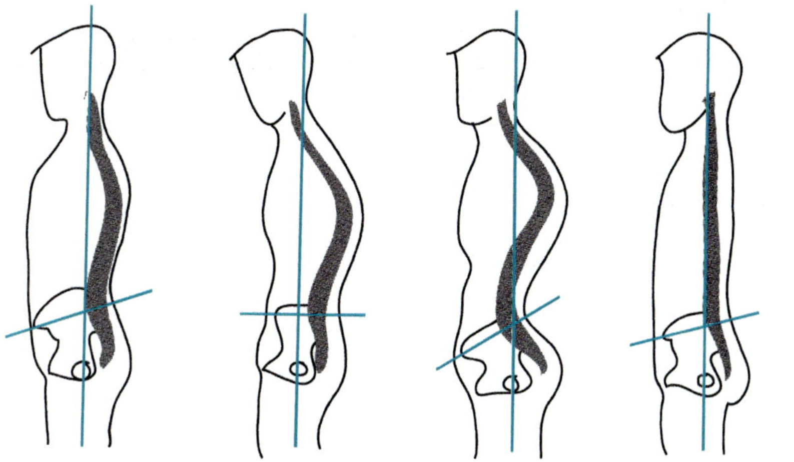

Abb. 9 Skelettdeformitäten: schematische Darstellung der Haltungsanomalien. [S154]

Ursachen

Immer liegt dem hohlrunden Rücken eine zu starke Beckenneigung zugrunde. Diese kann entstehen durch eine angeborene Formveränderung des 5. Lendenwirbels, durch eine Rückwärtsverlagerung der Hüftgelenkspfannen oder durch eine beschränkte Steckfähigkeit in den Hüftgelenken.

Symptome

Besonders nach Anstrengungen treten Rückenschmerzen auf, die mit zunehmendem Alter verstärkt in Erscheinung treten.

Pathologische Haltungsabweichungen

Kyphose

Fixierter Rundrücken mit Verstärkung der physiologischen Kyphose der BWS.

Ursachen

- **kongenital:** Wirbelfehlbildungen
- **rachitisch:** Knochenerweichung (Sitzbuckel des Kleinkinds), Bindegewebsschwäche und allgemeine Muskelschlaffheit
- **juvenil:** Adoleszentenkyphose (Scheuermann)
- **senil:** hochsitzender Altersrundrücken mit Keil- und Fischwirbelbildung im oberen und mittleren Brustwirbelsäulenabschnitt bei Osteoporose

Skoliose

Dauernde seitliche Rückenverbiegung (▶ Abb. 10).

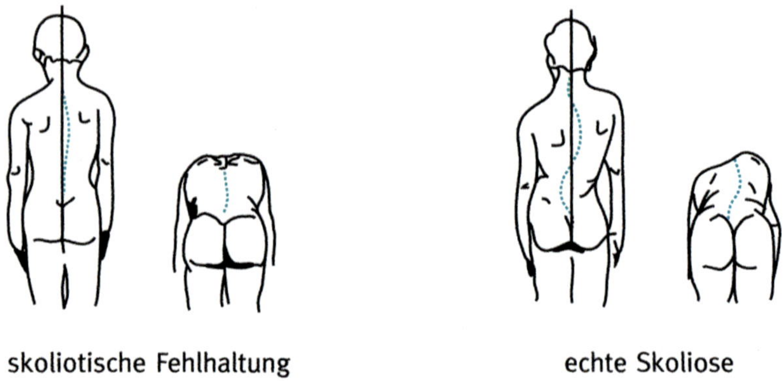

Abb. 10 Skelettdeformitäten: vergleichende Prüfung von Seitabweichungen der Wirbelsäule (nach Leger-Nagel) [L252].

Ursachen

Idiopathische Skoliose
90 % der Skoliosen sind sogenannte idiopathische Skoliosen, deren Herkunft noch unbekannt ist.

Angeborene Skoliose
Den angeborenen Skoliosen liegt gewöhnlich eine Fehlbildung einzelner Wirbel oder größerer Teile der Wirbelsäule, des Kreuzbeins oder der Rippen zugrunde. Missgebildet kann auch die Muskulatur sein. Treffen mehrere Faktoren zusammen, kann das entstehende klinische Bild sehr vielgestaltig erscheinen. Gewöhnlich nimmt die Deformität mit dem Wachstum zu. Sie kann extreme Grade erreichen. Oft liegen gleichzeitig schwere Brustkorbdeformitäten vor.

Statische bzw. kompensatorische Skoliose
Statische Skoliosen beruhen meist auf einer Beckenschiefstellung, die entweder angeboren sein kann (Verkürzung eines Beins) oder erworben (Poliomyelitis, Zerstörung der Wachstumsfugen, Fehlstellung der Beingelenke).

Muskuläre oder neurogene Skoliose
Führen Lähmungen zu einer Störung des Gleichgewichts der auf beiden Seiten der Wirbelsäule liegenden Muskulatur, kommt es zu einer Skoliose. Lähmungen sind meist durch eine Poliomyelitis bedingt.

Narbenskoliose
Durch einseitige pleuritische Schwarten vor allem nach Pleuraemphysemen oder nach thoraxchirurgischen Eingriffen.

Traumatische oder Destruktionsskoliose
Durch verschobene Wirbelkörperbrüche, Entzündungen.

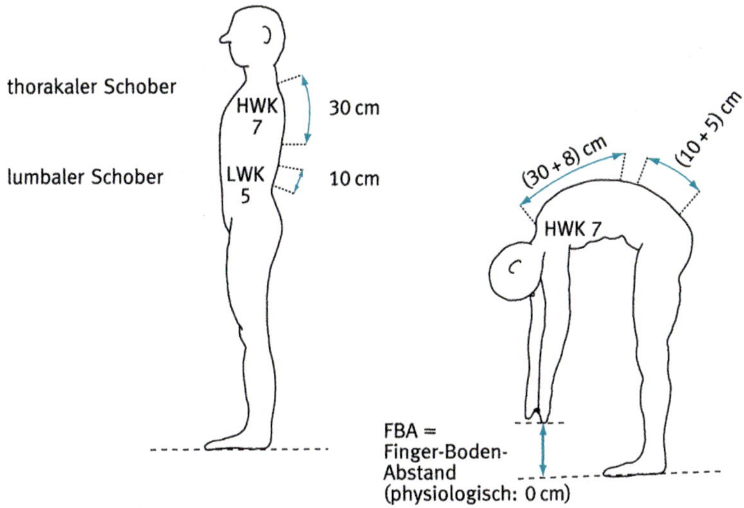

Abb. 11 Skelettdeformitäten: schematische Darstellung von thorakalem und lumbalem Schober und deren Fixpunkten HWK sowie des Finger-Boden-Abstands.

Diagnostische Methoden (▶ Abb. 11)

Deformitäten im Bereich der Brust

Trichterbrust

Trichterförmige Einziehung des Brustbeins und der benachbarten Rippenstücke.

Ursachen	Angeboren, früher oft Rachitis.
Symptome	Nur in schweren Fällen. Dann kann es zu Störungen von Kreislauf und Atmung infolge der Einengung des Mediastinums kommen.

Kielbrust (Hühnerbrust)

Kielartiges Vorspringen des Brustbeins, häufig vergesellschaftet mit Wirbelsäulenverbiegungen.

Ursachen	Angeboren, früher oft Rachitis.
Symptome	Keine.

Deformitäten im Bereich der Extremitäten

Hypoplasien und Defekte der Extremitäten

Strahlenaplasie	Auch Oligodaktylie genannt. Verminderung der normalen 5 Strahlen des Hand- oder Fußskeletts. Am häufigsten sind der 1. und 5. Strahl betroffen.

Strahlenhypoplasie	Auch Mikrodaktylie genannt. Unvollständige Entwicklung eines Strahls oder einzelner Glieder des Strahls.
Spalthand bzw. Spaltfuß	Nur 2 Strahlen sind vorhanden. Häufig kombiniert mit Hypoplasien von Oberarm- und Unterarmknochen oder Schulterblatt.
Syndaktylie	Endogen, infolge einer Erbanlage oder exogen, wahrscheinlich infolge mechanischer Einwirkungen bei der Embryonalentwicklung, sind zwei oder mehrere Finger von Geburt an durch eine mehr oder weniger ausgedehnte Hautbrücke verbunden.
Radiusaplasie	An einem, seltener an beiden Unterarmen, fehlt einer der beiden Knochen (meist der Radius) ganz oder z. T. Häufigste unter den großen Defektmissbildungen.
Femuraplasie oder -hypoplasie	Eine der häufigsten Fehlbildungen an der unteren Extremität.
Mikromelie	Verkürzung einer Extremität durch Defektbildungen.
Phokomelie	Die Verkürzung ist so hochgradig, dass Hände bzw. Füße fest am Rumpf angewachsen scheinen.
Amelie	Die Extremität fehlt völlig. Schwere Extremitätenfehlbildungen wurden durch Thalidomidschädigung des Embryos beobachtet.

Hyperplasien der Extremitäten

Einzelne Finger, Zehen, eine ganze Extremität oder gar Körperhälfte ist wesentlich größer als die anderen entsprechenden Gliedmaßen, wobei Knochen und Weichteile hyperplastisch sind. Diese Anomalien sind oft kombiniert mit

- hämangiomatösen Wucherungen beim Klippel-Trénaunay-Syndrom
- arteriovenösen Aneurysmen beim Parkes-Weber-Syndrom
- diffusem Lymphangiom bei der Elephantiasis.

Vermehrung einzelner Finger bzw. Zehen (Polydaktylie)

Sowohl als isolierte Fehlbildung als auch im Rahmen einiger Missbildungssyndrome ist häufig eine Hexadaktylie zu beobachten.

Angeborene Hüftdysplasie und -luxation

Häufigste angeborene Fehlbildung, in Deutschland etwa bei 0,5 % der Bevölkerung mit regionalen Unterschieden.

In vielen Fällen konnte ein Erbgang festgestellt werden, dessen Gesetzmäßigkeit bis jetzt noch nicht eindeutig klar ist. Mädchen sind 5-mal häufiger betroffen als Knaben. Die Dysplasie kann ein- oder doppelseitig auftreten.

Pathologische Anatomie

Die Entwicklungsanomalie betrifft die gesamte Hüftanlage, also neben Kopf und Pfanne auch deren Nachbarschaft sowie die zugehörigen Weichteile. Anstelle einer besseren Zentrierung des Femurkopfs (wie im Normalfall) kommt es im Lauf des ersten Lebensjahrs zu einem Abwandern des Femurendes aus der Pfanne. Deshalb kommt der Frühdiagnose der Dysplasie eine große Bedeutung zu.

Diagnose

Positives Ortolani-Zeichen
Schnapp-Phänomen. Leichtes Schnappgeräusch bei passiver Bewegung in der gebeugten, außenrotierten und abduzierten Hüfte. Tritt in den ersten Lebenstagen bis -wochen auf.
Asymmetrie der großen Inguinal- und Gesäßfalten
Nicht zu verwechseln mit den häufigen asymmetrischen Speckfalten in der Oberschenkelmitte.
Verkürzung des Beines der kranken Seite
Abduktionsbehinderung
Bei Beugestellung des Knie- und Hüftgelenks kann das betroffene Bein nicht über 50° abduziert werden.
Sonografie der Hüfte
Positives Trendelenburg-Zeichen
Röntgenbild
Lageveränderung des Kopfkerns (oben und lateral), der im Normalfall unten innen steht. Steiler Pfannendachwinkel und kürzeres Pfannendach. Die Interpretation des Röntgenbefundes ist oft sehr schwierig.

Fußdeformitäten

Klumpfuß

Relativ häufige Deformität mit familiärem Auftreten in 10–20 % der Fälle, bei der der Fuß in Adduktion, Supination und Plantarflexion gehalten wird. Die Zehen zeigen nach medial und die Fußsohle nach dorsal. Der Patient tritt mit der Außenkante des Fußes auf.

Hackenfuß

Meist Folge einer intrauterinen Zwangshaltung. Der Fußrücken liegt längs der anterolateralen Fläche des Unterschenkels.

Plattfuß

Häufigstes orthopädisches Leiden, ja wahrscheinlich häufigste Erkrankung des zivilisierten Menschen überhaupt. Bei Schuluntersuchungen findet man

Fußschwächen bereits bei 60–80 % der Kinder. Der Begriff beschreibt eine Abflachung des Längsgewölbes, meist auch eine Abflachung des Quergewölbes sowie eine Knickfußstellung. Er ist also ein Sammelbegriff. Je nach der Modifikation der Abweichung spricht man von

- **Knick- und Senkfuß,** wenn das Längsgewölbe am stärksten betroffen ist
- **Spreizfuß,** wenn das Quergewölbe am stärksten betroffen ist.

Ursache ist ein Missverhältnis zwischen Tragfähigkeit und Beanspruchung des Fußes.

Sodbrennen

Definition

Gefühl des Brennens in der Magengrube und entlang der Speiseröhre. Entsteht durch Reizung der Ösophagusschleimhaut bei gastroösophagealem Reflux.

! **Merke** Sodbrennen ist zusammen mit Regurgitation und retrosternalem Schmerz das Leitsymptom der **Refluxkrankheit.** Diese ist in der westlichen Welt die häufigste gutartige Erkrankung des oberen Gastrointestinaltrakts. Etwa 10–20 % der Bevölkerung leiden häufig unter den typischen Refluxbeschwerden.

Ursachen

- Kardiainsuffizienz infolge Hiatusgleithernie, kardiofundaler Fehlanlage, organischer Erkrankungen der Speiseröhre
- sporadisch nach diätetischen Exzessen
- Gastritis
- Ulcus ventriculi

Allgemeine Begleitsymptome

Folgende Symptome treten im Rahmen der Refluxkrankheit auf:

- epigastrischer Schmerz und pharyngeales Brennen
- Regurgitation
- Dysphagie (im fortgeschrittenen Stadium)
- Verstärkung der Beschwerden im Liegen, beim Bücken

- Schmerzprovokation durch Fruchtsäfte, heiße Getränke, Alkohol in konzentrierter Form
- atypische Symptome: chronischer Husten, Räusperzwang, Globusgefühl und Heiserkeit

Diagnoseweisende Begleitsymptome

- Druckgefühl, Schmerzen nach Nahrungsaufnahme: **Achalasie**
- krampfartige epigastrische Schmerzen, Besserung nach Nahrungsaufnahme: **Ulkus**
- Nahrungs- oder Alkoholexzess, Medikamenteneinnahme, verbunden mit Brechreiz, Übelkeit, Appetitlosigkeit: **akute Gastritis**
- Erkrankung der Atemwege oder Allgemeinerkrankung, beim Schlucken Schmerzen retrosternal: **akute Ösophagitis**
- Aufstoßen, Reflux von Mageninhalt: **Hiatushernie**

Diagnostik

Anamnese

Symptome

- Schmerzcharakter. Seit wann treten die Schmerzen auf? Auslösende Ursache erinnerlich?
- Tageszeitliche Häufung? Auftreten nach Verzehr bestimmter Nahrungsmittel oder Einnahme bestimmter Medikamente?
- Besserung oder Verschlechterung nach Nahrungsaufnahme? Verstärken sie sich in Horizontallage und beim Bücken?
- Aufstoßen von Speiseresten?
- Chronischer Schluckauf?

Ernährungsanamnese, Alkoholabusus Medikamentenanamnese

Vorerkrankungen: Liegen weitere gastrointestinale oder andere Beschwerden vor?

Klinische Untersuchung

- Mundgeruch?
- Singultus?
- Lokalisierter Druckschmerz?

S

Labor

- Langzeit-pH-Metrie

Weiterführende Untersuchungen

- Endoskopie
- Kontrastmitteluntersuchung des Ösophagus
- Röntgen/CT-Thorax

Spastik

Definition

Eine spastische Lähmung ist gekennzeichnet durch

- abnorme Muskelspannung
- Steigerung der Muskeleigenreflexe und Kloni
- Abschwächung oder Fehlen der Fremdreflexe (z. B. Bauchhaut- und Kremasterreflex)
- pathologische Pyramidenbahnzeichen
- Taschenmesserphänomen: federnder Widerstand gegen brüske Bewegung, der plötzlich zusammenbricht
- keine Muskelhypo- oder -atrophie (Ausnahme: Kindesalter)

Ursachen

Schädigung im Bereich des 1. motorischen Neurons (zentrale oder supranukleäre Lähmung). Vgl. auch ▶ Lähmungen, ▶ Rigor.

Diagnostik

Folgende Reflexe sind als sichere oder unsichere Pyramidenbahnzeichen zu werten:

Reflexe der Babinski-Gruppe

Prüfung

- **Babinski-Reflex:** Bestreichen der äußeren Fußsohlenkante
- **Oppenheimer-Reflex:** kräftiges Bestreichen der Tibiakante von proximal nach distal
- **Gordon-Reflex:** Druck auf die Wadenmuskulatur

Erfolg

Beim Gesunden beugen sich die Zehen nach unten. Anstelle dieser Plantarflexion findet sich bei Pyramidenbahnschädigung oder vor der Markreifung, d. h. bis zum Ende des ersten Lebensjahrs, eine Dorsalflexion der Großzehe und ein Spreizen der übrigen Zehen (= Babinski positiv).

Trömner-Zeichen (Finger-Reflex)

Prüfung
Die Finger II–V des Patienten sind leicht gebeugt. Der Untersucher führt nun mit seinen entsprechenden Fingern von der Hohlhand her gegen die Kuppen der Patientenfinger rasche Bewegungen aus.
Erfolg
Flexionszuckung der Finger.

Knipsreflex (Hoffmann-Zeichen)

Prüfung
Der Untersucher unterstützt die Fingerkuppe von Mittel- oder Zeigefinger des Patienten mit dem eigenen Zeigefinger. Dann knipst er mit seiner Daumenkuppe von proximal nach distal über den Nagel des Patientenfingers.
Erfolg
Flexionszuckung der Finger.

! Merke Sowohl der Trömner- als auch der Knips-Reflex sind Verkürzungsreflexe der langen Fingerbeuger (Eigenreflexe). Sie sind nicht pathologisch und können bei Menschen mit lebhafter Reflextätigkeit ausgelöst werden. Wie bei allen Eigenreflexen weisen jedoch Seitendifferenzen auf ein pathologisches Geschehen hin.
Dagegen sind Reflexe der Babinski-Gruppe in jedem Fall pathologisch und ein sicheres Zeichen für eine Pyramidenbahnschädigung.

Splenomegalie

Definition

Eine Milzvergrößerung liegt vor, wenn die Milz palpabel ist bzw. bei der Perkussion in der Diagonale eine Größe von 7 cm überschreitet. Sonografisch liegt eine Milzgröße bis 11 cm im Normbereich.

! Merke Bei sehr schlanken Individuen, schlaffen Bauchdecken oder Lungenemphysem kann auch eine normal große Milz tastbar sein. Dennoch: Jede palpable Milz beim Erwachsenen sollte unbedingt abgeklärt werden. Beim älteren Menschen kann auch eine grenzwertig normale Milzgröße pathologische Bedeutung haben!

Hypersplenismus

Klinisches Syndrom mit Splenomegalie und peripherer Panzytopenie bei zellreichem Knochenmark. Bei primärem Hypersplenismus kann keine Ursache der Splenomegalie gefunden werden, während als Ursache des sekundären Hypersplenismus fast alle Krankheiten in Frage kommen, die eine Milzvergrößerung hervorrufen können. Der kausale Zusammenhang ergibt sich aus der Rückbildung der hämatologischen Veränderungen nach Milzexstirpation.

Ursachen

Infektionskrankheiten	Sepsis, Endocarditis lenta, Typhus, Paratyphus, M. Bang, Mononucleosis infectiosa, HIV-Infektion, Hepatitis, Röteln, Tbc, Lues, Parasitosen (Echinokokken, Bilharziose), Malaria u. a.
Rheumatische Erkrankungen	M. Still, M. Felty, chronische Polyarthritis.
Vaskuläre Störungen	Portale Hypertension, Leberzirrhose, Milzvenenthrombose, Stauungsmilz bei Herzinsuffizienz.
Blutkrankheiten	Akute, chronisch-lymphatische oder chronisch-myeloische Leukämie, hämolytische Anämie, Polycythaemia vera, Osteomyelofibrose und -sklerose, Paraproteinämien, essenzielle idiopathische thrombozytopenische Purpura (M. Werlhof).
Neoplasien des lymphoretikulären Systems	M. Hodgkin, Non-Hodgkin-Lymphome, Lymphoretikulosarkom, maligne Retikulose.
Kollagenosen	Lupus erythematodes, Periarteriitis nodosa.
Gutartige Granulomatosen, Speicherkrankheiten Milzzysten, Milzabszess	M. Boeck, M. Gaucher, M. Niemann-Pick, Amyloidose.

! Merke Am häufigsten tritt eine Splenomegalie bei malignen und infektiösen Erkrankungen auf. Nur ausnahmsweise ist die Milz primär oder allein betroffen.

Diagnoseweisende Begleitsymptome

- Ikterus, Arthralgien, Inappetenz: **Hepatitis**
- Gelenkschmerzen: **rheumatische Erkrankung**
- Fieber, Exanthem: **Masern, Röteln**
- Fieber, Herzgeräusche, Leistungsknick: **Endocarditis lenta**
- Tropenaufenthalt: **Infektion**

Praxistipp
Differenzialdiagnostische Kriterien sind:

Ausmaß der Splenomegalie
Geringe bis mäßige Vergrößerung
Spricht eher für Infektion, hämolytische Anämie, kardiale oder portale Stauung, akute Leukämie, malignes Lymphom einschließlich chronisch-lymphatischer Leukämie, rheumatische Erkrankung.
Starke bis hochgradige Vergrößerung
Spricht eher für chronisch-myeloische Leukämie, Myelofibrose, Speicherkrankheit, Milzzyste.

Konsistenz der Milz
Weich
Bei akut entzündlichen Veränderungen, insbesondere bei Sepsis.
Mittelhart
Bei Stauung, Hämolyse.
Hart
Chronisch-myeloische Leukämie, Osteomyelosklerose.

Schmerzhaftigkeit
Zeichen von Milzinfarkt oder exzessiver Splenomegalie (myeloproliferative, lymphoproliferative und Speicherkrankheiten) sowie plötzlicher Größenzunahme bei Infektionen wie M. Pfeiffer.

Lebergröße
Gleichzeitiges Vorliegen einer Lebervergrößerung weist z. B. auf das Vorliegen von Bluterkrankungen, Speicherkrankheiten hin.

Lymphknotenstatus
Milz und Lymphknoten sind häufig gleichzeitig vergrößert, z. B. bei Hämoblastosen, Infektionskrankheiten.

Diagnostik

Anamnese

- Schmerzen oder Sensationen im Bereich des linken Oberbauchs, der linken Schulter oder des Rückens
- Kontakt mit Infektionsquellen, Auslandsreisen
- Vorerkrankungen
- Gelenkschmerzen
- Leistungsknick

Klinische Untersuchung

Bestimmung der Milzgröße
- palpatorisch
- perkutorisch

Unterscheidung von anderen abdominalen Tumoren	Die Milz bewegt sich bei der Inspiration von lateral außen nach medial innen. Diese respiratorische Verschieblichkeit kann jedoch bei sehr großen Milzen fehlen.
Lebergröße, Lymphknotenstatus	**Cave:** Gefahr der Milzruptur bei infektiöser Mononukleose!

Labor

- Blutbild, Differenzialblutbild
- CRP/BSG
- Transaminasen, Bilirubin
- je nach Verdacht serologische Untersuchungen

Weiterführende Untersuchungen

- Sonografie des Abdomens (definiert Splenomegalie), der Lymphknoten
- Röntgen/CT-Thorax
- Knochenmarkspunktion
- Lymphknoten- oder Leberbiopsie

Sprach- und Stimmstörungen

Definition

Sprachstörungen

Störungen der Sprachbildung durch periphere oder zentrale Störungen am Sprachorgan.

Dysarthrie	Sprechstörung durch neurologische oder myogene Erkrankung der Sprechwerkzeuge.
Aphasie	Jede Sprachstörung, die nicht durch eine Störung der Lautbildung bedingt ist. Bei intakten Sprechwerkzeugen und Hörorganen können die Sprachproduktion, das Sprachverständnis und die Wortfindung betroffen sein. **Motorische Aphasie** Störung der Wortbildung bei erhaltenem Sprachverständnis durch Läsion im Broca-Sprachzentrum (Lobulus frontalis inf.). Der Patient spricht entweder gar nicht, in wenigen stereotypen Worten oder im Telegrammstil. **Sensorische Aphasie** Störung des Wortverständnisses bei erhaltenem Sprechvermögen durch Läsion im Wernicke-Zentrum (Lobulus temporalis sup.). Verwechslung von Wörtern (= verbale Paraphasie), Jargon.

Amnestische Aphasie
Störung der Worterinnerung durch Läsion im Lobulus temporalis inf., Wortfindungsstörungen, Verwendung von Umschreibungen und allgemeinen Redensarten.

Stammeln (Dyslalie)	Lautbildungsstörung. Auslassen einzelner Laute oder Lautverbindungen oder fehlerhafte Bildung von Lauten bzw. deren Ersatz durch andere Laute. Das physiologische Stammeln des Kleinkinds soll nach dem 4. Lebensjahr verschwunden sein. **Formen** • **Sigmatismus** (Lispeln): häufigster Stammelfehler mit Falschbildung der S-Laute • **Gammazismus, Kappazismus:** Fehlsprechen von G und K, die häufig durch D und T ersetzt werden (Paralalie) • **Rotazismus:** Weglassen des R
Rhinolalie	Näseln. **Formen** • **Rhinolalia clausa:** das „geschlossene Näseln“ infolge Einengung der Nasenlichtung • **Rhinolalia aperta:** das „offene Näseln“ bei mangelndem Verschluss des hinteren Nasenausgangs • **Rhinolalia functionalis:** das Näseln infolge falscher Sprechgewohnheit • **Rhinolalia mixta:** das „gemischte Näseln“ bei gestörter Gaumensegelbeweglichkeit
Stottern (Balbuties)	Störung des Redeflusses, besonders am Einsatz der Phrase. Verstärkung in Gegenwart fremder Personen und bei Aufregung.
Poltern	Sprachformulierungsschwäche, Wortfindungsstörung. Hastiges, verwischtes Sprechen mit Auslassungen, Umstellungen und Wiederholungen. Erhebliche Beschleunigung des Sprechablaufs gegen Ende der Phrase. Abschwächung der Störung bei Konzentration auf die Rede.
Dysarthrie	Spastische oder paralytische Lähmung der Sprechmuskulatur. Läsion der Kerngebiete in der Medulla oblongata führt zu verwaschener, undeutlich artikulierter, oft lallender Sprache, Kleinhirnerkrankungen zu unharmonischer, unregelmäßiger, lauter und stoßweiser Sprache.

S

Stimmstörungen

Krankhafte Störung des Klangs der Stimme und ihrer Leitungsfähigkeit.

Aphonie — Stimmlosigkeit, Fehlen des Stimmklangs, Sprechen mit Flüsterstimme.

Ursachen

Aphasie

Aphasien beruhen auf Läsionen der kortikalen Sprachregion und/oder der subkortikalen Verbindungsfasern, z. B. durch

- Hirninfarkt, intrazerebrale Blutung, Schädel-Hirn-Trauma
- Tumor, hirnatrophischen Prozess, Entzündung

Stammeln

- funktionell
- organisch bedingt (Zahnlücken, Bewegungsstörungen der Zunge, Tumoren, Polypen, Sinusitis, Tonsillarabszess)

Rhinolalie

- Rhinolalia clausa: Rachenmandelhyperplasie, Tumoren, Schnupfen.
- Rhinolalia aperta: Gaumenspalte, Gaumensegellähmung (Diphtherie, Myasthenia gravis)

Stottern

- psychogen
- frühkindliche Hirnschäden

Poltern

- funktionell
- organische Leiden (multiple Sklerose, progressive Paralyse, Parkinsonismus)

Dysarthrie

- Bulbärparalyse (Läsion der Kerngebiete in der Medulla oblongata)
- Kleinhirnerkrankungen

Heiserkeit

Rekurrensparese

- Bronchial- und Mediastinaltumoren
- Aortenaneurysma

	• Mitralstenose, offener Ductus Botalli (selten) • Struma (bei Heiserkeit stets Verdacht auf Struma maligna) • nach Strumektomie • nach Schädelbruch
Prozess an den Stimmbändern	• Karzinom, Papillom (Präkanzerose) • Laryngitis (akut, chronisch, spezifisch) • Sängerknötchen (Stimmstörung der Sänger, Redner, Rufer, Sprecher im Publikumsverkehr)
Neurologische und muskuläre Erkrankungen	• Polyneuritis (postdiphtherisch, Thallium) • Tabes dorsalis • Bulbärparalyse • Myopathien
Endokrine Erkrankungen	• Myxödem (Heiserkeit mit tiefer Stimme) • M. Addison, Hypophyseninsuffizienz (schwache Stimme) • ▶ Akromegalie (heisere, raue Stimme infolge des Kehlkopfwachstums)
Andere Erkrankungen	• chronische Bronchitis • andere schwere Allgemeinerkrankungen
Medikamentös-toxisch	• Anabolika bei Frauen • Alkohol, Rauchen
Psychogen	• nervöse Heiserkeit („mir hat es die Stimme verschlagen“) • hysterische Dysphonie

Aphonie

Kehlkopf-erkrankungen
Psychogen

Physiologische „Stimmstörungen“

Stimmbruch	Eintritt mit der Geschlechtsreife. Rasches Kehlkopfwachstum führt zu Längenzunahme der Stimmbänder (bei Knaben um ca. 1 cm, bei Mädchen um 3–4 mm). Bei hormonalen Störungen (Eunuchen) bleibt der Stimmwechsel aus.
Klimakterium	Besonders bei Frauen wird die Stimme brüchiger, tiefer, ermüdet schneller. Der Stimmumfang ist eingeschränkt.

Diagnoseweisende Begleitsymptome

- akutes Auftreten einer Aphasie: **Durchblutungsstörung**
- langsam progredientes Auftreten: **Tumor, degenerative Erkrankung**
- Hypokinese, Rigor, Ruhetremor: **Parkinsonismus**
- Ataxie, Dysdiadochokinese, skandierende Sprache, motorische Auffälligkeiten nur bei Bewegung oder Arbeit gegen die Schwerkraft (Stehen, Armvorhalten): **Kleinhirnerkrankungen**
- spastische Parese, verwaschene Sprache: **Großhirnerkrankungen**
- Schluckstörungen, Hirnnervenausfälle: **Hirnstammläsionen, Hirnnervenläsionen**

Diagnostik

Anamnese

- plötzliches Auftreten oder allmähliche Entwicklung der Sprachstörung
- Begleitsymptome, andere neurologische Auffälligkeiten
- Vorerkrankungen, Traumata, Entzündungen
- Medikamenteneinnahme

Klinische Untersuchung

- sorgfältige internistische und neurologische Untersuchung
- Beobachtung der Sprache und genaue Analyse der Störung. Nachsprechen von Testworten. Gegenstände benennen lassen. Unter angebotenen Bezeichnungen wählen lassen
- Prüfung des Sprachverständnisses
- rechnen, schreiben und lesen lassen
- Beobachtung des allgemeinen Verhaltens

Labor

Liquordiagnostik.

Weiterführende Untersuchungen

- HNO-Untersuchung
- CCT, MRT, EMG, extra- und transkranieller Doppler/Duplex

Stimmstörungen ▸ Sprachstörungen

Stridor

Definition

Pfeifendes Atemgeräusch bei Verengung der Luftwege.

Ursachen

Inspiratorischer Stridor

Zeichen einer Engstelle oberhalb oder im Bereich der Glottis, z. B. durch
- Fremdkörperaspiration
- Struma
- Larynx-Ca., Laryngitis
- Trachealstenose, Tracheomalazie
- Angioödem
- Phlegmone

Kombinierter in- und exspiratorischer Stridor

- Erkrankungen von Glottis und Trachea wie Tracheobronchitis, Struma
- Fehlbildungen am Aortenbogen

Exspiratorischer Stridor

Verlegung oder Verengung im Bereich der Bronchien, z. B. durch:
- spastische Bronchitis
- Emphysem
- Asthma bronchiale
- Fremdkörperaspiration
- Bronchial-Ca.
- Bronchuskompression durch Lymphknotenschwellung im Hilusbereich

Diagnoseweisende Begleitsymptome

- exspiratorische Atemnot (oft plötzlich einsetzend), Bronchospasmus (verlängertes, pfeifendes Exspirium, Giemen und Brummen), glasiges, mühsam hervorgebrachtes Sputum, durch die Atemnot bedingte, ängstlich-angespannte Haltung: **Asthma bronchiale**
- stärkster Bronchospasmus, Zyanose, Dyspnoe, hochgradige Erregung, Hyperventilation, Desorientiertheit: **Status asthmaticus**

- 1–2 Wochen subfebrile Temperaturen, Husten, Schnupfen; dann sich steigernde typische Hustenanfälle (Stakkatohusten), Erstickungsgefühl; gerötetes, gedunsenes Gesicht, Erbrechen, Benommenheit: **Pertussis**
- bellender, trockener Husten mit Aphonie (echter Krupp), Erstickungsanfälle, schmerzhafte Schwellung der Halslymphknoten: **Kehlkopfdiphtherie**
- chronischer Husten, Brustschmerz, Gewichtsabnahme, blutiger Auswurf: **Bronchial-Ca.**

Diagnostik

Anamnese

- Entwicklung über sehr kurze oder längere Zeit?
- Vorerkrankungen insbes. der Luftwege und Lungen, Infektionskrankheiten
- Verbrennung oder Verätzungen der Luftröhre, Bestrahlungen
- Intubationen
- Aspirationsanamnese

Klinische Untersuchung

- Inspektion von Nasen, Rachen, Kehlkopf
- Struma?
- Auskultation und Perkussion der Lunge

Labor

- CRP/BSG, Blutbild
- Schilddrüsenwerte
- Serologie
- Tuberkulintest

Weiterführende Untersuchungen

- Röntgen/CT-Thorax
- Trachea-Zielaufnahme
- Lungenfunktion
- Bronchoskopie
- Schilddrüsensonografie, Sonografie der Halsregion
- allergologische Untersuchung
- Vgl. auch ▶ Dyspnoe

S

Struma ▸ Schilddrüsenvergrößerung

Stuhlinkontinenz

Definition

Angeborenes oder erworbenes Unvermögen der willkürlichen Stuhlzurückhaltung in der Mastdarmampulle.

- **Grad 1:** gelegentliche Verschmutzung der Unterwäsche, unkontrollierter Gasabgang, flüssiger Stuhlabgang bei Diarrhö und unter Belastung
- **Grad 2:** Stuhlschmieren unter Belastung nicht zu vermeiden
- **Grad 3:** komplette Inkontinenz; der Patient verliert unkontrolliert auch festen Stuhl

Ursachen

Schädigung des Sphinkters
- durch Dammriss bei der Geburt
- bei anorektaler Operation
- nach Fisteln oder Abszessen
- Tumorinfiltration

Neurologische Störungen
- Rückenmarkstumoren, Querschnittslähmung
- neuromuskuläre Erkrankungen
- Neuropathie, z. B. bei Diabetes mellitus, Amyloidose

Psychotische Störungen

Altersbedingte Beckenbodeninsuffizienz: Nimmt zu.

Funktionell: Überlaufinkontinenz, Laxanzienabusus.

Idiopatisch

Beim Kind
- kongenitale Fehlbildungen in der Analregion
- Malabsorption
- Morbus Hirschsprung
- psychogene Enkopresis

Diagnoseweisende Begleitsymptome

- höheres Lebensalter, Harninkontinenz: **Beckenbodenschwäche**
- Geburten: **Dammriss**
- Hämorrhoiden- oder Fisteloperation: **iatrogen**

- Schulalter, Einkoten im Wachzustand: **psychogene Enkopresis**

Diagnostik

Anamnese

- Ausmaß der Inkontinenz? Gradeinteilung (s. o.)
- Seit wann?
- Schwangerschaften
- Operationen oder Bestrahlungen im Beckenbereich
- Vorerkrankungen des Darms, des Anus, Hämorrhoiden
- Gewichtsverlust, Stuhlgewohnheiten, -unregelmäßigkeiten **(Darmtumor)**

Klinische Untersuchung

- Inspektion der Analregion, Anal- oder Rektumprolaps
- Beurteilung des Sphinktertonus bei der rektal-digitalen Untersuchung

Weiterführende Untersuchungen

- Proktorektoskopie (Hämorrhoiden)
- Koloskopie
- Sphinktermanometrie
- EMG, MRT

Synkope

Definition

Akut beginnender, kurz dauernder Bewusstseinsverlust. Neben der Bewusstseinslage können auch Befinden und vegetative Funktionen kurzzeitig verändert sein. Bei der Beinahe-Synkope besteht kein Bewusstseins- oder Tonusverlust.

Ursachen

Eine Synkope ist im Wesentlichen kardiovaskulär oder zerebral bedingt. In der Praxis ist zunächst einmal die Differenzierung zwischen epileptisch oder nicht epileptisch bedingtem Bewusstseinsverlust wichtig, auf die sich dann die weitere Diagnostik aufbaut. Erstere rechnen manche Autoren nicht zu den Synkopen, ebenso wenig wie die passagere Hypoglykämie.

Merke Etwa 40 % der Synkopen werden nicht aufgeklärt. Wichtig ist der Ausschluss einer schwerwiegenden Synkopenursache. Die Komplikationsrate von Patienten mit Synkope und Beinahe-Synkope unterscheidet sich kaum. [16]

Vaskulär

Reflektorisch
- orthostatische Dysregulation
- vasovagal
- pressorisch (Husten, Lachen, Miktion, Defäkation)
- Karotissinussyndrom

Organisch
- transiente ischämische Attacke (TIA)
- Subclavian-Steal-Syndrom
- organische Gefäßerkrankungen

Kardial

Herzrhythmusstörungen
- **bradykard** wie AV-Block, Sinusknotensyndrom
- **tachykard** wie Vorhofflimmern, paroxysmale supraventrikuläre Tachykardien, ventrikuläre Tachykardien

Kardiogen-mechanisch
- Herzinfarkt
- Herzinsuffizienz
- Vitien, Aortenstenose
- Lungenembolie, pulmonale Hypertonie

Zerebral

- Epilepsie
- Narkolepsie
- Hysterie
- Eklampsie

Endokrin

Hypoglykämie.

Allgemeine Begleitsymptome

- kurz dauernder Bewusstseinsverlust
- plötzlicher Beginn

Merke Patienten mit Synkopen weisen überwiegend ein höheres Alter und Komorbiditäten auf. Es ist oft schwierig, die richtige Diagnose zu stellen und damit die richtigen therapeutischen Maßnahmen zu ergreifen. Technisch aufwendige Untersuchungen haben manchmal eine geringe Aussagekraft. Dagegen ist der Orthostase-Test oft hilfreich, wenn er denn überhaupt gemacht wird! [16]

S

Diagnoseweisende Begleitsymptome

- Übelkeit, Schwitzen, Schwäche in den Beinen, Schwarzsehen: **Orthostase**
- Zungenbiss, tonisch-klonische Krämpfe, Urin- und Stuhlinkontinenz, keine Besserung im Liegen: **Epilepsie**
- mechanische Irritation im Halsbereich, Hustenattacke: **reflektorische Synkope**
- Herzrhythmusstörung: **kardial bedingte Synkope**

Hintergrund

Typische Krankheitsbilder, die zu kurz dauernden Bewusstseinsstörungen bzw. Synkopen führen, und ihre Symptome:

Vaskuläre Ursachen

Vasomotorenkollaps

Diese akute hypotone Kreislaufdysregulation ist die harmloseste und häufigste Ursache von Synkopen.

Vasovagale Synkope

Die periphere Gefäßdilatation kommt durch eine reflektorische vagale Reaktion zustande, die meist durch psychische Faktoren wie Aufregungen, Unfälle, Schmerzen, Erschrecken, auch Venenpunktionen (!), hervorgerufen wird. Es handelt sich hierbei um eine überschießende vagale Antwort auf einen Sympathikusreiz. Außerdem scheint der vasovagale Reflex bei Kollapszuständen infolge Infektion, Verbrennung, Exsikkose, Sauerstoffmangel, Hyperthermie, Schwangerschaft, Anaphylaxie wesentlich beteiligt zu sein.

Orthostatischer Kollaps

Tritt in aufrechter Körperhaltung auf und verschwindet beim Hinlegen. Meist sind hochaufgeschossene Jugendliche betroffen, die lange stehen müssen. Bei Hypotonikern treten Kollapse beim raschen morgendlichen Aufstehen auf. Abführmittel und Diuretika können über Hypokaliämie und Hypovolämie eine orthostatische Hypotonie hervorrufen. Diese kann auch Nebenwirkung einer antihypertensiven Therapie sein.

Karotissinussyndrom

Eine mechanische Reizung des Karotissinus bewirkt Blutdrucksenkung, Bradykardie, periphere Vasodilatation. Bei hyperaktivem Karotissinusreflex bewirken Rückwärtsneigen, zu enger Kragen etc. Schwindel, Schweregefühl in den Extremitäten, Benommenheit und allgemeines Unwohlsein sowie kurz dauernde Bewusstlosigkeit.

Ursachen

Meist Arteriosklerose, selten Tumoren in der Umgebung des Karotissinus.

Diagnostik

Ein positiver Karotisdruckversuch liegt vor, wenn bei Kompression des Karotissinus auf der Höhe des Angulus mandibulae eine Asystolie von über 3 Sekunden und/oder ein systolischer Blutdruckabfall von mehr als 50 mmHg mit kurz dauernder Bewusstlosigkeit auftritt. Er beweist ein Karotissinussyndrom nicht.

Transiente ischämische Attacken

Die intermittierende zerebrovaskuläre Insuffizienz wird meist durch arteriosklerotische Stenosen oder Verschlüsse von Zerebralgefäßen bedingt.

Symptome

Es handelt sich um ischämische, wenige Minuten bis einige Stunden dauernde Attacken, die mit motorischen und sensiblen Ausfällen, Doppelbildern, Dysphasie und Amaurose einhergehen können.

Die Symptomatik hängt vom Versorgungsgebiet der betroffenen Gefäße ab, so stehen z. B. bei der **Vertebralisinsuffizienz** oder **Basilarisinsuffizienz** Schwindel, Visusstörungen und Ataxie im Vordergrund. Sind mehrere Gefäßstämme befallen, so treten alle möglichen Kombinationen neurologischer Symptome auf.

Arterio-arterielle Mikroembolien

Diese Mikroembolien gehen von thrombotischen Plaques der Arterien aus, von sackförmigen Aneurysmen der A. carotis, die man am Hals als pulsierenden Tumor tasten kann, oder sie kommen aus dem Herzen, bei Wandveränderungen nach Herzinfarkt, Veränderungen der Herzklappen bei Vitien oder Endokarditiden, Rhythmusstörungen.

Subclavian-Steal-Syndrom

Bei Verschluss der A. subclavia vor dem Abgang der A. vertebralis wird der Arm über Carotiden – Circulus arteriosus – A. vertebralis (retrograd) mit Blut versorgt. Insbesondere bei Armarbeit treten Schwindel, Sehstörungen mit Synkopen auf.

Kardiale Ursachen

Herzrhythmusstörungen

Ausgeprägte plötzlich auftretende Tachykardien (paroxysmale Tachykardie, paroxysmales Vorhofflimmern) können ebenso Ursache kurz dauernder Ohnmachten sein wie Bradykardien.

Adams-Stokes-Anfall

Infolge akuter Herzrhythmusstörungen kommt es zu zerebraler Hypoxie. Die klinische Symptomatik reicht von Schwindelgefühl bis zu Bewusstlosigkeit. Die Patienten sind zunächst blass, werden dann zunehmend zyanotisch. In späteren Stadien werden auch epileptiforme Krämpfe beobachtet. Typisch ist ein schlagartiges Umfallen. Die Anfälle dauern bis zu 2 Minuten. Danach wachen die Patienten plötzlich auf und zeigen keine abnorme Schläfrigkeit (im Gegensatz zur Epilepsie).

Vorkommen

In erster Linie bei totalem AV-Block oder Wechsel zwischen partiellem und totalem AV-Block. Die zerebrale Hypoxie kann durch extreme Bradykardie, Asystolie, aber auch hochfrequente supraventrikuläre oder ventrikuläre Tachykardien, Extrasystolen oder Kammerflattern bedingt sein.

Herzinfarkt
Eine initiale Bewusstseinsstörung kommt vor allem bei schweren Fällen vor. Sie kann sowohl durch den Blutdruckabfall als auch durch Rhythmusstörungen bedingt sein.
Herzinsuffizienz
Bewusstlosigkeit tritt insbesondere auf, wenn eine plötzliche Steigerung des Herzminutenvolumens gefordert ist, z. B. bei körperlicher Arbeit, die das geschädigte Myokard nicht mehr aufbringt.
Vitien
Ohnmachtsanfälle treten entweder auf, weil eine Steigerung des Schlagvolumens nicht möglich ist (Aortenstenose), oder bei zyanotischen Vitien, wenn durch körperliche Belastung der sowieso niedrige Sauerstoffgehalt des peripheren Blutes so weit gesenkt wird, dass es zur zerebralen Hypoxämie kommt (M. Fallot).
Pickwick-Syndrom
Episodische Somnolenz und Benommenheit mit unregelmäßiger Atmung bei extrem fettsüchtigen Patienten.
Hysterie
Heute treten vor allem die kleinen hysterischen Anfälle auf. Sie zeigen folgende Charakteristika, durch die sie von epileptisch oder kardiovaskulär bedingten Bewusstseinsstörungen abzugrenzen sind:

- äußerer Anlass: Affektive Erlebnisse wie Ärger, Enttäuschung etc. gehen häufig voraus.
- Hinsinken: Verletzungen beim Fallen sind sehr selten. Meist fehlen auch Charakteristika des epileptischen Anfalls wie Zungenbiss, spontanes Wasserlassen, Terminalschlaf etc.
- Die Diagnose hängt entscheidend von der Fähigkeit des Arztes ab, Echtes von Unechtem zu unterscheiden.

Eklampsie
EPH-Gestosen (Edema-Proteinuria-Hypertension) treten vor allem im letzten Schwangerschaftsdrittel auf. Sie gehört zu den häufigsten mütterlichen Todesursachen. Als pathogenetischer Mechanismus wird eine Alteration im Arteriolen- und Kapillarbereich verantwortlich gemacht.
Zeichen der schweren komplizierten EPH-Gestose, die auch als Präeklampsie bezeichnet wird, sind

- Schwindelgefühl
- Kopfschmerzen
- Ohrensausen, Flimmern vor den Augen
- Erbrechen und epigastrische Schmerzen

Die Eklampsie ist gekennzeichnet durch:

- eklamptische Anfälle (**DD:** Epilepsie) oder
- Koma (**DD:** andere komatöse Zustände wie Urämie, diabetisches Koma etc.)

Zerebrale Ursachen

Epilepsie

▶ Krampfanfälle.

Narkolepsie

Das narkoleptische Syndrom umfasst folgende Elemente:

- Schlafanfälle
- affektiver Tonusverlust
- Schlaflähmung

Ursachen

Meist idiopathisch. Symptomatisch nach Enzephalitis, Schädel-Hirn-Trauma, Hirntumor. Häufig sind Pykniker oder Adipöse betroffen.

Diagnostik

Im **EEG** tritt während der Anfälle ein Schlafmuster auf.

! **Merke** Da bei 20–30 % der Patienten in der Folge einer Synkope oder Beinahe-Synkope schwerwiegende Ereignisse auftreten [16], ist eine sorgfältige Abklärung Pflicht! Synkopen sind eine diagnostische Herausforderung, weil es sich hierbei ebenso um eine banale Ohnmacht wie auch um eine Abortivform eines plötzlichen Herztods handeln kann.

Diagnostik

Anamnese

Für den Arzt steht weniger die Notfallbehandlung als die differenzialdiagnostische Problematik im Vordergrund. Die Bewusstlosigkeit ist bei seinem Eintreffen meist wieder abgeklungen, der Patient kann aber nur selten genauere Auskünfte geben, sodass man bezüglich des eigentlichen Vorfalls meist auf eine Fremdanamnese angewiesen ist. Dennoch sollte man auf jeden Fall versuchen, eine genaue Beschreibung des Anfalls zu erhalten und insbesondere die Punkte Positionsabhängigkeit, Situationsabhängigkeit und Belastungsabhängigkeit zu klären:

Anfallsbeschreibung	Was ereignete sich während des Anfalls? Haben Sie gekrampft? Unter sich gelassen? Waren Sie sehr blass?
Anfallszeitpunkt	Wann trat die Bewusstlosigkeit auf?
Anfallshäufigkeit	War es der erste Anfall oder sind ähnliche Bewusstseinsstörungen schon früher aufgetreten?
Anfallsdauer	Wie lange dauerte die Bewusstlosigkeit? Wie fühlten Sie sich beim Aufwachen? Wann waren Sie wieder vollständig erholt? Nachschlaf?

Tiefe der Bewusstlosigkeit	Waren Sie vollständig bewusstlos? Konnten Sie noch hören, was in Ihrer Umgebung gesprochen wurde? Ab wann können Sie sich wieder voll erinnern?
Prodromi	Gingen dem Anfall irgendwelche Beschwerden voraus, z.B. Schweißausbruch, Übelkeit, Herzklopfen, unregelmäßiger Herzschlag, Sehstörungen?
Aura	Hatten Sie vor dem Anfall besondere Sinneseindrücke? Haben Sie etwas Außergewöhnliches gesehen, gehört, gerochen?
Anfallsbeginn	Sind Sie mit einem Schlag gestürzt oder langsam hingefallen?
Begleitumstände	Wie war Ihre Körperposition vor der Bewusstlosigkeit? Sind Sie gerade vorher aufgestanden? War der Raum warm oder kalt? Wann hatten Sie zuletzt gegessen? Was machten Sie zu dem Zeitpunkt? Hatten Sie sich vorher sehr angestrengt?
Erkrankungen	Herzerkrankungen? Gefäßkrankheiten? Neurologische Erkrankungen?
Medikamentenanamnese	Einnahme von Medikamenten, die entweder Vasodilatation oder brady- bzw. tachykarde Rhythmusstörungen erzeugen?

Praxistipp
In der Regel fühlen sich Patienten mit nicht epileptisch bedingten Synkopen im Liegen sofort besser, während dies bei epileptisch bedingten Anfällen nicht der Fall ist.

Klinische Untersuchung

- Hb, Blutzucker, Elektrolyte, Troponin T
- Auskultation
- Schellong-Test
- neurologische Untersuchung

Weiterführende Untersuchungen

- EKG, Langzeit-EKG
- Echo
- EEG

Tab. 52 Synkope: Differenzialdiagnosen und ihre Abklärung [3]

Differenzialdiagnose	Ausschlussmaßnahme
Epilepsie	EEG, neurologische Diagnostik
Hypoglykämie	Glukose im Serum, ggf. Hungerversuch
Hyperventilation	Hyperventilationstest
Konversionssyndrom	psychiatrische Diagnostik

Tachykardie

Definition

Herzfrequenz in Ruhe über 100/min.

Vgl. auch ▶ Herzrhythmusstörungen, ▶ Arrhythmie.

! Merke Jeder Patient mit tachykarden Rhythmusstörungen muss unverzüglich untersucht werden. Tachykarde supraventrikuläre Herzrhythmusstörungen sind meist prognostisch günstig, ventrikuläre Tachyarrhythmien haben meist eine relativ schlechte Prognose.

Sinustachykardie

Die Frequenz übersteigt selten 140/min. Da die normalen Regulationsmechanismen noch erhalten sind, bewirken Karotis- und Bulbusdruck sowie tiefes Einatmen in der Regel geringe Frequenzänderungen.

Formen

Physiologische Sinustachykardie
Im Kindesalter, bei Belastung.
Pathologische Sinustachykardie
Eine Sinustachykardie als Zeichen einer Erkrankung kann dauernd vorhanden sein oder anfallsweise auftreten. Im letzteren Fall entwickelt sich die Tachykardie im Gegensatz zur paroxysmalen Tachykardie langsam und geht auch wieder langsam zurück.

EKG

Die endgültige Diagnose liefert das EKG mit normalen P-Zacken, Kammerkomplexen sowie normalen zeitlichen Verhältnissen.

Supraventrikuläre Tachykardie

Paroxysmale atriale Tachykardie

Beruht wahrscheinlich auf schneller ektoper Erregungsbildung. Beginn und Ende sind abrupt. Frequenz 150–200/min. In 50 % der Fälle durch Karotissinusmassage beeinflussbar.

T

EKG
Die P-Wellen sind im Gegensatz zum Vorhofflattern deutlich zu identifizieren. Auch hier kann die Überleitung blockiert sein.

Vorhofflattern mit regelmäßiger Überleitung

Zum Beispiel Vorhoffrequenz von 300/min und Kammerfrequenz von 150/min (2:1-Überleitung) oder 100/min (3:1-Überleitung).
EKG
Flatterwellen, die insbesondere in den Ableitungen II, aVF, III und V1 erkennbar sind.

Supraventrikuläre Tachykardie mit Block

Kammerfrequenz normal oder um 100/min, während die Vorhoffrequenz meist etwa das Doppelte beträgt.
EKG
Bei regelmäßiger Überleitung (meist 2:1) schmale QRS-Komplexe, atypische P-Wellen. Bei unregelmäßiger supraventrikulärer Tachykardie mit Schenkelblock breite QRS-Komplexe und unregelmäßiger Rhythmus.

Paroxysmales tachykardes Vorhofflimmern

Die Herzfrequenz ist dabei unregelmäßig. Vgl. ▶ Arrhythmie.
EKG
Absolut unregelmäßige QRS-Abstände, P-Wellen nicht erkennbar, stattdessen Flimmerwellen; Ventrikelfrequenz 100–180/min.

Konstante Vorhoftachykardie

Die Herzfrequenz ist in Ruhe und bei Belastung erhöht.
EKG
Atypische P-Zacke, mitunter Block.

Ventrikuläre Tachykardie

Kammertachykardien sind immer lebensgefährliche Komplikationen, die vorwiegend bei fortgeschrittenen Herzerkrankungen auftreten. Die Übergänge zu Kammerflattern oder Kammerflimmern können fließend sein.

EKG

Die Kammerkomplexe sind deformiert, ST und T pathologisch verändert. Normale P-Zacken können gelegentlich sichtbar sein, wenn die Vorhoferregung unabhängig von der Kammererregung erfolgt. Bei retrograder Vorhoferregung tritt eine P-Zacke nach dem QRS-Komplex auf.

Ursachen

Reizbildungszentren sind entweder der Sinusknoten oder ektopische Zentren in Vorhof, Überleitungssystem oder Ventrikel. Die häufigsten pathogenetischen Faktoren sind Herzinfarkt, Koronarsklerose, Myokarditis, rheumatische Herzfehler, Hyperthyreose, Störungen des Elektrolytstoffwechsels wie Hypokaliämie, Diuretika, Fieber, Aufregung.

Sinustachykardie

- Stauungsinsuffizienz
- Lungenembolie (bei ungeklärter Tachykardie des Bettlägerigen)
- Myokarditis, Endokarditis
- Thyreotoxikose
- Anämie
- Infektionen, Fieber
- Kachexie
- vegetative Dystonie (keine weiteren pathologischen Befunde neben der Tachykardie)
- hyperkinetisches Herzsyndrom
- Medikamente (Sympathomimetika, Vagolytika), Genussmittel (Kaffee, Tee, Alkohol, Nikotin)

Supraventrikuläre Tachykardie

Paroxysmale atriale Tachykardie
Überwiegend funktionelle Genese. Daneben WPW-Syndrom, ASD; Hyperthyreose, Koronarsklerose.
Vorhofflattern mit regelmäßiger Überleitung
Fast immer organische Herzerkrankung.
Supraventrikuläre Tachykardie mit Block
Digitalisintoxikation.
Konstante Vorhoftachykardie
Organisch.

Ventrikuläre Tachykardie

Fortgeschrittenen Herzerkrankungen.

Diagnoseweisende Begleitsymptome

- Unwohlsein, Herzklopfen, Herzjagen, Herzrasen, präkordiale Schmerzen, Dyspnoe, Polyurie, Schwindel: **paroxysmale supraventrikuläre Tachykardie**
- Tachykardie, erhöhtes Herzzeitvolumen, verminderte körperliche Leistungsfähigkeit, evtl. Belastungsdyspnoe und präkordialer Schmerz: **hyperkinetisches Herzsyndrom**
- Oppressionsgefühl, Palpitationen, Galopprhythmus, Herzrasen, präkordialer Schmerz, Schwindel, Kopfschmerz, Schweißausbruch, Angstgefühl: **Synkopen**

Diagnostik

Anamnese, klinische Untersuchung, EKG und weiterführende Untersuchungen, ▶ Herzrhythmusstörungen.

Tachypnoe

Definition

Gesteigerte Atemfrequenz (über 25 Atemzüge pro Minute).

! Merke Die Erhöhung der Atemfrequenz ist nicht unbedingt als pathologisches Zeichen zu werten. Dagegen bedeutet ▶ Hyperventilation immer eine inadäquate Steigerung der Atmung.

Ursachen

Erhöhter Sauerstoffbedarf
- z. B. bei körperlicher Anstrengung
- Hyperthyreose
- Fieber

Psychische Erregung

Erniedrigtes Sauerstoffangebot
- Anämie
- Höhenkrankheit
- Atmungsbehinderung
- Kohlenmonoxidvergiftung
- pulmonale Störungen wie Pneumonien, Lungenembolien

Diagnoseweisende Begleitsymptome

- Fieber, starkes Schwitzen, Knisterrasseln: **Pneumonie**
- Tachykardie, Hypotonie, Zyanose: **Mikroembolien der Lunge**
- Pleuraschmerz mit Pleurareiben: **Lungeninfarkt**
- fehlendes Atemgeräusch, aufgehobener Stimmfremitus: **Atelektase**
- akuter Thoraxschmerz: **Pneumothorax**

Diagnostik

▶ Dyspnoe.

Taubheit ▸ Hörstörungen

Thoraxschmerz

Definition

Schmerzzustände der rippentragenden Brustwandareale, der Retrosternalregion und des Schultergürtels.

Ursachen

Thoraxwand

Haut, Muskulatur, Rippen
- Überbelastung der Muskulatur, Myalgie
- Erkrankung der Mammae
- Verletzungen und Erkrankungen der Rippen
- Tietze-Syndrom

Rückenmark, Nervenwurzeln, Wirbelsäule, Gelenke
- Herpes zoster, Rückenmarkstumor
- Spondylarthritis, ankylosierende Spondylitis, M. Scheuermann, Spondylitis tuberculosa, Osteoporose, Trauma
- Periarthritis humeroscapularis, Arthritis, Arthrose

Intrathorakal

Trachea
- Tracheitis

Pleura, Lungen, Zwerchfell
- Pleuraschmerz bei Pleuritis, Pleuritis diaphragmatica
- Lungeninfarkt, Stauung
- Tumoren
- Spontanpneumothorax

Mediastinum
- Mediastinitis
- vergrößerte Lymphknoten
- Tumoren

Herz, Aorta
- Herzinfarkt, Angina pectoris
- Perikarditis, Myokarditis
- Aortenaneurysma

Ösophagus
- Hiatushernie, Refluxösophagitis
- Karzinom
- Ösophago- oder Kardiospasmus

Abdominal

Magen
- Aerophagie

Kolon	• Colon irritabile (▶ Obstipation)
Leber	• Lebervergrößerung • Leberabszess
Milz	• Milzvergrößerung (▶ Splenomegalie) • Perisplenitis • Infarkt
Peritoneum	• subphrenischer Abszess

Psychogen

Effort-Syndrom.

! Merke Das Hauptaugenmerk beim Leitsymptom Brustschmerz liegt wegen des potenziell lebensbedrohlichen Verlaufs auf dem Ausschluss einer koronaren Herzerkrankung (KHK). Dies ist in der Primärversorgung nicht einfach, da ein normales EKG einen Herzinfarkt nicht ausschließt und ein negativer Troponin-Test erst nach 8–12 Stunden aussagekräftig ist. [17] Häufigste Differenzialdiagnose der KHK ist das Brustwandsyndrom.

Diagnoseweisende Begleitsymptome

Typische Begleitsymptome bei häufigen Ursachen: ▶ Tab. 53

Tab. 53 Thoraxschmerz: typische Anamnesen für einige der häufigsten Ursachen von thorakalen Schmerzen

Symptome	
• Schmerz links-thorakal, evtl. Ausstrahlung in linken Arm, Hals, Kiefer, tritt meist unter oder nach Belastung auf • Schmerzdauer meist weniger als fünf Minuten, rasches Abklingen in Ruhe oder auf Nitroglyzerin	Angina pectoris
• Schmerzlokalisation wie bei Angina pectoris • Schmerz intensiver als bei Angina pectoris, begleitet von heftigem Angst- und Vernichtungsgefühl. Die Patienten sind unruhig, rastlos. • Dauer selten weniger als 15–30 Minuten	Myokardinfarkt
• Schmerzlokalisation wie bei Angina pectoris • Schmerzen treten unabhängig von Belastung auf, werden emphatisch geschildert • meist jüngere Patienten; vegetative Stigmata	Herzneurose, hyperkinetisches Herzsyndrom **Ausschlussdiagnose!**
• Schmerzangaben sehr unterschiedlich • typisch ist die Schmerzverstärkung im Liegen, häufig auch bei der Respiration • evtl. Dyspnoe, Fieber	Myokarditis, Perikarditis

T

Tab. 53 Thoraxschmerz: typische Anamnesen für einige der häufigsten Ursachen von thorakalen Schmerzen *(Forts.)*

Symptome	
• Schmerzen unterscheiden sich vom Myokardinfarkt oft nur durch die atypische Ausstrahlung in Genick, Rücken, Abdomen oder Beine • durch Einengung der Gefäßabgänge kann es zu zerebralen Durchblutungsstörungen sowie Abschwächung des Radialispulses, meist stärker links, kommen	dissezierendes Aneurysma
• plötzlich auftretende Dyspnoe • oft in der Anamnese bereits ähnliche Ereignisse	Pneumothorax
• Verstärkung der Schmerzen bei der Atmung, insbesondere bei tiefer Inspiration	Pleuraschmerz
• typische Schluckbeschwerden • wenn diese fehlen, wird die Dysphagie häufig als dumpfer retrosternaler Schmerz geschildert, der mit Angina pectoris verwechselt werden kann	Ösophaguserkrankungen
• epigastrische Beschwerden mit Ausstrahlung auch in Rücken, obere Thoraxhälfte, Schultern, Arme, die sich typischerweise beim Liegen verstärken • häufig saures Aufstoßen	Hiatushernie, Refluxkrankheit

Diagnostik

Anamnese

Schmerzanamnese	• Lage, Ausstrahlung, Schmerzcharakter und -intensität, Dauer • Art des Auftretens, verschlimmernde bzw. erleichternde Faktoren? Bewegungs-, Atmungs-, Belastungsabhängigkeit? Zunahme im Liegen? • Wie viel Zeit ist seit Auftreten der Schmerzen bis zum Eintreffen des Arztes verstrichen?
Begleitsymptome	• z. B. Fieber • Dyspnoe, Herzklopfen, Schwindel • Aufstoßen • Speisenunverträglichkeit
Vorerkrankungen	• Herz, Lunge, Speiseröhre • Wirbelsäule, Schultergelenke, Brust • Rippenbrüche, Thoraxtrauma • Operationen, Herzkatheteruntersuchungen, Thrombosen
Kardiovaskuläre Risikofaktoren	• Hypertonus • Adipositas

- Diabetes mellitus
- erhöhte Blutfette
- Nikotinabusus

Familiäre Belastung

Klinische Untersuchung

Inspektion	• Blässe, Zyanose, Ödeme, Halsvenenfüllung, Zeichen des Einflussstaus • Thoraxwand
Palpation	• Pulsfrequenz und -rhythmus • Thoraxwand
Auskultation	• Herz, Lunge, Gefäße
Funktionsprüfung	• Schultergelenke, Wirbelsäule

Labor

- Troponin T
- Blutbild
- Elektrolyte (Na, K, Kreatinin, Harnstoff)
- CRP
- Blutzucker
- art. Blutgasanalyse

Weiterführende Untersuchungen

- EKG
- ECHO
- Thorax: Röntgen, CT
- Abdomen: Sonografie

! Merke Akute lebensbedrohliche Ereignisse wie Herzinfarkt, Lungenembolie oder Aortendissektion müssen schnellstens ausgeschlossen werden!

Zeichen einer vitalen Bedrohung sind:
- Bewusstseinsstörung
- respiratorische Insuffizienz
- syst. Blutdruck < 90 oder > 220 mmHg
- Herzfrequenz > 100 oder < 60/min
- kalter Schweiß, Zeichen der Zentralisation

T

Tremor

Definition

Unwillkürliche, rhythmisch-alternierende Bewegungen im Bereich der Extremitäten und des Kopfes.

Vgl. auch ▶ Rigor, ▶ Parkinsonismus, ▶ Ataxie, ▶ Schwindel.

Ruhetremor	Setzt in entspannter Haltung ein. Typischer Tremor bei ▶ Parkinsonismus.
Intentionstremor	Tritt bei zielgerichteten Bewegungen auf und wird mit der Annäherung an das Ziel immer intensiver. Bei Läsionen des zerebellären Systems.
Haltungstremor	Einen geringgradigen Tremor findet man auch beim Gesunden, der durch Muskelentspannung eine bestimmte Haltung gegen die Schwerkraft aufrechterhält. Einige Tremorformen wie der sog. essenzielle erbliche Tremor, das Zittern bei starker Angst, Muskelerschöpfung, vegetativer Labilität, Hyperthyreose, chronischem Alkoholismus werden als Übersteigerung des physiologischen Haltungstremors interpretiert, wobei ein erhöhter Sympathikotonus postuliert wird.
Flapping Tremor	Sobald der Patient seine Arme ausstreckt, klappen die Hände nach unten, was sofort durch eine Bewegung nach oben wieder kompensiert wird. Tritt auf bei schwerer Leberinsuffizienz und anderen metabolischen Erkrankungen.

! **Merke** Am häufigsten ist der essenzielle Tremor (4–7 % bei den Über-65-jährigen). [18]

Ursachen

Organische Erkrankungen des ZNS	• Parkinson-Syndrom • progressive Paralyse • multiple Sklerose • Hirnarteriensklerose • Kleinhirntumor • Friedreich-Ataxie • M. Wilson u. a. • M. Alzheimer
Toxisch-medikamentös	• Alkohol, Nikotin, Koffein

T

	• Blei, Quecksilber, Arsen, Kohlenmonoxid • Kokain, Morphin • Neuroleptika, Thymoleptika, Brom, Lithium, Hydantoin
Endokrin-metabolisch	• Leberinsuffizienz • Hyperthyreose • Hypoglykämie • Phäochromozytom • Präeklampsie • Delirium tremens • Magnesiummangel
Familiär	Dominant erblich, manifestiert sich in unterschiedlichen Lebensabschnitten, nimmt mit dem Alter meist an Intensität zu (▶ Parkinsonismus).
Essenzieller Tremor	• seniler Tremor • juveniler essenzieller Tremor
Physiologischer Tremor	• Angst, Aufregung • Hysterie • Kälte • Erschöpfung • vegetative Labilität

Diagnoseweisende Begleitsymptome

- Unruhe, Nervosität, Herzklopfen, Schweißausbruch, antidiabetische Behandlung: **Hypoglykämie**
- feinschlägiger Tremor, Glanzaugen, Herzklopfen, allgemeine Unruhe und Nervosität: **Hyperthyreose**
- Ikterus, Palmarerythem, Spider-Nävi: **Leberzirrhose**
- Muskelzuckungen, Alkoholabusus oder Mangelernährung: **Magnesiummangel**
- erhöhter Muskeltonus, Rigor, starre Mimik: **Parkinson-Krankheit**
- Ataxie, Gangstörungen, Sprachunsicherheit, Nystagmus: **Kleinhirnerkrankung**
- Sehstörungen, Doppelbilder, Schwindel, Miktionsstörungen, pathologische Reflexe: **multiple Sklerose**
- vorwiegend Hände, Frequenz 5–9/s, vermindert durch Affekte und Alkohol: **essenzieller Tremor**
- Hände und Kopf, Frequenz 4–5/s, höheres Alter: **seniler Tremor**
- plötzliches Auftreten, spontane Remission, Ablenkbarkeit: **psychogener Tremor**

! Merke Besserung durch Alkohlogenuss spricht für essenziellen Tremor.

Diagnostik

Anamnese

- genaue Beschreibung des Tremors und der Umstände des Auftretens. Auch im Schlaf?
- Seit wann besteht die Symptomatik?
- Begleitsymptome, Vorerkrankungen, endokrine Störungen
- Alkoholabusus
- Medikamenteneinnahme
- Familienanamnese

Klinische Untersuchung

- Provokation des Tremors und Analyse der Tremorform
- Durchführung von Bewegungen (Finger-Nase-Versuch), Standsicherheit, Gangprobe
- neurologische Untersuchung
- Hinweise auf Schilddrüsenerkrankung, Kayser-Fleischer-Ringe (M. Wilson)

Labor

- Elektrolyte, Transaminasen, Blutzucker, Nierenwerte, Eiweiß
- Schilddrüsenparameter
- Kupfer
- evtl. Liquordiagnostik

Weiterführende Untersuchungen

- EKG
- EEG
- Hirn-CT oder MRT
- EMG

! Merke Bei neu aufgetretenem Tremor: MRT des Gehirns! [18]

Trommelschlägelfinger

Definition

Hyperostotische Auftreibung der Fingerendphalangen bei gleichzeitiger hochgradiger Weichteilverdickung. Häufig vergesellschaftet mit Uhrglasnägeln.

Ursachen

Chronische Lungenveränderungen	• sehr häufig bei Bronchiektasien, Bronchus-Ca. • seltener bei Emphysem, Tbc
Erkrankungen des Herz-Kreislauf-Systems	• sehr häufig bei angeborenen Vitien, insbesondere bei Rechts-links-Shunt • kaum bei erworbenen Herzklappenfehlern • manchmal bei Endokarditis
Abdominale Erkrankungen	• Lebererkrankungen • M. Crohn, Sprue
Idiopathisch oder familiär	Häufiger Befund ohne pathologische Bedeutung.

Diagnoseweisende Begleitsymptome

- Ikterus: **Lebererkrankung**
- Durchfälle: **intestinale Erkrankungen**
- Husten, Auswurf: **pulmonale Erkrankung**
- Zyanose, Ödeme, Dyspnoe: **kardiale Erkrankung**

Diagnostik

Anamnese

- familiäres Vorliegen von Trommelschlägelfingern?
- pulmonale, kardiale, enterale oder hepatische Erkrankungen bekannt?
- Hinweise auf Symptome solcher Erkrankungen oder Symptome einer Hyperthyreose (vgl. ▶ Schilddrüsenvergrößerung)
- Nikotinabusus

Klinische Untersuchung

- gründliche körperliche Untersuchung auf Vorliegen von Zeichen einer chronischen Erkrankung
- Auskultation von Herz und Lungen, Zeichen von Lungenerkrankungen

Labor

- Blutbild
- CRP/BSG
- Blutgasanalyse

Weiterführende Untersuchungen

- EKG
- ECHO
- Röntgen/CT-Thorax
- Sonografie des Abdomens

Übergewicht

Definitionen

Body-Mass-Index

Die Richtwerte zur Beurteilung des Körpergewichts orientieren sich heute am Body-Mass-Index (BMI). Dieser ist der Quotient zwischen Körpergewicht in Kilogramm und dem Quadrat der Körpergröße in Metern. Für die Praxis gibt es Schemata, aus denen sich der BMI sehr leicht ablesen lässt (▶ Abb. 12). Die Richtwerte sind für Männer und Frauen identisch (▶ Tab. 54).

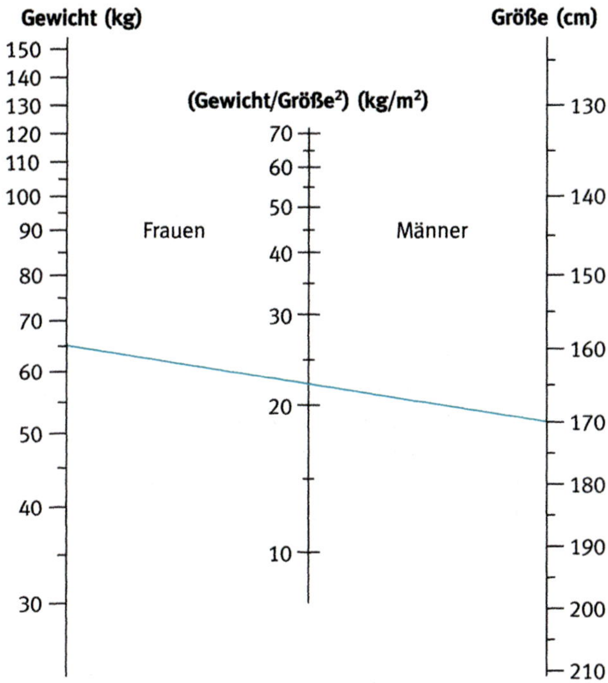

Abb. 12 Übergewicht: Schema, an dem sich der BMI ablesen lässt. [V492]

Broca-Index

Zur Berechnung des Normalgewichts wurde früher die Broca-Formel verwendet. Sie gilt nur für Erwachsene mit einer Körpergröße zwischen 160 und 185 cm und besagt: Sollgewicht (in kg) = Körpergröße (in cm) minus 100. Das so berechnete Körpergewicht stimmt in etwa mit dem Durchschnittsgewicht westlicher Bevölkerungen überein.

Idealgewicht

Bislang war man davon ausgegangen, dass das Gewicht, welches laut Statistik mit der höchsten Lebens-

U

erwartung einhergeht, 10–15 % unter dem Durchschnitt liegt.

Sollgewicht

Als Sollgewicht wird von manchen Autoren das Normalgewicht nach BMI oder das nach dem Broca-Index errechnete Gewicht, von anderen das um 10–16 % darunterliegende Idealgewicht definiert.

Adipositas

Chronische Zunahme des Körpergewichts, die in verschiedene Schweregrade unterteilt wird (▶ Tab. 54). Adipositas (= Fettsucht) geht mit einem statistisch höheren Erkrankungsrisiko einher. Sie ist ein Risikofaktor für die Manifestation von Stoffwechselerkrankungen wie Gicht und Diabetes ebenso wie für koronare Herzerkrankungen, Herzinfarkte, Schlaganfälle, Hypertonie, Störungen des Fettstoffwechsels, Gallensteine, degenerative Skeletterkrankungen u. v. m.

Tab. 54 Übergewicht: WHO

Kategorie	**BMI (kg/m²)**
Untergewicht	< 18,5
Normalgewicht	18,5–24,9
Übergewicht	> 25
Adipositas I	30–34,9
Adipositas II	35–39,9
Adipositas III	> 40

! **Merke** In Deutschland sind ca. 30 % aller Erwachsenen adipös, in USA ca. 40 %.

Fettverteilungstypen

Es gibt zwei Fettverteilungstypen. In der Praxis sind Mischformen häufig.

- **gynoider Typ:** Fettansammlung überwiegend in der unteren Körperhälfte. Meist bei Frauen.
- **androider Typ** (= Stammfettsucht): Fettansammlung überwiegend in der oberen Körperhälfte. Überwiegend Männer. Häufig begleitet von kardiovaskulären und metabolischen Komplikationen.

Ursachen

Vermehrte Kalorienzufuhr

Falsche Ernährungsgewohnheiten

In unserer Überflussgesellschaft scheinen bei vielen Menschen an die Stelle der physiologischen Reize von

Hunger und Sättigung gewohnheitsmäßige und psychosoziale Verhaltensweisen bei der Ernährung getreten zu sein. Auch familiäre Traditionen spielen hier eine große Rolle. Dazu kann man bei vielen Adipösen neben der gestörten Appetitregulation noch eine bestimmte Persönlichkeitsstruktur erkennen: Sie essen, um Unlustempfindungen abzuwehren, und fühlen sich dann psychisch ausgeglichener. Die Empfindung „Hunger" wird also hauptsächlich von der psychovegetativen Stimmungslage gelenkt. Das daraus resultierende krankhafte Essverhalten mit gesteigertem Hunger und herabgesetzter Sättigungsempfindung kann sich verschieden äußern:

- Die Patienten verspüren „anfallsartig" großen Hunger und nehmen große Nahrungsmengen auf.
- Die Patienten haben ständig Hunger (Daueresser).
- Während der Mahlzeiten tritt anstelle eines Sättigungsgefühls starker Appetit auf, sodass die Patienten immer weiter essen.
- Appetit tritt vor allem abends oder nachts auf, während am Morgen ein eher reduziertes Nahrungsbedürfnis besteht.

Da die seelische Stabilität der Fettsuchtkranken vom Essen abhängt, verdrängen sie häufig dieses Thema, klammern es im Gespräch mit dem Arzt aus, verleugnen ihre übermäßige Nahrungszufuhr auch vor sich selber oder machen äußere Faktoren dafür verantwortlich. Ihre seelische Instabilität und Depressivität zwingt sie zu essen, oftmals liegt geradezu eine suchtartige Bindung an die „Droge" Essen vor. Bei Abmagerungskuren andererseits treten die durch das Essen kompensierten Unlustempfindungen verstärkt zutage (Diätdepression).

! Merke Mehr als 95 % der Fälle von Adipositas sind auf Überernährung zurückzuführen.

Psychogen

Bulimia nervosa	übermäßige, unkontrollierte Nahrungsaufnahme wechselt mit Fasten, daneben Erbrechen, Laxanzienabusus und Diuretikamissbrauch

Endokrine Störungen

Überfunktion der Hypophyse

Überfunktion der Nebennierenrinde

U

Unterfunktion der Schilddrüse	Das Übergewicht ist selten ausgeprägt und tritt oft trotz gestörten Appetits auf. Es ist hauptsächlich durch Wasserretention und körperliche Inaktivität bedingt.
Morbus Cushing	Der Fettsansatz tritt vorwiegend am Stamm bei grazilen Gliedern auf. Bei der Differenzialdiagnose zur Adipositas simplex steht also weniger das Übergewicht, welches oft nur mäßig ist, als die gestörte Fettverteilung im Vordergrund. Typisch für den Aspekt der Kranken sind weiterhin: • ein rundes pausbackiges gerötetes Gesicht mit prallem Doppelkinn („Vollmondgesicht") • Stiernacken • Hirsutismus und Akne • rotviolette breite Striae vor allem an seitlichen und vorderen Bauchpartien, Gesäß und Oberschenkeln
Unterfunktion der Ovarien	**Stein-Leventhal-Syndrom (PCO-Syndrom)** Diagnostisch ist die Trias: • doppel- oder einseitig vergrößerte, polyzystische Ovarien • Amenorrhö oder Oligomenorrhö • Sterilität **Klimakterium** Die Menopause tritt durchschnittlich zwischen dem 48. und 52. Lebensjahr ein. Unter klimakterischen Beschwerden leiden ein bis zwei Drittel aller Frauen. Während in der Prämenopause vor allem dysfunktionelle Blutungen auftreten, stehen in der Postmenopause vegetative und psychische Störungen im Vordergrund wie • Schweißausbrüche, Hitzewallungen, Kälteschauer • Herzklopfen, pektanginöse Beschwerden • Angstgefühle, Schlaflosigkeit • Antriebsschwäche, Abnahme der Leistungsfähigkeit • Depression, Stimmungslabilität und Reizbarkeit
Überfunktion des Pankreas	Beim organischen Hyperinsulinismus entsteht die Fettsucht sowohl durch eine abnorme Nahrungsaufnahme während der hypoglykämischen Zustände als auch durch die den Fettansatz begünstigende Insulinwirkung.
Pubertätsfettsucht	Beginnt nicht selten schon vor dem 10. Lebensjahr und wird ausgelöst bzw. gefördert durch Störungen des seelischen und endokrinen Gleichgewichts in dieser Lebensphase.

Bei Knaben
Bei Knaben stellt sich öfter die Differenzialdiagnose zur Dystrophia adiposogenitalis, weil die Adipositas häufig mit einem scheinbaren Hypogenitalismus verbunden ist: Die Pubertät tritt relativ spät ein und bis dahin scheint das in Fett vergrabene Genitale, insbesondere in Relation zu dem massigen Körper, relativ klein. Verbreiterte Hüften und Fettbrüste vermitteln außerdem einen femininen Eindruck.
Bei Mädchen
Die Mädchen wirken älter als sie sind. Knochenwachstum und sexuelle Reifung sind bei ihnen beschleunigt.

Verschiedene Syndrome

- Prader-Labhardt-Willi-Syndrom
- Laurence-Moon-Biedl-Bardet-Syndrom
- Morgagni-Stewart-Morel-Syndrom

Lokalisierte Fettsucht

- Lipomatose
- Madelung-Fetthals
- regionale Fettsucht bei Frauen

Medikamente

- Thyreostatika
- Steroide
- Gestagene
- Insulin
- zerebral dämpfende Pharmaka u. a.

Lokalisierte Fettsucht

Lipomatose

Die multiplen Lipome können gelegentlich recht schmerzhaft sein: Lipomatosis dolorosa (M. Dercum), eine Erkrankung, die vor allem Frauen im Klimakterium befällt.

Madelung-Fetthals
Steatopygie

Ausgedehnte symmetrische Lipomatose an Hals und Rücken. Starker Fettansatz an Hüften- und Oberschenkeln bei Frauen, dem ein schlanker Oberkörper gegenübersteht. Bei Abmagerungskuren nehmen obere und untere Körperhälfte ab, sodass das Gesicht bereits runzlig sein kann, während die untere Körperhälfte immer noch dick ist.

Diagnoseweisende Begleitsymptome

Diagnostisch wegweisende Begleitsymptome bei **sekundärer Adipositas** sind abhängig von der Ursache (▶ Tab. 55).

U

Tab. 55 Übergewicht: Differenzialdiagnosen

Symptome	Diagnose
Kälteintoleranz Antriebsminderung; Interesselosigkeit kühle, trockene, raue, gelblich-blasse Haut Anämie: Hypercholesterinämie; BSG ↑	Hypothyreose
Hirsutismus sekundäre Amenorrhö polyzystische Ovarien	Stein-Leventhal-Syndrom
Heißhunger rezidivierende Hypoglykämien, die durch kohlenhydratreiche „Zwischenmahlzeiten" abgefangen werden	Bulimie Insulinom
Stammfettsucht plethorisches Mondgesicht Stiernacken Striae rubrae Hirsutismus Osteoporose Diabetes mellitus Hypertonie Amenorrhö; Libido- und Potenzverlust	Morbus Cushing
Gynäkomastie; eunuchoider Hochwuchs mit Hüftadipositas weiche, blasse Haut	Klinefelter-Syndrom

Diagnostik

Anamnese

Ernährungsanamnese Die Erhebung einer detaillierten Ernährungsanamnese ist unerlässlich, kann sich jedoch aufgrund der Negierungstendenzen vieler Fettsuchtkranker oft schwierig gestalten.

Beginn der Gewichtszunahme Der Zeitpunkt, zu dem die Adipositas begonnen hat, sollte, wenn irgend möglich, bestimmt werden. Oft ist dies anhand alter Fotos möglich, anhand derer man auch den Verlauf der Gewichtszunahme ganz gut beurteilen kann. Häufig fällt die Gewichtszunahme zusammen mit Änderungen der Lebensumstände, psychischen Belastungen, Schwangerschaft, Klimakterium, Einnahme von Medikamenten etc.

Familienanamnese Wichtig ist eine genaue Familienanamnese bezüglich des Auftretens der Adipositas bei anderen Familienmitgliedern. Das familiäre Vorkommen der Adipositas beruht allerdings häufig weniger auf der ererbten Konstitution als auf gleichartigen Essgewohnheiten und psychosozialen Verhaltensweisen.

Begleitsymptome	Obwohl in den wenigsten Fällen andere Ursachen als eine vermehrte Kalorienzufuhr für die Fettsucht verantwortlich sind, ist stets nach den entsprechenden Symptomen zu fragen (s. o.).
Komplikationen, Hinweise auf häufig assoziierte Erkrankungen	Da die Lebenserwartung Adipöser durch viele assoziierte und/oder Folgeerkrankungen deutlich reduziert ist, sind bei der Diagnostik bereits die möglichen Komplikationen der Adipositas wie Diabetes mellitus Typ II, Hypertonie, Herzinfarkt, Schlaganfall, Gelenkerkrankungen, Gallensteine mit den entsprechenden Fragen und Untersuchungen zu berücksichtigen.

Klinische Untersuchung

Gewicht	Im Normalfall ist die Diagnose der Adipositas eine Blickdiagnose, die durch die Bestimmung des BMI quantifiziert wird.
Hautfaltendicke	Bei muskulösen Menschen oder Kindern kann in Zweifelsfällen die Hautfaltendicke als weiterer Parameter herangezogen werden. Sie wird durch Abhebung je einer Hautfalte an Oberarm (posterior), Rücken (unterhalb des Schulterblatts) und Rumpf (oberhalb der Crista iliaca in der mittleren Axillarlinie) bestimmt. Die Hautfalte an Bauch und Rücken sollte nur wenig dicker sein als die am Oberarm, was nur bei schlanken Patienten erreicht wird.
Fettverteilung	Des Weiteren ist bei der Untersuchung auf die Fettverteilung zu achten (android, gynoid).
Striae	Striae finden sich bei vielen adipösen Patienten, treten aber bei diesen im Gegensatz zum M. Cushing auch an den Oberarmen auf.
Begleitkrankheiten	Daneben ist wie bei der Anamneseerhebung stets auch an die möglichen Komplikationen der Adipositas zu denken und der Patient daraufhin zu untersuchen (Blutdruckmessung, Gefäßauskultation etc.).

Weiterführende Diagnostik

- Laborchemische Parameter spielen weniger bei der Adipositasdiagnostik als bei der Diagnostik ihrer Komplikationen eine Rolle. Schilddrüsenfunktion und sonstige endokrinologische Diagnostik je nach klinischer Konstellation.
- **Im Blut erhöht** sind oft Fette, Harnsäure, Nüchternzucker, Insulin.

Untergewicht

Definitionen

U

Von Untergewicht = Magerkeit spricht man bei einem Körpergewicht von 80–95 % des Sollgewichts (▶ Übergewicht).

Kachexie
Auszehrung, Kräfteverfall, schlechter Ernährungszustand. Körpergewicht von unter 80 % des Sollgewichts.

! Merke Lebensgefährlich ist ein Untergewicht niedriger als 50 % des Sollgewichts.

Gewichtsverlust
Minderung des Körpergewichts unabhängig vom Ausgangsgewicht.

! Merke Jeder nicht bewusst oder durch eine erklärbare Erkrankung hervorgerufene Gewichtsverlust stellt ein ernst zu nehmendes und abklärungsbedürftiges Symptom dar!

Ursachen

Magerkeit entsteht durch eine negative Energiebilanz. Diese ist in den Industrieländern nur in den seltensten Fällen auf ein mangelndes Nahrungsangebot infolge wirtschaftlicher Not zurückzuführen, sondern meist sind dafür einzeln oder kombiniert folgende Faktoren verantwortlich zu machen:

Reduzierte Nahrungsaufnahme

▶ Appetitlosigkeit

Essstörung
Anorexia nervosa, Bulimia nervosa.

Diätetische Maßnahmen
- Abmagerungskuren
- kochsalzfreie Ernährung
- Mangelernährung infolge extrem einseitiger Essgewohnheiten

Dysphagie
- benigne und maligne Erkrankungen von Ösophagus und Magen
- neurologische Erkrankungen
- ▶ Dysphagie

U

Gestörte Nahrungsausnutzung

Maldigestion	Bei mangelhafter Enzym- und/oder Gallensekretion, z. B. • nach Magenresektion • bei chronischer Pankreatitis • bei hepatobiliären Erkrankungen
Malabsorption	Störung der Aufnahme der Nahrungsspaltprodukte aus dem Darmlumen in Blut und Lymphbahnen bei • gestörter Digestion • Schleimhauterkrankungen (M. Crohn, Zöliakie) • verminderter Absorptionsfläche nach Dünndarmresektion • verminderter Kontaktzeit (z. B. beim Karzinoidsyndrom) • Störung der mesenterialen Blut- und Lymphabflussbahnen (malignes Lymphom, Angina abdominalis)
Wurmbefall	

Erbrechen

Hier eine kurze Zusammenfassung der wichtigsten Ursachen; ▶ Erbrechen.

Intestinale Erkrankungen	Zum Beispiel Pylorusstenose, alkoholische Gastritis, Pankreatitis, Stenosen und Divertikel des Ösophagus.
Neurogen	Hirndruck, M. Menière.
Psychogen	Anorexia nervosa, neurotisches Erbrechen, Bulimie.
Medikamentös	Digitalisüberdosierung.
Endokrinium/ Stoffwechsel	Urämie, M. Addison.

Diarrhö

Hier eine kurze Zusammenfassung der wichtigsten Ursachen; ▶ Diarrhö.

Intestinale Erkrankungen	Zum Beispiel Magen- oder Darmresektionen, Fisteln, alle Ursachen, die zu Maldigestion bzw. Malabsorption führen können (s. o.).
Psychogen	
Endokrinium/ Stoffwechsel	Hyperthyreose, Hypokalzämie, diabetische Enteropathie, Karzinoidsyndrom.
Enzymal	Laktasemangel.

U

Schwere Organkrankheiten

Zum Beispiel Urämie, Leberzirrhose, AIDS, Tbc, Emphysem, Bronchiektasien, Endocarditis lenta, Brucellose.

Katabole Stoffwechsellage

Bei Malignomen aller Art, nach schweren Traumen oder Operationen. Aus unklaren Ursachen kann ein Gewichtsverlust bei Malignomen bereits in sehr frühen Stadien auftreten.

Störungen von Stoffwechsel und Endokrinium

Zum Beispiel entgleister Diabetes mellitus, Hyperthyreose (erhöhter Grundumsatz), Hypophysenvorderlappen- und Nebennierenrindeninsuffizienz.

Chronische Intoxikationen

Alkoholismus, Drogenabhängigkeit, Gewerbegifte, Bleikachexie.

Fehlernährung

Zum Beispiel extreme Diäten, Kwashiorkor.

! Merke Bei der Magerkeit und ihrem Extremzustand, der Kachexie, handelt es sich um ein sehr komplexes und variables Krankheitsbild, das geprägt oder überlagert werden kann durch mannigfaltige Begleitkrankheiten. Diese können wiederum entweder Ursache oder Folge der Mangelernährung sein.

Diagnoseweisende Begleitsymptome

- Gewichtsabnahme ohne Leistungsknick, evtl. begleitet von psychischen Erkrankungen wie Angst- oder Zwangsstörung sowie Depression: **Anorexia nervosa**
- rascher Gewichtsverlust: **Infektion**
- schleichender Gewichtsverlust in mittlerem bis hohem Lebensalter: okkultes **Neoplasma**
- Stimmungsschwankungen, Schlafstörungen: **psychische Ursachen**
- Durchfälle: **Malabsorption**
- Gewichtsverlust trotz vermehrter Essensaufnahme: **Hyperthyreose, Diabetes mellitus, chronische Pankreasinsuffizienz**
- Gewichtsschwankungen, weibliches Geschlecht, Fixierung auf Gewicht und Ernährung, sportliche Aktivität: **Bulimia nervosa**

Praxistipp
Screeningfragen bei Essstörungen:
- Sind Sie mit Ihrem Gewicht zufrieden?
- Schwankt Ihr Gewicht?
- Denken Sie oft über Essen und Ernährung nach?
- Fühlen Sie sich manchmal „voll“ und müssen sich übergeben?
- Ist Ihre Figur wichtig für Ihr Selbstwertgefühl?

U

! Merke Bei jungen Frauen ist die Diagnose einer Anorexia nervosa wegen des Untergewichts leichter zu stellen als die einer leicht- oder mittelgradig ausgeprägten Bulimie.

Diagnostik

Anamnese

Gewichtsverlust

Neben dem **absoluten Gewichtsverlust** ist die **Geschwindigkeit** von Bedeutung, in der die Gewichtsabnahme erfolgte. Je schneller dies geschah, desto wahrscheinlicher wird eine organische Ursache. Wichtig ist die Frage nach den Ernährungsgewohnheiten, der aufgenommenen Nahrungsmenge sowie nach dem **Appetit** bzw. der Appetitlosigkeit. Oft benötigt man hierzu die Angaben von Angehörigen.

Begleitsymptome

Viele Patienten geben einen starken Gewichtsverlust bei im Wesentlichen unveränderter Nahrungszufuhr an. Oft weisen hier andere Symptome auf die Diagnose hin.
- Schluckstörungen (▶ Dysphagie)
- Blähungen (▶ Meteorismus)
- abdominale Beschwerden (▶ Bauchschmerz)
- Nahrungsmittelunverträglichkeiten
- ▶ Fieber
- Stuhlgang (Frequenz, Konsistenz, Geruch, Farbe, Fettstühle; ▶ Diarrhö, ▶ Obstipation)

Medikamenteneinnahme

Systemübersicht

Aus einer konsequent abgefragten Systemübersicht, zu der auch die orientierende psychische Exploration gehört, ergeben sich evtl. Anhaltspunkte auf die vorliegende Störung.

Häufig mit Gewichtsverlust assoziierte Symptome sind
- Müdigkeit, Schwächegefühl

U

- Reizbarkeit, Interesselosigkeit, depressive Verstimmungszustände
- Verlust von Libido und Potenz sowie Amenorrhö (meist sekundär) oder Infertilität
- hartnäckige Obstipation
- Polyurie, Nykturie

Die intellektuellen Fähigkeiten sind erst im Endstadium einer Kachexie eingeschränkt.

Klinische Untersuchung

Haut Eine chronische Kachexie verläuft charakteristischerweise unter dem Bild einer Exsikkose. Die Haut ist atrophisch, trocken, schuppend, die Schleimhäute erscheinen minderdurchblutet und ebenfalls atrophisch. Mundwinkelrhagaden weisen auf einen Mangel an Eisen, Vitamin B_2 oder Nicotinsäureamid hin, Brüchigkeit der Nägel auf einen Vitamin-A-Mangel. Man achte auf Pyodermien und Haarausfall.

Ödeme Ödeme können Ausdruck einer Hypalbuminämie sein. Sie treten auch bei Vitamin-C-Mangel als Folge einer herabgesetzten Kapillarresistenz auf.

Puls, Blutdruck Hypotonie und Bradykardie sind häufig.

Leber Eine Hepatomegalie kann bei Alkoholismus oder Kwashiorkor auftreten.

Neurologische Symptome Als Folge von Elektrolytstörungen sowie Vitamin-B_6- und -B_{12}-Mangel können Paresen, Sensibilitätsstörungen oder Tetanie auftreten.

Labor

Eiweiß Typisch ist ein Eiweißmangel mit einem Gesamteiweiß unter 5 g/100 ml bzw. Albumin unter 2 g/100 ml, wobei eine Senkung des Albuminspiegels um 1 g/dl einen Verlust von 1.200–1.500 g Körperprotein signalisiert. Meist bleibt das normale Verteilungsmuster in der Serumproteinelektrophorese noch lange Zeit erhalten.

Blutbild Ein sehr häufiger Befund ist eine ▶ Anämie.

Elektrolyte Hypokaliämie und Hypokalzämie sind häufig.

Ferritin Oft erniedrigt.

Harnsäure Oft erhöht.

pH	Metabolische Azidose.
Urin	Acetonurie. Die Harnstoffausscheidung kann erniedrigt (niedrige Proteinaufnahme) oder erhöht (akute katabole Stoffwechsellage) sein.
Quick-Wert	Erniedrigt infolge Vitamin-K-Mangels.
Enzyme	Der Serumspiegel einiger Enzyme, z. B. Cholinesterase, alkalische Phosphatase, Amylase kann wegen des Proteinmangels erniedrigt sein.

! Merke Gewichtsverlust bzw. sein Resultat, Magersucht oder Kachexie, ist ein sehr vielgestaltiges und daher vages Symptom, das als solches keinerlei unmittelbaren Schluss auf die zugrunde liegende Ursache erlaubt. Das Gewicht der meisten Menschen bleibt über lange Zeiträume hinweg erstaunlich konstant, wobei mit zunehmendem Alter eine Tendenz zur Gewichtszunahme besteht, die bei Frauen nach der Menopause oft ausgeprägt sein kann. Deshalb sollte jeder unklare Gewichtsverlust von mehr als 5 % des Ausgangsgewichts vom Arzt ernst genommen werden. Da in unserer Gesellschaft die Mehrheit der Bevölkerung eher übergewichtig ist, fällt ein Gewichtsverlust meist auf – wenn nicht dem selbst Betroffenen, so doch seiner Umgebung – und führt den Patienten zum Arzt.

Veränderungen des weißen Blutbilds

Definition

Leukozytose	Leukozyten über 10.000/mm^3.
Leukopenie	Leukozyten unter 4.000/mm^3.
Lymphozytose	Lymphozyten über 3.600/mm^3 bzw. über 40 %.
Lymphopenie	Lymphozyten unter 1.000/mm^3 bzw. unter 25 %.
Eosinophilie	Eosinophile über 440/mm^3 bzw. über 4 %.
Eosinopenie	Eosinophile unter 25–40/mm^3 bzw. unter 1 %.

Ursachen

Leukozytose

Granulozytose

Physiologisch
- schwere körperliche Arbeit, Leistungssport
- Stress, Schmerz, Angst, Emotionen
- Gravidität

	• Sonnenbestrahlung • Neugeborenes
Infektionskrankheiten	• **generalisiert:** Bakterien (bes. Sepsis), Pilze, Spirochäten, Malaria • **lokalisiert:** Abszess, Furunkel, Phlegmone, Tonsillitis, Cholezystitis, Appendizitis, Pyelitis, Salpingitis, Endokarditis, Peritonitis
Endogen-toxisch	• Coma diabeticum, uraemicum, hepaticum • Gichtanfall • Eklampsie • Verbrennungen • Ileus
Exogen-toxisch	• Vergiftungen, z. B. Blei, Quecksilber, Insektengift • Medikamente, z. B. Barbiturate • Fremdeiweiß, z. B. Impfungen, Transfusionsreaktion • Insektenstich
Akuter Blutverlust	• postoperativ • Magenblutung, Tubargravidität etc.
Erkrankungen des Knochenmarks	• chronisch-myeloische Leukämie • Myelofibrose • Polycythaemia vera • Lymphogranulom
Hormonale Störungen	• Cushing-Syndrom
Myokardinfarkt	• DD zur Angina pectoris (▶ Thoraxschmerz)
Sonstige Ursachen	• ▶ Schock • akute Hämolyse • zerebrale Krämpfe • paroxysmale Tachykardie • Erbrechen, Durst

Ursachen einer Lymphozytose

Infektionskrankheiten	• Viruserkrankungen wie Grippe, Röteln, Hepatitis, Viruspneumonien, Mumps, infektiöse Mononukleose • einige bakterielle Infektionskrankheiten wie Paratyphus, Typhus abdominalis • exzessiv bei Pertussis • chronische Infektionen wie Tbc, Brucellose • Rekonvaleszenz nach akuten Infektionskrankheiten

Medikamentös	• Sulfonamide, Phenobarbital, PAS, Hydantoin
Erkrankungen des Knochenmarks	• lymphatische Leukämie
Andere Erkrankungen	• maligne Lymphome • M. Waldenström • Urticaria pigmentosa • Hyperthyreose • M. Addison

Ursachen einer Eosinophilie

Infektionskrankheiten	• Scharlach, Masern (während der Inkubation), Erythema infectiosum, akute infektiöse Lymphozytose • allgemein in der Rekonvaleszenz
Parasitosen	• Trichinen • Oxyuren, Askariden • Echinokokken u. a.
Allergien	• Asthma bronchiale, Heuschnupfen • Urtikaria • angioneurotisches Ödem • Arzneimittelexantheme • Serumkrankheit (nach Impfung, Bluttransfusion) • Nahrungsmittel • Insektenstich
Medikamentös	• Penicillin, Chlorpromazin, Streptomycin
Kollagenosen	• Periarteriitis nodosa (häufig) • Dermatomyositis, Lupus erythematodes
Blutkrankheiten	• Vgl. auch ▶ Anämie, ▶ Polyglobulie • Perniziosa • Polycythaemia vera • M. Hodgkin • chronische myeloische Leukämie • eosinophile Leukämie • Status nach Splenektomie
Malignome	• bes. Ovar, seröse Höhlen, Knochen
Endokrinopathien	• M. Addison • Hypopituitarismus • Myxödem, Thyreotoxikose
Hautkrankheiten	• Skabies • Kontaktekzem • Neurodermitis constitutionalis • Mycosis fungoides

Sonstige Ursachen	• konstitutionell-familiäre Eosinophilie • eosinophile Gastroenteritis • eosinophile Zystitis • hypereosinophiles Syndrom • Hunger

Leukopenie

V

Granulopenie

Infektionskrankheiten	• bakteriell: Typhus, Paratyphus, Sepsis, Brucellose • Virusinfekte: Masern, Röteln, Influenza, Mumps, Windpocken etc. • Protozoen: Malaria, Toxoplasmose
Physikalisch, chemisch-toxisch	• Zytostatika • Thyreostatika • Benzol, Anilin, Nitrophenol • Röntgenbestrahlung
Medikamentös-allergisch	• Chloramphenicol • Phenothiazine • Sulfonamide • Antikonvulsiva • Aminopyrin
Blutkrankheiten	Vgl. auch ▶ Anämie, ▶ Polyglobulie. • Perniziosa • Panzytopenie • Agranulozytose • aleukämische Leukämie • Eisenmangelanämie
Knochenmarkskarzinose	
Krankheiten mit Milztumor	Hypersplenismus.
Endokrinopathien	• Thyreotoxikose • Myxödem • Hypopituitarismus
Andere Ursachen	• Lupus erythematodes • Felty-Syndrom • M. Gaucher • Leberzirrhose • Hunger, Kachexie, chronischer Alkoholismus
Idiopathisch	• chronisch • periodisch

Lymphopenie

Infektionskrankheiten	• akute Phase bakterieller Infektionen • Sepsis lenta, Miliartuberkulose • Virusinfektionen: Mumps (früh), Masern (spät), AIDS
Intoxikationen	• Zytostatika (insbes. Chromambucil) • ionisierende Strahlen • Urämie
Medikamentös	• Kortikosteroide, ACTH
Stresssituationen	• Trauma • starke körperliche Belastung • Gravidität • postoperativ • Verbrennung • starke Schmerzen
Sonstige Erkrankungen	• M. Hodgkin • Lymphosarkomatose • essenzielle Lymphozytophthise Glanzmann • Antikörpermangelsyndrom • M. Cushing • Lupus erythematodes • Dermatomyositis • M. Boeck • Rechtsherzinsuffizienz

Eosinopenie

Infektionskrankheiten	• akutes Stadium der meisten bakteriellen Infekte • Typhus abdominalis
Stresssituationen	• Trauma • Operation
Hormonal	• M. Cushing, Kortikosteroidtherapie

Diagnostik

Anamnese

- Hinweise auf akute Infektion wie Fieber, Pharyngitis, Exanthem, Lymphadenopathie, Eiterbildung
- akuter Blutverlust, Operation
- Begleiterkrankungen
- Gewichtsverlust, Leistungsknick
- toxische Substanzen, Medikamente, Allergene

Klinische Untersuchung

Lymphknotenstatus, Leber, Milz.

Labor

Je nach klinischer Symptomatik. Bei Verdachtsdiagnose einer hämatologischen Systemerkrankung spezielle hämatologische Diagnostik.

Vergesslichkeit, abnorme ▸ Gedächtnisstörungen

Vielzahl und Wechsel von Beschwerden

„Der Schmerz, der keinen Ausweg in Tränen findet, bringt andere Organe zum Weinen ...“ (Maudsley)

Definition

Viele verschiedene und häufig wechselnde Beschwerden sind oft Zeichen einer psychosomatischen oder psychiatrischen Erkrankung.

! Merke Eine organische Krankheit darf trotzdem nicht übersehen werden.

Allgemeines psychosomatisches Syndrom

Körperlich zentriertes Beschwerdebild, das keine organischen Ursachen oder Korrelate hat, sondern sich auf psychosoziale Belastungen und/oder innere Konfliktsituationen zurückführen lässt. Es liegt also hierbei eine Tendenz zur Somatisierung seelischer oder sozialer Konflikte vor. Synonyma sind psychovegetatives Syndrom, vegetative Dystonie, Neurasthenie, funktionelles Syndrom.

Ursachen

Persönlichkeitsfaktor Die Häufigkeit körperlicher und seelischer Beschwerdeangaben korreliert mit einem testpsychologisch fassbaren Persönlichkeitsfaktor, der nach Eysenck als Neurotizismus bezeichnet wird. Er kann als Hemmung, emotionale Labilität, Selbstunsicherheit, schwankende Stimmung, Erregbarkeit etc. in Erscheinung treten. Dieser Faktor wiederum wird mit einer Regulationsschwäche des vegetativen Nervensystems in Verbindung gebracht.

Frühkindliche Störungen Eine starke Häufung der obigen Beschwerden korreliert nach Winter signifikant mit negativen Einflüssen aus der frühen Kindheit wie konfliktbelasteter Ehe der Eltern, harter oder gleichgültiger Erziehung, Tod eines Elternteils, uneheliche Geburt etc. Bei Symptomfreien fehlten dagegen meist derartige grobe Störungsfaktoren in dieser Periode.

Frühkindliche Sozialisation Soziale Schicht der Eltern und frühkindliche Sozialisation haben Einfluss darauf, ob das Beschwerdebild mehr somatisch oder psychisch ausgerichtet ist. In den unteren Sozialschichten fanden sich bei Untersuchungen sehr viel häufiger körperliche Symptombildungen als in den oberen.

Gegenwärtige Lebenssituation Zu einer Symptombildung kommt es meist erst, wenn Belastungen in der gegenwärtigen Lebenssituation, z. B. in Ehe, Familie, am Arbeitsplatz, beim Studium, hinzukommen.

Somatisch orientiertes Krankheitsverständnis Körperliches Kranksein wird von Arzt und Gesellschaft viel eher akzeptiert als seelisches, welches den Kranken oft eher diskriminiert. Es stellt auch einen viel stärkeren Appell an die Umgebung dar, dem Kranken Zuwendung zuteil werden zu lassen, führt zur Entlastung von Verpflichtungen, Rollenanforderungen etc.

Allgemeine Begleitsymptome

Schlafstörungen, allgemeine Schwäche und Mattigkeit, Kopfschmerzen, Magenbeschwerden, Herzschmerzen, Herzklopfen, Schwindel, Atembeschwerden, Kreuz- und Rückenschmerzen können im Vordergrund stehen. Somatisierung bedeutet, dass z. B. anstelle von Angst Herzklopfen oder Herzschmerzen, anstelle von Verstimmung und Traurigkeit Druck im Oberbauch oder in der Brust verspürt wird. Bemerkenswert ist, dass bei Untersuchungen gesunder Populationen nach eingehender Exploration sehr häufig derartige Symptome angeführt werden.

Diagnostik

Anamnese und klinische Untersuchung

Da die Symptomatik meist unscharf und austauschbar ist, muss zum Ausschluss einer organischen Ursache der Beschwerden eine gründliche Allgemeinanamnese erhoben und eine gründliche internistische Untersuchung durchgeführt werden.

Weiterführende Untersuchungen

Die moderne Medizin bietet praktisch unbegrenzte Untersuchungsmöglichkeiten, die oft extensiv genützt werden, weil ein psychosomatischer Krankheitszusammenhang nicht erkannt wird. Dieser lässt sich z. B. aus dem zeitlichen und inneren Zusammenhang des Auftretens von Beschwerden mit einer äußeren Belastung und/oder inneren Konfliktsituationen ersehen.

! Merke Eine wichtige Differenzialdiagnose zum allgemeinen psychosomatischen Syndrom ist die larvierte Depression.

Hintergrund

Larvierte Depression

Die larvierte Depression ist kein eigener Depressionstyp, sondern ein Stichwort für eine besondere diagnostische Problematik: Die Depression ist hinter körperlichen Beschwerden verborgen. Insbesondere wenn die Patienten nur über ein Vitalsymptom (s. u.) klagen, werden sie vor der Diagnosestellung oft langwierigen organdiagnostischen und -therapeutischen Maßnahmen unterzogen.

Diagnostisch wegweisende Begleitsymptome bei larvierter Depression

- allgemeines Abgeschlagensein, ständige Müdigkeit, keine Erholung durch Schlaf
- Schlaflosigkeit, mangelnder Tiefschlaf
- Inappetenz, Obstipation
- Druckgefühl in Brust- oder Bauchraum
- zugeschnürter Hals
- bleischwerer Kopf
- Unruhegefühl in Kopf, Brust und Bauch
- Druck um den Körper wie von einem Reifen
- Amenorrhö, bei Männern Potenzminderung oder -verlust

Diagnostik

Einer relativ kleinen Zahl typischer Melancholien steht eine weitaus größere von weniger prägnanten Formen gegenüber. Die leichten Melancholien äußern sich oft nur in unbestimmter Beeinträchtigung des körperlichen Befindens, hartnäckigen Schlafstörungen oder in einer missmutig-unlustigen Gestimmtheit. Neben der Symptomatik orientiert sich die Diagnose einer Melancholie auch am Verlauf: Frühere melancholische oder manische Phasen machen die Diagnose leicht, typisch ist auch der plötzliche Beginn einer Phase meist mit Schlafstörungen und anderen Vitalsymptomen, noch charakteristischer, aber selten, die plötzliche Beendigung einer Phase.

Wachstumsstörungen ▶ Minderwuchs, ▶ Akromegalie

Wadenschmerz

Definition

Schmerz in der Wadenmuskulatur.

Wadenkrämpfe — Durch Hypoxie ausgelöste schmerzhafte Verkrampfung der Wadenmuskulatur.

Vgl. auch ▶ Extremitätenschmerz, ▶ Claudicatio intermittens.

Ursachen

- arterielle Durchblutungsstörungen (vgl. ▶ Claudicatio intermittens)
- chronisch-venöse Insuffizienz, primäre Varikose, Thrombophlebitis, Phlebothrombose
- statische Ursachen wie Knick-Senk-Spreiz-Füße, Kniegelenksarthrosen
- periphere Nervenerkrankungen
- Elektrolytstörungen wie ▶ Hypomagnesiämie, Hypokalzämie, Hypokaliämie, Hyponatriämie
- Alkohol- und Nikotinabusus
- Restless-Legs-Syndrom

Praxistipp
Einseitiger Schmerz lässt eher auf eine lokale, beidseitiger Schmerz eher auf eine allgemeine Schmerzursache schließen.

Diagnoseweisende Begleitsymptome

- Dysästhesien, intensiver Bewegungszwang, meist nachts: **Restless-Legs-Syndrom**
- eingeschlafene Beine: **lokale Gefäßkompression** im Schlaf, bei bestimmter Sitzhaltung
- reversibler Belastungsschmerz: **Claudicatio**
- Wadendruckschmerz: **Phlebothrombose**
- Kopfschmerzen, Tachykardie, neuromuskuläre Übererregbarkeit: **Hypomagnesiämie, Hypokalzämie**
- starkes Schwitzen, Exsikkose: **Hyponatriämie**
- körperliche Belastung: **lokale Übersäuerung**

Diagnostik

Anamnese

- Tritt die Symptomatik bevorzugt in Ruhe, nachts, bei Belastung oder nach Belastung auf?
- Schmerzcharakter
- körperliche Belastung: Dauerbelastungen, ungewohnte Belastung etc.
- Ursachen für eine Exsikkose wie Schwitzen, Durchfälle, Polyurie, Dursten
- Nikotinabusus
- Medikamenteneinnahme
- Familienanamnese

Klinische Untersuchung

- Untersuchung der unteren Extremität in Ruhe (Farbe, Pulse, Temperatur, Muskeltonus, Varizen) und nach Belastung
- allgemeiner Gefäßstatus
- neurologische Untersuchung

Z

Labor

- CRP/BSG, Blutbild, Elektrolyte

Weiterführende Untersuchungen

Je nach Verdachtsdiagnose; vgl. ▶ Claudicatio intermittens, ▶ Extremitätenschmerz, vgl. ▶ Hypokaliämie

Zittern ▶ Tremor, ▶ Parkinsonismus

Zyanose

Definition

Generalisierte oder lokalisierte bläuliche Verfärbung von Haut und Schleimhäuten. Der klinische Eindruck einer Zyanose wird durch den Anteil des reduzierten Hämoglobins im Kapillarblut bestimmt. Ab einem Anteil an reduziertem Hämoglobin von 5 g% wird eine Zyanose klar erkennbar, d. h., bei stark anämischen Patienten kann eine Zyanose fehlen, während sie beim Patienten mit Polyzythämie sehr schnell auftritt.

Pseudozyanose — Bläuliche Färbung der Haut infolge abnormer Pigmentation (vgl. ▶ Pigmentveränderungen).

Ursachen

Zentrale Zyanose

Die Sauerstoffsättigung des arteriellen Blutes ist vermindert, z. B. infolge einer Lungenfunktionsstörung oder durch Eintritt von venösem Blut ins arterielle System.

Exogen	Aufenthalt in großer Höhe.
Pulmonal	Emphysem, Bronchiektasien, Lungenfibrose, chronische Bronchitis, Pneumonie, Lungenödem, Lungenembolie, Asthma bronchiale.
Kardial	Vitien mit Rechts-links-Shunt, Herzinsuffizienz mit Lungenödem.
Abnorme Hämoglobine	Intoxikation mit Nitraten, Nitriten, primäre (kongenitale) Methämoglobinämie.

Periphere Zyanose

Die arterielle Sauerstoffsättigung ist hierbei normal, das Blut wird jedoch in der Peripherie stark ausgeschöpft, sodass im kapillären und venösen Blut der Anteil an reduziertem Hämoglobin abnorm hoch ist. Bei Verlangsamung der peripheren Zirkulation infolge lokaler Faktoren oder bei allgemeiner Verlangsamung des Blutstroms infolge Herzinsuffizienz oder bei zu geringem Herzminutenvolumen.

Kardial	Dekompensierte Herzinsuffizienz, Schock.
Vaskulär	Venöser Gefäßverschluss, lokale Abkühlung, neurale Einflüsse bei Akrozyanose.
Blutveränderungen	Polycythaemia vera, Polyglobulie, erhöhte Kälteagglutinationstiter.
Exogen	Kälteexposition.

Praxistipp
Unterscheidung von peripherer und zentraler Zyanose: Massieren des Ohrläppchens bis zum Auftreten von Kapillarpuls. Bleibt das Ohrläppchen blau, so handelt es sich um eine zentrale Zyanose.

Diagnoseweisende Begleitsymptome

- akute Dyspnoe, Tachypnoe: **Lungenembolie**
- Fieber, Schüttelfrost, Husten: **Pneumonie**

- Trommelschlägelfinger, Uhrglasnägel: **chronische kardiale oder pulmonale Erkrankung**
- Belastungsdyspnoe, Fassthorax: **Lungenemphysem**
- typischer Auskultationsbefund: **Vitium** mit Rechts-links-Shunt
- Dyspnoe, schaumig-blutiges Sekret: **Lungenödem**
- Dyspnoe, Arrhythmien, Ödeme: **Herzinsuffizienz**
- lokale Beschränkung, Ödembildung, Schmerzen: **Venenthrombose** oder **Venenkompression**
- vorausgehende Vasospastik: **Raynaud-Phänomen**
- vegetative Labilität: **Akrozyanose**

> **! Merke** Bei schwerer Anämie tritt selbst bei lebensbedrohlicher Sauerstoffuntersättigung keine Zyanose auf. Bei ausgeprägter Polyglobulie dagegen entsteht eine Zyanose auch bei klinisch nicht relevanten Konzentrationen an reduziertem Hämoglobin.

Diagnostik

- Anamnese
- Auftreten akut oder chronisch? Auslösende Faktoren? Lokalisiert oder generalisiert?
- Kälteempfindlichkeit
- Frage nach pulmonalen oder kardialen Erkrankungen
- Begleitsymptome: Schmerz, Dyspnoe, Auswurf, Husten

Klinische Untersuchung

- genaue Lokalisation der Zyanose
- Trommelschlägelfinger, Uhrglasnägel, Halsvenenstau
- Extremitätenumfang
- veränderte Atmung wie Tachypnoe, Stridor, Emphysemthorax
- Auskultation von Herz und Lungen

Labor

- Hämoglobin, Hämatokrit, Erythrozyten
- Gerinnung
- Troponin/CK
- Kreatinin, Elektrolyte
- Blutgasanalyse
- Kälteagglutinine, Kryoglobuline

Weiterführende Untersuchungen

- Röntgen/CT-Thorax
- EKG, ECHO
- Lungenfunktionsprüfungen
- Doppler-Sonografie der Gefäße

Praxistipp

Zentrale Zyanose: sichtbar an Zunge, Lippen, Wangen, Nagelbett
Periphere Zyanose: sichtbar an Akren, venenreichen Hautpartien
Wärmetest: durch Aufwärmen bessert sich die periphere und verschlechtert sich die zentrale Zyanose.

Normalwerte

Labor-Normalwerte		
Parameter	**Bisher**	**SI-Einheiten**
Blutbild		
Erythrozyten	♀: 3,5–5,0 × 10^6/µl ♂: 4,3–5,9 × 10^6/µl	3,5–5,0 × 10^{12}/l 4,3–5,9 × 10^{12}/l
Hämoglobin (Hb)	♀: cf 12–15 g/dl ♂: 13,6–17,2 g/dl	7,45– 13,34 mmol/l 8,44– 10,67 mmol/l
Hämatokrit (Hkt)	♀: CT 33–43 % ♂: 39–49 %	
Leukozyten	4–11 × 10^3/µl	4–11 × 10^9/l
Thrombozyten	150.000–400.000/ µl	150–400 × 10^9/l
Retikulozyten	0,5–2 %	
Differenzialblutbild der Leukozyten (Prozentangaben bezogen auf Gesamtleukozyten, Absolutwerte in der rechten Spalte)		
Neutrophile Granulozyten	45–78 %	1,8–7 × 10^9/l
▸ Stabkernige neutrophile Granulozyten	0–4 %	
▸ Segmentkernige neutrophile Granulozyten	45–74 %	
Eosinophile Granulozyten	0–7 %	$< 0,45 \times 10^9$/l
Basophile Granulozyten	0–2 %	$< 0,2 \times 10^9$/l
Lymphozyten	16–45 %	1–4,8 × 10^9/l
Monozyten	4–10 %	
Erythrozytenindizes		
MCH (HbE)	27–34 pg	1,67–2,11 fmol
MCHC	32–36 g/dl	19,85– 22,34 mmol/l
MCV	81–100 fl	81–100 |m^3
Blutgasanalyse		
Basenüberschuss	–3 bis +3 mmol/l	
pH	7,35–7,45	
pCO_2 (art.)	32–45 mmHg	4,3–6,0 kPa
pO_2 (art.)	65–100 mmHg	18,7–13,4 kPa
Standardbikarbonat	22–26 mmol/l	

Labor-Normalwerte *(Forts.)*		
Parameter	**Bisher**	**SI-Einheiten**
Entzündungsparameter		
BSG	♀: 1. h: 6–10, 2. h: 5–20 mm ♂: 1. h: 3–8, 2. h: 5–18 mm	
CRP	< 0,5 mg/dl	
Gerinnungswerte		
Fibrinogen	1,8–3,5 g/l	4,4–10,3 µmol/l
Prothrombinzeit („Quick“)	70–120 %	
PTT	28–40 s	
Thrombinzeit (TZ)	17–24 s	
Elektrolyte, Osmolalität		
Natrium		136–148 mmol/l
Kalium		3,6–5,2 mmol/l
Kalzium (gesamt)		2,1–2,6 mmol/l
Magnesium	1,71–2,44 mg/dl	0,7–1,0 mmol/l
Osmolalität	275–300 mosm/kg	
Nierenwerte		
Kreatinin (enzymatische Bestimmung)	♀: < 0,9 mg/dl ♂: < 1,10 mg/dl	< 80 µmol/l < 100 µmol/l
Harnstoff	10–50 mg/dl	2–8 mmol/l
Herzwerte		
Troponin T		< 0,1 mg/ml
CK-MB	< 10 U/l, <6 % der Gesamt-CK	
Digoxin-Spiegel	0,8–2,0 µg/l	0,9–2,6 nmol/l
Digitoxin-Spiegel	13–25 µg/l	17–33 nmol/l
Leberwerte		
Alkalische Phosphatase	40–190 U/l	
Bilirubin (gesamt)	< 1,1 mg/dl	
Bilirubin (direkt)	< 0,6 mg/dl	
CHE	♀: 2,5–7,4 kU/l ♂: 3,5–8,5 kU/l	
GOT (ASAT)	♀: < 15 U/l ♂: < 18 U/l	
GPT (ALAT)	♀: < 17 U/l ♂: < 22 U/l	
γ-gt	♀: < 18 U/l ♂: < 28 U/l	
HBDH	68–135 U/l	

Labor-Normalwerte *(Forts.)*

Parameter	**Bisher**	**SI-Einheiten**
Pankreasenzyme		
α-Amylase	10–53 U/l	
Lipase	< 190 U/l	
Eiweißlabor		
Gesamteiweiß	6,5–8,5 g/dl	65–85 g/l
Albumin	59–72 rel. %	
Elektrophorese		
α_1-Globulin	1,3–4,5 rel. %	
α_2-Globulin	4,5–10,0 rel. %	
β-Globulin	6,5–13,0 rel. %	
γ-Globulin	10,5–18,0 rel. %	
Glukosestoffwechsel		
Blutzucker (nüchtern, Vollblut)	55–100 mg/dl	3,1–5,6 mmol/l
HbA_{1c}	4–6 %	
Fettstoffwechsel		
Cholesterin (gesamt)	< 240 mg/dl (altersabhängig)	< 6,2 mmol/l
Triglyzeride	< 200 mg/dl	< 2,3 mmol/l
Eisenstoffwechsel		
Eisen	45–160 µg/dl	7–29 µmol/l
Transferrin	200–360 mg/dl	2,0–3,6 g/l
Ferritin		♀: 15–250 |g/l ♂: 20–500 |g/l
Schilddrüsenwerte		
TSH basal	0,2–3,1 µU/ml	
T_3	67–163 ng/dl	1,4–2,8 nmol/l
T_4	5,1–12,6 µg/dl	47–142 nmol/l
fT_4	0,8–2,1 ng/dl	10–22 pmol/l
Sonstige		
Ammoniak	< 70 µg/dl	< 41,1 µmol/l
CK	< 80 U/l	
Harnsäure	♀: 2,5–6 mg/dl ♂: 3,5–7 mg/dl	137–363 µmol/l 214–417 µmol/l
Laktat	4,5–20 mg/dl	0,5–2,2 mmo/l
LDH	80–240 U/l	
Vit. D	700–3.100 U/l	
Zink	75–120 µg/dl	11,5–18,5 µmol/l

Register

B

H

I

M

S